増刊 レジデントノート

Vol.18-No.2

あらゆる場面で自信がもてる！
輸液療法
はじめの一歩

基本知識と状況に応じた考え方、ピットフォール

石丸裕康／編

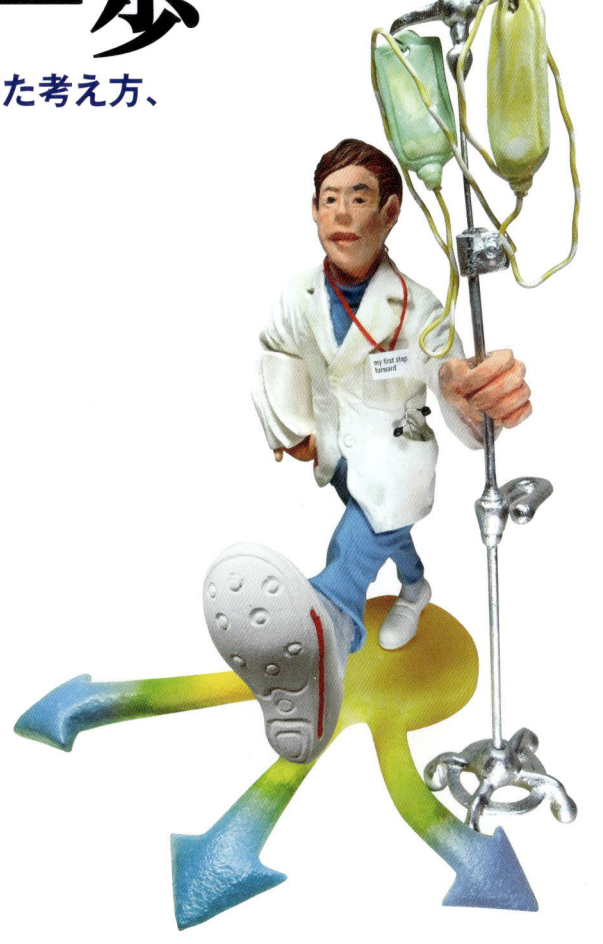

羊土社
YODOSHA

謹告

　本書に記載されている診断法・治療法に関しては，発行時点における最新の情報に基づき，正確を期するよう，著者ならびに出版社はそれぞれ最善の努力を払っております．しかし，医学，医療の進歩により，記載された内容が正確かつ完全ではなくなる場合もございます．

　したがって，実際の診断法・治療法で，熟知していない，あるいは汎用されていない新薬をはじめとする医薬品の使用，検査の実施および判読にあたっては，まず医薬品添付文書や機器および試薬の説明書で確認され，また診療技術に関しては十分考慮されたうえで，常に細心の注意を払われるようお願いいたします．

　本書記載の診断法・治療法・医薬品・検査法・疾患への適応などが，その後の医学研究ならびに医療の進歩により本書発行後に変更された場合，その診断法・治療法・医薬品・検査法・疾患への適応などによる不測の事故に対して，著者ならびに出版社はその責を負いかねますのでご了承ください．

序

　およそ医師であれば，臨床現場にかかわる限り，「輸液と縁がない」，ということは稀であろう．それほど輸液は日常診療でコモンに行われているスキルである．また，輸液に関する書籍はそれこそ数多くある．一方で，昔から，輸液がわからない，困った，と言う声は初期研修医の間に蔓延している．なぜなのだろうか？

輸液治療はなぜ難しいのか？

　原因はいろいろ考えられる．理由の1つとして，輸液にかかわる知識が複雑多岐にわたり，すべてを覚えきれず苦手意識をもってしまうことがあげられる．輸液の基本となる知識・原則の理解が曖昧なまま，多くの知識に触れると，逆にわけがわからなくなる．

　ただ，原則を理解していたとしても，十分とはいえない．例えば細胞内容量不足と細胞外容量不足の区別は，基本的知識として重要である．しかしそれを理解していたとしても，容量そのものを直接知ることはできず，臨床的には多くの情報（身体所見，検査所見，エコーなど）からおよその病態を推定するしかない．適切な輸液のためにはこうした「推定」を仮説し，初期治療の反応をみながら検証・修正をくり返す，といった面倒な作業が必要になる．

　病態ごとに，勘所が微妙に異なるのも悩ましい．同じ維持輸液でも，術後のようにADHが過剰気味になる病態では通常の維持輸液と考えかたを変える必要がある．またときに相反する病態が合併することもある．敗血症性ショックでは初期大量輸液を行うべきであるという．心不全では輸液はできるだけ絞れと指導される．では敗血症性ショックで心不全を合併していたらいったいどうしたらいいのだろうか？

　一方で，人間の体はよくできているもので，輸液治療においても許容しうるある程度の幅がある．特に腎機能正常な健康な成人では，何も考えていなくても勝手に体が調整してくれる．適当に輸液治療を行っていても，たいていの患者ではうまくいってしまうので，誤った知識やスキルが修正される機会がなかったりする．このように，研修医が輸液治療を学ぶ際にはさまざまな困難やピットフォールがある．

どのように輸液を学ぶか

　筆者自身も，系統的な輸液教育を受けた機会はなく，多くの医師も，自己流で学んできたというのが実情であろうし，現在の初期研修においても多くの施設でそのような実態ではないかと推察する．輸液は，現場で試行錯誤しながら学ぶ部分も多いように思うし，自ら学ぶことが重要であることは論をまたないが，ステップを意識することは大切と思う．

　まずなんといっても，輸液治療のコアとなる知識を身につけることが重要だ．膨大な

輸液についての知識のなかで，核となる部分をまず十分に理解しなければならない．本書では，第1章に輸液治療の原則，また輸液治療において重要なスキルである体液評価の臨床的評価方法について，総論として特に重要なポイントをまとめていただいた．この部分については，人に説明できるくらいに理解していただきたいと思う．

　こうした基本的知識を身につけたうえで，病態ごとのポイントを各論的に修得したい．本書では病態ごとのポイントについて，第3章で特に輸液治療が重要である電解質異常について，また第4章で研修医が遭遇する頻度の高い疾患・病態について，記載していただいた．読んでいただくと，第1章に記述されているような原則がくり返し述べられるうえで，その病態に特異的なポイントが強調されていることが理解できる．ぜひ症例を経験するたびに参照し，振り返りを行うことに役立ててほしい．

複雑な医療現場に応じた輸液
　上記のような輸液の総論・各論という視点は多くの輸液の教科書に共通したものかと思われるが，本書では少し異なる視点でも原稿を書いていただいた．初期研修では，内科，外科，救急外来，地域医療，などさまざま診療の場をローテーションする．また患者さんも，急性期病院，療養型病床，診療所・在宅，と機能の異なる診療の場を転ずることが普通となっている．こうした「診療の場」を意識することは今日ますます重要となっており，適切な連携を図るうえで，例えば内科病棟とICUの医療の違い，入院と在宅での医療の違い，といったことを理解することが必須となっている．本書では第2章において，このような診療場面ごとの輸液治療のポイントを記載していただき，場を意識した診療・連携を図る一助としたいと考えた．

　もう1点，第5章においては，看護師，薬剤師などの視点から記載いただいた．チーム医療の視点が輸液においても重要なことをぜひ学んでいただきたい．また最近の医学教育の流れからみた輸液治療の教育・学習方法についても記載いただいているのでぜひ参考にしてほしい．

はじめの一歩から
　以上のように本書は輸液をテーマに，さまざまな視点から原稿を書いていただいた．研修医の皆さんの診療にすぐに役立つものと信じるが，あくまで「はじめの一歩」である．輸液の知識は幅広く，深く，また病態における考えかたも確立されたものばかりではない．皆さんにはぜひ本書を踏み台として，さらに深い知識・スキルを身につけていただくことを切望している．

2016年3月

天理よろづ相談所病院
総合診療教育部・救急診療部
石丸裕康

増刊 レジデントノート
Vol.18-No.2

あらゆる場面で自信がもてる！
輸液療法 はじめの一歩
基本知識と状況に応じた考え方、ピットフォール

序 ....石丸裕康　3（201）

Color Atlas .... 10（208）

第1章　輸液療法の基本

1. 総論：水分布の理解をもとにした輸液療法 .... 佐田竜一　12（210）
   1. 輸液総論　2. 輸液各論

2. 栄養療法としての輸液 .... 西岡弘晶　19（217）
   1. 経静脈栄養法　2. 末梢静脈栄養法（PPN）　3. 中心静脈栄養法（TPN）　4. 脂肪乳剤　5. TPN施行時のビタミン剤，微量元素製剤

3. 体液バランスの把握のしかた・必要な検査 .... 浜田　禅, 藤本卓司　26（224）
   1. 各用語の定義　2. 身体診察　●Advanced Lecture：外頸静脈怒張　腹部頸静脈試験（abdomino-jugular reflux：AJR）　カテーテルによるCVP, PCWP　下大静脈径（IVC径）虚脱率　3. 検査所見

第2章　診療の場による輸液の考えかた

1. 救急外来での輸液 ………………………………………………佐々木隆徳　32　(230)
1. ERでは，どのようなときに輸液を必要とするか　2. 輸液療法の4段階モデル　●Advanced Lecture

2. 内科病棟での輸液について …………………………………………森川　暢　40　(238)
1. 急性期の輸液について　2. 維持輸液について　3. 維持輸液からの離脱　●Advanced Lecture：維持輸液中の低ナトリウム血症

3. 外科病棟・周術期での輸液 ……………………………………………畑　啓昭　46　(244)
1. 合併症のない患者の輸液　2. 合併症を有する患者の輸液　●Advanced Lecture：1. 重症の手術患者の輸液　2. 最近の周術期輸液事情

4. 集中治療・重症患者での輸液 ……………………………………小尾口邦彦　54　(252)
1. 1990年代　2. 2000年代〜最近　3. 重症患者に対する輸液方針　4. EGDT否定論文から学ぶこと

5. 慢性期病棟での輸液 ……………………………………………………安田真織　62　(260)
1. 食思不振の患者への輸液　2. 入院中に新たに症状を認めた患者への輸液　3. 静脈確保が難しい患者への輸液　●Advanced Lecture：静脈経路が確保できない場合の薬剤投与について

6. 診療所での輸液 …………………………………………………………吉本清巳　70　(268)
1. 診療所で，輸液が必要となる代表的な場面　2. 診療所での輸液の特徴

7. 在宅での輸液 ………………………………………………近藤　諭，森　洋平　76　(274)
1. 症例をみてみよう　2. 抗菌薬投与について　3. 皮下輸液について　4. 皮下輸液の穿刺・実際の使用　5. 皮下輸液開始後のトラブル　6. 在宅輸液と多職種　7. 在宅でのTIPS

第3章　電解質異常を治療する輸液戦略

1. 高ナトリウム血症 ………………………渡邉詩香，小板橋賢一郎，櫻田　勉　82　(280)
1. 高ナトリウム血症とは　2. 高ナトリウム血症の症状　3. 高ナトリウム血症の原因・鑑別方法　4. 治療について　5. 症例提示

2. 低ナトリウム血症 ……………………………………片岡　祐，川島篤志　89　(287)
1. 低ナトリウム血症の原因　2. 低ナトリウム血症の治療　3. 低ナトリウム血症の経過

3. 高カルシウム血症 ………………………………………………橋本修嗣　95　(293)
1. 高カルシウム血症の評価　2. 高カルシウム血症の臨床症状と鑑別診断　3. 高カルシウム血症の治療法

4. 低カリウム血症 …………………………………………………成宮博理　102　(300)
1. アプローチ：K^+欠乏量の評価　2. 低カリウム血症の補正　3. 治療のモニタリング
● Advanced Lecture：特殊な治療法

5. 高カリウム血症の緊急対応 ……………………………三反田拓志，舩越　拓　110　(308)
1. なぜ高カリウムが起こるのか？　2. 症状・心電図変化について　3. 高カリウム血症の緊急対応　4. 初期治療に成功した後　● Advanced Lecture：1. 偽性高カリウム血症　2. DKAやHHSに随伴する高カリウム血症　3. 高カリウムが原因の心停止

第4章　病態ごとの輸液療法の考えかた

1. 脱水症の輸液 ……………………………………………………井上賀元　118　(316)
1. 脱水症とは　2. 輸液製剤の選び方　3. 必要な水分量　4. 必要な電解質量　5. 脱水のときは？　● Advanced Lecture：経口脱水補正液（ORS）　6. 脱水症の症例

2. ショック状態での輸液 …………………………………………花木奈央　124　(322)
1. 基本的な考え方　2. 出血性ショック　3. 敗血症性ショック　4. 心原性ショック　● Advanced Lecture

3. 脳血管障害での輸液 ……………………………………………臺野　巧　129　(327)
1. 脳血管障害患者への一般的な輸液療法　2. 脳梗塞　3. 高血圧性脳出血　● Advanced Lecture　4. くも膜下出血　● Advanced Lecture

4. 敗血症での輸液 …………………………………………………瀬田公一　136　(334)
1. SSCGとは　2. 補液のメニューについて　3. 過剰補液について

5. 心不全での輸液
〜心不全の輸液は初期評価＋再評価 ……………………望月宏樹，水野　篤　143　(341)
1. 心不全の輸液に関係した病態生理〜初期輸液量に関して　2. 輸液ではなくて，利尿かけるんですか？　3. 電解質に想いを馳せる〜輸液は量・電解質・ブドウ糖

6. 多発外傷での輸液 ･･･関 匡彦 150 (348)
  1. 静脈路の確保　2. 輸液製剤の選択　3. 初期輸液療法の反応による治療方針　4. 輸血の要否の判断　5. 輸液・輸血の目標

7. 熱中症・低体温での輸液 ･････････････････････････････････････服部周平, 江原　淳 156 (354)
  1. 熱中症　2. 偶発的低体温症

8. 肝硬変での輸液 ･･･片村嘉男 162 (360)
  1. 肝硬変における水・電解質異常　2. 肝硬変症例のマネジメント

9. 糖尿病の輸液 ･･西浦香保里 168 (366)
  1. DKAの治療　2. HHSの治療　3. 絶食時の治療　● Advanced Lecture

10. 腎不全・透析患者での輸液 ･･･酒井佳奈紀 175 (373)
  1. 慢性腎臓病（CKD）と急性腎傷害（AKI）に対する輸液　● Advanced Lecture：過剰なCl負荷は腎臓に悪い？　2. 透析患者に対する輸液　● Advanced Lecture：造影剤腎症の予防　3. 栄養輸液

11. 高齢者での輸液 ･･中神太志 186 (384)
  1. 高齢者の水分コントロール　2. 高齢者に対する輸液

12. 小児科での輸液 ･･井上信明 190 (388)
  1. 小児の脱水の評価　2. 治療法の選択　● Advanced Lecture：低ナトリウム血症の急速補正　経口補水液　経鼻胃管を用いた補水療法　3. 輸液治療の評価

13. 精神科での輸液 ･･日野耕介 196 (394)
  1. 昏迷状態の症例に対する輸液　2. 拒薬・拒食状態の症例への輸液　3. 神経性食欲不振症に対する輸液

14. 終末期の輸液 ･･･小杉和博, 宇井睦人 202 (400)
  1. 終末期患者の栄養状態　2. 輸液の適応　3. 患者・家族への対応　● Advanced Lecture：皮下輸液

15. 困難な事例での輸液 ･･山田康博 209 (407)
  困難1. 輸液投与ルートの選択　困難2. インフォームド・コンセント（説明と同意）の施行

第5章 研修医にわかってほしい「輸液」

1. 看護師からみた輸液 ……………………………………中村典子 215 (413)
　　1. 看護師がみた！研修医の輸液あるあるケース　2. 輸液はときに患者の害になる　3. 輸液療法が成功するために

2. 薬剤師からみた輸液・注射薬の配合変化 ………………中島康裕 218 (416)
　　1. 物理的配合変化　2. 化学反応による配合変化　3. 配合変化の回避方法

3. 輸液教育の工夫 …………………………………………尾形和泰 226 (424)
　　1. シンプルに考える　2. 輸液の学習もアウトカム基盤型で　3. マイルストーン表をつくってみよう　4. マイルストーンの運用

● **索引** …………………………………………………………………… 230 (428)

● **執筆者一覧** …………………………………………………………… 235 (433)

Column

間質への水分の貯留（間質の浮腫）について ………… 47 　　冷却輸液について ………………………………… 158
Kの急速投与 ……………………………………………… 107

Color Atlas

第1章3 ❶

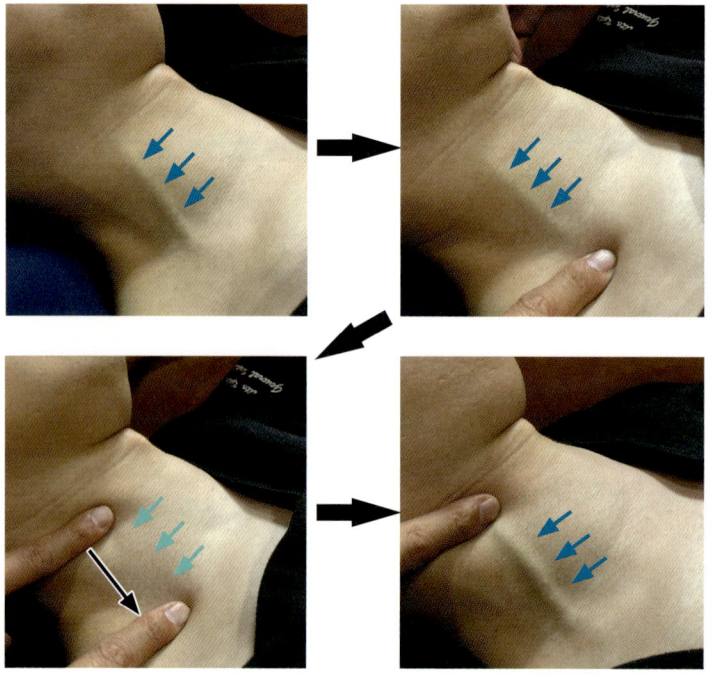

❶ 外頸静脈での簡易的な評価方法
（p.29, 図2参照）

第2章5 ❷

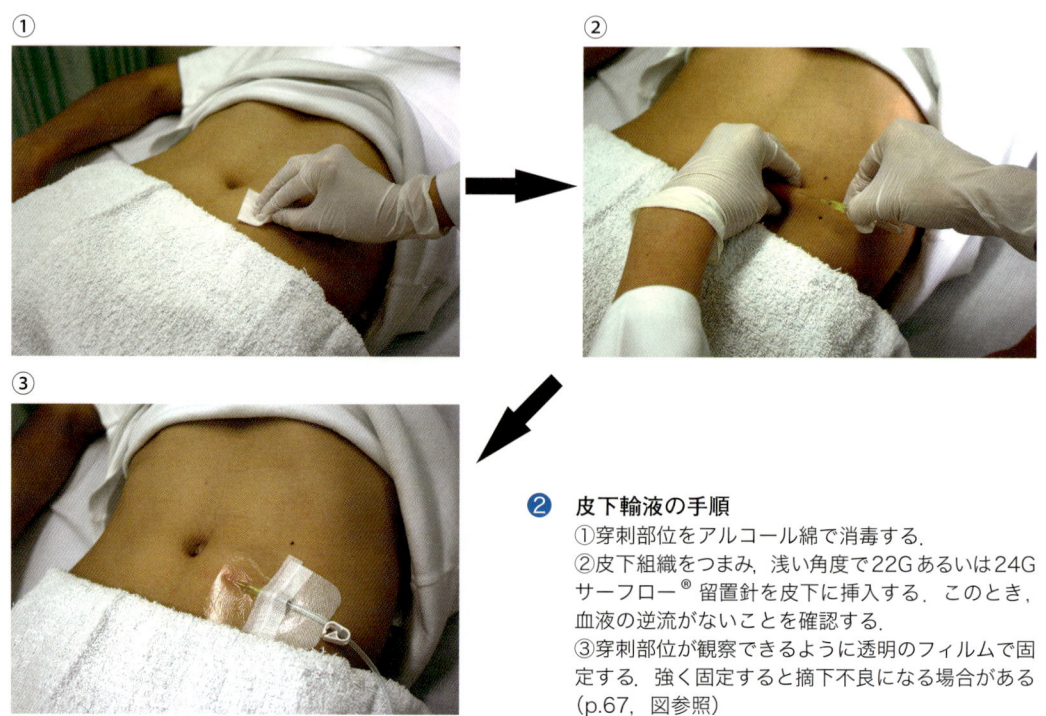

❷ 皮下輸液の手順
① 穿刺部位をアルコール綿で消毒する．
② 皮下組織をつまみ，浅い角度で22Gあるいは24Gサーフロー®留置針を皮下に挿入する．このとき，血液の逆流がないことを確認する．
③ 穿刺部位が観察できるように透明のフィルムで固定する．強く固定すると摘下不良になる場合がある
（p.67, 図参照）

増刊 レジデントノート

あらゆる場面で自信がもてる！
輸液療法 はじめの一歩

基本知識と状況に応じた考え方、ピットフォール

第1章　輸液療法の基本

1. 総論：水分布の理解をもとにした輸液療法

佐田竜一

Point

- 体がどの程度水でできているか？を理解する
- 輸液を行った際に，どのようなルールで体内に分布するかを理解する
- 平時の輸液において，体内にどのように分布するかを各輸液の組成ごとに理解する

はじめに

　体内の水／ナトリウム分布の理解と，投与した輸液の体内分布の動態への理解は，臨床医にとって基礎的でかつ重要な内容であるが，意外とその知識はおざなりにされがちである．また，どの部分にどのように水が移行するかについて想像しながら点滴製剤の選択・点滴量の調整をすることが苦手な研修医も多く，漫然と細胞外液や維持輸液を点滴されることで患者の水・電解質バランスが医原性に崩れることもしばしばある．本稿では，体内の水／ナトリウム分布の基本原則と，平常状態において各種点滴製剤を使用した際にどのように水が体内に分布するのかについて述べる．

1. 輸液総論

1 体は水でできている：体液分布

　「体は水でできている」としばしばいわれるが，あながち間違いではない．われわれの体の構造を図1に示すが，健常男性であれば6割が水分で構成されており，女性，高齢者だと体液はやや減少するがそれでも半分程度は水でできている．

　一方，水分のうちのすべてが血管内に存在するのではなく，細胞内に2/3，細胞外に1/3分布し，細胞外液のなかで組織間液が3/4，血管内は1/4しか分布していない．なので，血管内の水分は下記の通りである．

①体中の水分のうちの血管内水分の割合
　→ 1/3 × 1/4 ＝ 1/12
②全体重のうちの血管内水分の割合
　→ 3/5 × 1/12 ＝ 1/20（全体の約5％）

　血管内の水分は意外と少ないことは覚えておいてよいだろう．

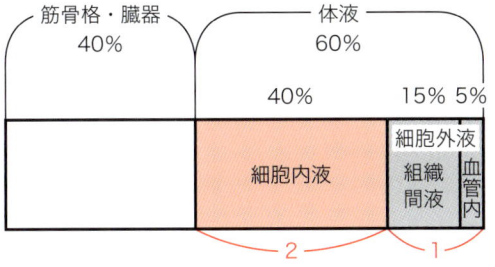
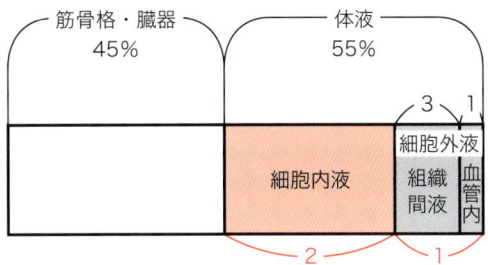
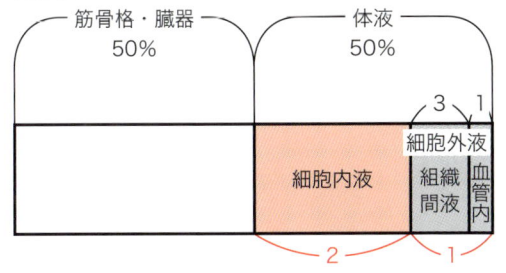

図1 健常人の体液組成
健常男性,健常女性,高齢者の体の組成と体液の分布を示した.また,細胞内液と細胞外液の比は赤字で表記している

2 水分の移動にかかわるキーワード:「血清浸透圧」「張度」「膠質浸透圧」「glycocalyx」

健常状態において細胞内外・血管内外の水分の移動は,「血清浸透圧」「張度」「膠質浸透圧」という3つのキーワードが規定する.ただし,輸液過多や炎症性サイトカイン過多になる場合には「glycocalyx」というキーワードも出現する.これらの理解が水分管理においては必須となる.

1)「血清浸透圧」と「張度」

「浸透圧」とはStarlingの法則に基づき,溶液内のすべての溶質濃度(1 L中の浸透圧物質の粒子数)をあらわす.血清浸透圧はナトリウム(Na),ブドウ糖(Glu),尿素窒素(BUN)で構成され,下記の式で導きだされる.

血清浸透圧(mOsm/kg)= 2 × Na(mEq/L)+ Glu(mg/dL)/18 + BUN(mg/dL)/2.8

しかし,BUNは細胞膜を自由に移動できるが,Naとブドウ糖は細胞膜を移動できない.仮にNaを細胞外液に入れると,Naは細胞外から細胞内へ移動することができないため,細胞外液のNa濃度を下げるために細胞内から細胞外に水の移動が起こる.一方,仮にBUNを細胞外液に入れても,BUN自体が細胞内外を自由に行き来できるため水の移動は起こらない(図2参照).
こういった関係から,細胞内外の水移動に関連する圧力を有効浸透圧(effective osmolality)または張度(tonicity)といい,これは下記の式で表現される.

張度(mOsm/kg)= 2 × Na(mEq/L)+ Glu(mg/dL)/18

糖尿病性ケトアシドーシスや高血糖性高浸透圧症候群など血清グルコースがきわめて高い場合を除いて,グルコースが浸透圧にかかわる度合いはごく軽度であるため,張度のほとんどはNaの濃度で説明できる.「体内の水の移動は,Naの移動とほぼ同じである」というのはこの張度が根拠となる(図3).

Naの場合：Naが細胞膜を移動できないのでH₂Oが移動する

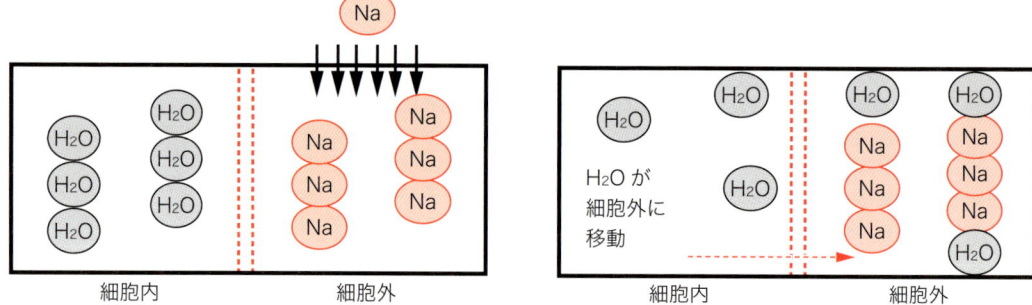

BUNの場合：BUNが細胞膜を通過するのでH₂Oは移動しない

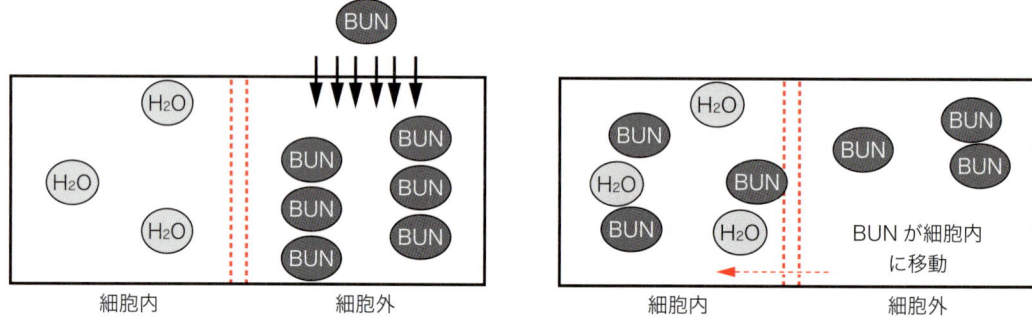

図2　NaとBUNが細胞外に入った場合のH₂Oの移動

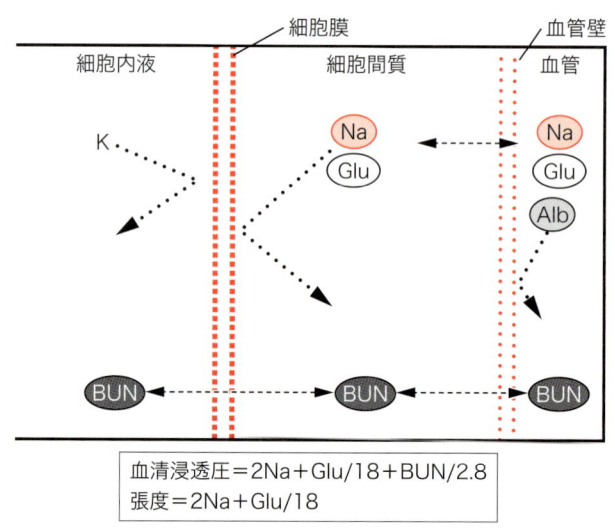

図3　細胞内外および血管内外の浸透圧物質の移動

張度（mOsm/kg）≒ 2 × Na（mEq/L）

> ※浸透圧ギャップ
> 　体内にエタノールやメタノール，エチレングリコール，アセトンなどの浸透圧に関与する物質貯留が起こっても浸透圧は上昇する．
> 　・実際の血清浸透圧＝ 2 × Na（mEq/L）＋ Glu（mg/dL）/18 ＋ BUN（mg/dL）/2.8
> 　　　　　　　　　　＋［浸透圧物質：アルコール，エチレングリコールなど］
>
> 　実測浸透圧とNa・ブドウ糖・BUNで計算される予測浸透圧に差がでた場合，薬物 / アルコールなどの浸透圧物質依存を疑う根拠となりうるため，アルコール中毒やエチレングリコール中毒の疑われる患者では計算すべきである．
> 　・浸透圧ギャップ＝実測血清浸透圧－予測血清浸透圧
> 　　　　　　　　　＝実測血清浸透圧－（2 × Na ＋ Glu/18 ＋ BUN/2.8）

2）「膠質浸透圧」

　血管内外でも水移動にかかわる因子があり，メインは「膠質浸透圧」がかかわっている．アルブミンを代表とする血漿タンパクは血管外に出ることはないため，これも水分を血管内に引き寄せる重要なファクターとなる．いわば血漿タンパクは「血管内外の水移動にかかわる有効浸透圧（張度）」となる．また，特にアルブミンは負の電荷をもち，陽イオンであるNaを血管内により引き寄せる（Donnan平衡）ことから，Starlingの法則による有効浸透圧とDonnan平衡を合わせると圧格差は約30 mmHg程度になるとされる[1]．

3）「glycocalyx[2]」

　glycocalyxとは細胞外高分子物質の総称で，緑膿菌などが産生するバイオフィルムや魚が水中を泳ぐ際の摩擦を減弱するために産生する体表粘液などがこれにあたる．じつはこのglycocalyxはわれわれの血管内皮にも存在していることが明らかになっており（endothelial glycocalyx layer：EGL），血漿タンパクを血管内に漏出させないような働きをもっている．しかし輸液過多や外傷 / 敗血症性ショックなどによるサイトカイン増多，高血糖などが起こると，EGLからグリコサミノグリカンが血漿に漏出する．これにより血管内に水分が保持できなくなる（図4）．各病態に応じてStarlingの法則だけでは説明つかない間質浮腫が生じることも知っておくべきである．

2. 輸液各論[3]

　最後に，各輸液製剤を点滴した場合に，体内にどのように分布していくのかを図式化する．この図5は旧来のStarlingの法則に従った図であり，水移動にかかわる因子は張力≒2Naであるという理論に基づいて水移動を理解することとする．また「glycocalyx」の影響を受ける場合はこの図式が成立しないため，それ以外の状態における想像図である．しかしながら，一般的な輸液動態を理解するうえでは必ず把握すべき知識である．

　各輸液の浸透圧物質の組成は表1の通りである．それぞれの輸液の「生理食塩水と自由水の割合」を理解すると，水分布をある程度把握しやすい（図5参照）．

第1章　輸液療法の基本

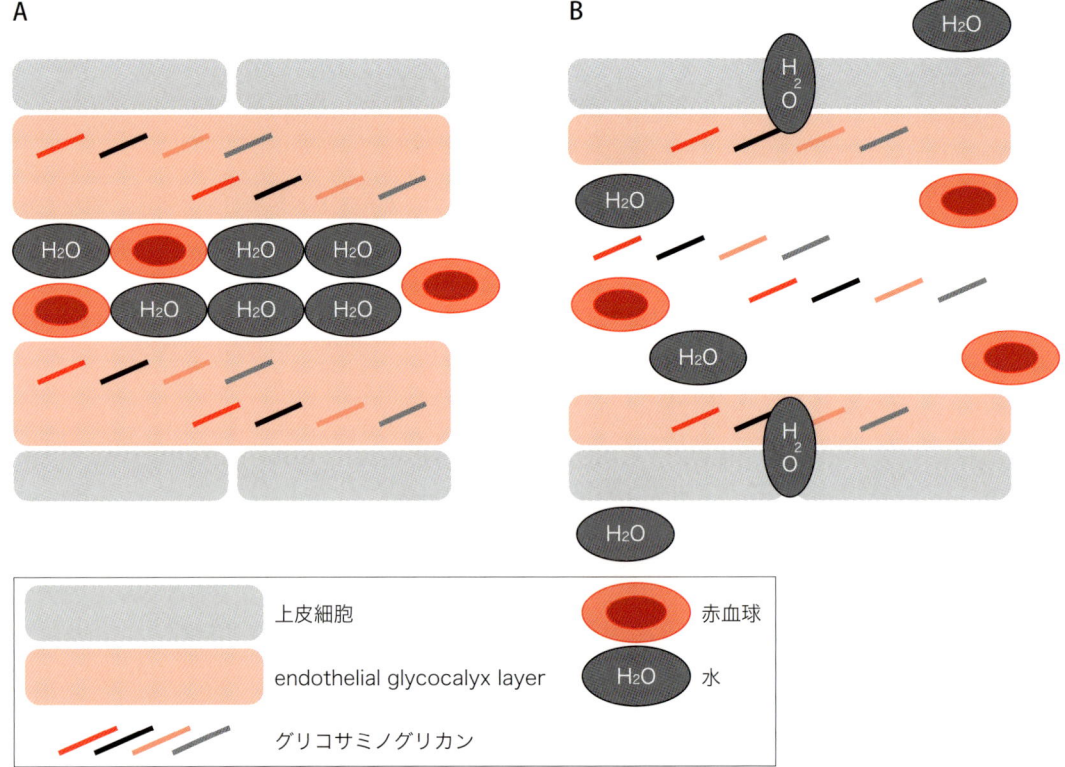

図4 上皮に存在するglycocalyxと水分布
A）正常なEGLが保たれた構造の血管．B）グリコサミノグリカンが漏出しEGLが減少した血管．文献2を参考に作成

・生理食塩水を1L点滴した場合

　Na154 mEq/Lが入っているため，ほぼすべてが細胞外液に保持される．細胞外液の血管内/外は1：3で分布するため，分布は下記の通りである（図5A）．

・細胞内	0 mL
・細胞間質	750 mL
・血管内	250 mL

・ブドウ糖液を1L点滴した場合

　浸透圧規定物質であるNaは含まれていないので，ほとんど自由水と判断する．H_2Oは細胞内外/血管内外を自由に行き来するため，すべての区域に同じように分布する．すると，水分布は下記の通りになる（図5B）．

・細胞内	667 mL
・細胞間質	250 mL
・血管内	83 mL

A）生理食塩水1Lを点滴した場合
B）5％ブドウ糖1Lを点滴した場合

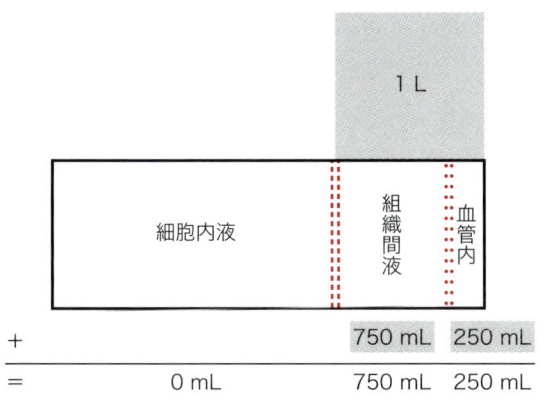
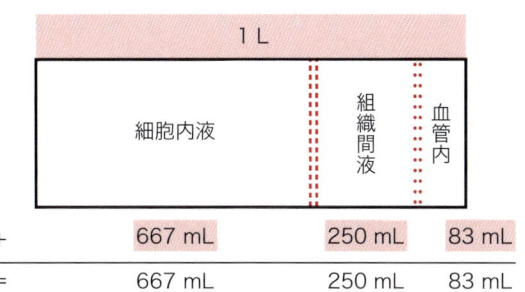

C）3号液1Lを点滴した場合

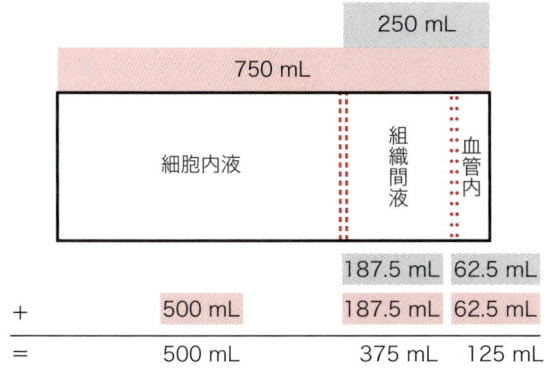

図5　各輸液を点滴した際の水分布

表1　各輸液の組成

	Na mEq/L	K mEq/L	Ca mEq/L	Cl mEq/L	ブドウ糖（％）
0.9％生理食塩水	154			154	
リンゲル	147	4	4.5	155.5	
5％ブドウ糖液					5
1号液	90			70	2.6
3号液	35	20		35	4.3

・3号液を1L点滴した場合

　浸透圧規定物質であるNaが35 mEq/L含まれている．血清Na濃度を140 mEq/Lと仮定するとその1/4となる．生理食塩水250 mLと自由水750 mLに分けると，水分布は下記の通りになる．

・細胞内	500 mL
・細胞間質	375 mL
・血管内	125 mL

1号液，4号液については割愛するが，前述のように「生理食塩水と自由水の割合」を把握することで水分布を想像できるはずである．水不足に対して点滴が必要な場合，ただただ点滴を漫然と行うのではなく「細胞内液」「細胞外液（血管内）」のどちらに水が足らないのかを把握して点滴を選択すべきである．

おわりに

　体内の水分布の動態とそれにかかわる因子「血清浸透圧」「張度」「膠質浸透圧」「glycocalyx」について，正常人における各輸液ごとの水移動についてを概説した．こういった知識は毎回の輸液選択時に意識し，それを反復することで，徐々に理解できる．本稿を一読いただき，実臨床に何度も活かすことで「感覚」として体得していただきたい．

文献・参考文献

1) 「より理解を深める！体液電解質異常と輸液 改訂3版」（深川雅史/監，柴垣有吾/著），中外医学社，2007
　↑水/電解質の理解を深められる名著．自分の研修医時代にあればよかったのに．研修医は必読．
2) Woodcock TE & Woodcock TM：Revised Starling equation and the glycocalyx model of transvascular fluid exchange：an improved paradigm for prescribing intravenous fluid therapy. Br J Anaesth, 108：384-394, 2012
　↑glycocalyxについての理論をまとめた論文．集中治療医/麻酔科医は必読．
3) 「Dr.須藤の酸塩基平衡と水・電解質―ベッドサイドで活かす病態生理のメカニズム」（須藤博/著），中山書店，2015
　↑今まで各所でなされていたレクチャーの総まとめであり，図がとても見やすい．研修医および筆者含めた須藤博先生ファンは必読．

プロフィール

佐田竜一（Ryuichi Sada）
亀田総合病院総合内科/内科合同プログラム
思えば自分も初期研修医のころは体内の水分動態についてかなり適当な知識で点滴処方をしていたのではないかと今になって反省しています．レジデントの皆さまはぜひ今のうちに基礎を学び，明日の診療に役立ててください！

第1章 輸液療法の基本

2. 栄養療法としての輸液

西岡弘晶

Point

- 経腸栄養による栄養管理が困難な場合，静脈栄養を行う
- 静脈栄養法には，末梢静脈栄養法と中心静脈栄養法がある
- 脂肪乳剤をうまく活用する
- 静脈栄養法の合併症を習熟する

1. 経静脈栄養法

1 経静脈栄養法の適応

　栄養療法を実施する際の基本的な考え方は，"If the gut works, use it."（腸が使える場合は腸を使え）であり，栄養療法は消化管を使用して行うことが大原則である．したがって静脈栄養が適応になるのは，さまざまな理由で消化管が使用できない（使用しない方がよい）場合である．例えば消化管閉塞や短腸症候群の急性期は，静脈栄養の絶対的適応といえる．しかし経腸栄養法か静脈栄養法かは二者択一ではない．静脈栄養を行っているときも，経腸栄養が少しでも可能かどうかを常に評価することが大切である．経腸栄養法だけでは必要十分な栄養量を投与できない場合は，静脈栄養法を併用し，適切な栄養管理ができるよう心掛けることも大切である．

　また，栄養療法は可能な限り早期に開始するが，血行動態の不安定な患者では慎重に開始する必要がある．

2 経静脈栄養法の種類

　静脈栄養法は，以下の2種類に分けられる．
- 末梢静脈栄養法（peripheral parenteral nutrition：PPN）
- 中心静脈栄養法（total parenteral nutrition：TPN）

　PPNとTPNを使い分ける明確な基準はない．静脈栄養法の実施期間，投与するカロリーや輸液組成，末梢静脈の状態などにより選択することが多い．

表1　PPNの処方例

末梢静脈から投与
ビーフリード® 　　　　　　　2,000 mL/日
イントラリピッド®（20％）　 200 mL/日

3大栄養素	
グルコース	150 g（600 kcal）
アミノ酸	60 g（240 kcal）
脂肪	40 g（400 kcal）

投与内容のまとめ	
総エネルギー	1,240 kcal
non-protein calorie	1,000 kcal
NPC/N比	106.16
総輸液量	2,200 mL

2. 末梢静脈栄養法（PPN）

　四肢の末梢静脈から，グルコース，アミノ酸，脂肪乳剤からなる比較的浸透圧の低い（血漿との浸透圧比3以下）栄養輸液を投与する栄養法である．

1 PPNの適応

　比較的短期間の栄養状態を維持することを目的に実施する．一般に10〜14日間以内の静脈栄養法として用いられる．脂肪乳剤を併用すると1日1,200 kcal程度を投与することができるが，1日1,200 kcal程度しか投与できないともいえる．したがってPPNによる栄養管理は，栄養状態が比較的良好な症例で，非侵襲時あるいは軽度侵襲下における短期間に限るべきである．PPNは，栄養状態の改善というよりも，栄養状態の維持という意味合いが強い．栄養状態の改善を目的とする場合や，栄養障害が高度な場合には，経腸栄養を併用するかTPNを選択する．

2 PPN輸液製剤

　現在，本邦では，ビタミンB_1含有アミノ酸加糖電解質液として，ビーフリード®，アミグランド®，パレセーフ®が市販されている．それぞれグルコース濃度が7.5％，アミノ酸濃度が3％，ビタミンB_1約1 mg/500 mL（チアミンとして0.75 mg），電解質組成は維持液と同様の組成で，エネルギー量は1バッグ（500 mL）あたり210 kcal，NPC/N比は約64となっている．アミノ酸加糖電解質液として，アミノフリード®，アミカリック®，ツインパル®，プラスアミノ®が市販されている．

　脂肪乳剤（イントラリピッド®，イントラリポス®）は，末梢静脈から投与できる．

3 PPN輸液の投与法の一例（表1）

　ビタミンB_1含有アミノ酸加糖電解質液を1日2,000 mL投与すると，グルコースとして150 g（＝600 kcal），アミノ酸として60 g（＝240 kcal）となり，総エネルギーは840 kcalとなる．これに20％脂肪乳剤200 mLを併用するとエネルギーが400 kcal増え，総エネルギー量は1,240 kcalで，NPC/N比は106となる．ただしこれだけで輸液量は2,200 mLになり，高齢者，心機能障害患者，腎機能障害患者などでは，輸液量が過剰になっていないかに注意を払う必要がある．

表2　TPNの適応

①腸管の完全閉塞を伴う場合	③腸管の安静を必要とする場合
・消化管閉塞（イレウス） ・腸管麻痺	・消化管縫合不全 ・消化管瘻（肛門側からの経腸栄養ができない場合） ・急性膵炎（程度のよっては経腸栄養の適応もあり） ・炎症性腸疾患（Crohn病，潰瘍性大腸炎）の活動期
②吸収障害を伴う場合	④積極的な代謝管理を必要とする場合
・短腸症候群 ・広範な小腸疾患 　（Crohn病，慢性特発性偽性腸閉塞症など） ・難治性の下痢や嘔吐 ・経腸栄養不耐症	・急性腎不全 ・急性肝不全 ・重症感染症 ・熱傷の初期 ・大手術後

● ここがポイント！

静脈栄養では，**非タンパクカロリー/窒素比（non-protein calorie/nitrogen：NPC/N）**を必ずチェックする．これは投与したアミノ酸以外の栄養素（糖質，脂肪）からのエネルギー量（kcal）を，投与したアミノ酸に含まれる窒素量（g）で割った比である．適切なエネルギー投与がなければ，アミノ酸はエネルギー源として消費されてしまい，タンパク質合成にまわらない．NPC/N比は，アミノ酸が有効にタンパク質に合成されるための指標である．通常NPC/N比を100～150にする．ストレス下ではこの値を小さくし，腎不全では300～500にすることが多い．

3. 中心静脈栄養法（TPN）

　鎖骨下静脈や頸静脈などの太い静脈にカテーテルを留置し，5大栄養素（炭水化物，タンパク質，脂質，ミネラル，ビタミン）を，すべて静脈から投与する栄養法である．

● ここがポイント！

食事や経腸栄養を併用することによって，TPNの投与エネルギー量が総投与エネルギー量の60％未満になっている場合を，補完的中心静脈栄養（supplemental parenteral nutrition：SPN）と呼ぶことが提唱されている．

1 TPNの適応

　腸管の完全閉塞を伴う場合，吸収障害を伴う場合，腸管の安静を必要とする場合，積極的な代謝管理を必要とする場合などである[1]（表2）．
　本来TPNが禁忌になる病態はないが，明らかに腸管の使用が可能な場合は禁忌といってもよい．脳血管障害後遺症，神経・筋疾患，頭頸部癌，認知症などに伴う嚥下障害ではTPNは原則として適応にならない．また栄養状態が良好で数日以内に食事摂取が可能になる手術症例も，TPNの適応ではないと思われる．

表3　TPN輸液キット製剤の種類

組合わせ	キット製剤（例）
・糖質 ・電解質	トリパレン® ハイカリック® リハビックス®
・糖質 ・電解質 ・アミノ酸	ピーエヌツイン® アミノトリパ® ユニカリック®
・糖質 ・電解質 ・アミノ酸 ・脂肪	ミキシッド®
・糖質 ・電解質 ・アミノ酸 ・ビタミン	フルカリック® ネオパレン®
・糖質 ・電解質 ・アミノ酸 ・ビタミン ・微量元素	エルネオパ®

●ここがピットフォール

日本では，いまだに"IVH"という用語が広く使用されている．IVHは，intravenous hyperalimentationの略語であるが，現在，文字通り「過剰」に栄養を投与することは稀である．実際に，IVHという用語はもはや外国では使用されていない．また，IVHという用語をカテーテル挿入手技，カテーテルそのもの，などの意味で間違って使用している場合も多い．「IVHを入れる」，「IVHを交換する」などと言っていませんか？

2 TPN輸液製剤

　TPN輸液製剤の基本組成は，糖質・電解質液，アミノ酸製剤，高カロリー輸液用総合ビタミン剤，高カロリー輸液用微量元素製剤を混合したものである．原則としてこれに脂肪乳剤を併用する．現在はさまざまな組合わせの高カロリー輸液用キット製剤が市販されている（表3）．それぞれの製剤の組成や特徴を理解して使用することが大切である．

　輸液調剤に伴う汚染を避けるため，高カロリー輸液用キット製剤の使用が望ましいが，病態によっては組成が適さないこともある．その場合は自分で輸液メニューを作成する．自分でTPN輸液のメニューを作成することは，栄養療法やTPNを理解するうえで非常によいトレーニングになるので，ぜひお勧めする．

●ここがピットフォール

ビタミン剤や微量元素製剤が混合されたキット製剤は，2,000 mLを投与することで，1日所要量のビタミンと微量元素を満たす設計になっている．輸液量が少ない場合は，それに伴いビタミンと微量元素の投与量も少なくなっていることに注意が必要である．

表4 TPNの合併症

機械的合併症	・カテーテルの閉塞 ・カテーテルの位置異常 ・カテーテルの破損 ・静脈内血栓 ・カテーテル関連血流感染
代謝性合併症	・糖代謝異常 　高血糖,高浸透圧性非ケトン性昏睡 　低血糖（インスリン併用時） ・高中性脂肪血症 ・ビタミン欠乏（特にビタミンB_1） ・微量元素欠乏 ・電解質異常 ・腎前性高窒素血症 ・酸塩基平衡異常 ・脂肪酸欠乏 ・肝機能異常 ・脂肪肝 ・胆汁うっ滞（長期絶食）

3 TPNの合併症

　カテーテルに関連する機械的合併症と，大量の栄養素が静脈内に直接投与されるために生じる代謝性合併症に大別される[2]（表4）．これらは発生要因を考慮するといずれも防止可能なものであり，TPNを安全に確実に行ううえで必要不可欠な知識である．また消化管を使用しないことにより消化管粘膜が萎縮し，バクテリアルトランスロケーションのリスクが高まる．

4. 脂肪乳剤

1 投与の必要性

　本邦で市販されている脂肪乳剤は，大豆油トリグリセリド（中性脂肪：TG）が主成分である．これに乳化剤として精製卵黄レシチンが加えられている．静脈栄養施行時には，必須脂肪酸欠乏症予防のため脂肪乳剤を投与する必要がある．またTPN関連肝機能障害や脂肪肝発生の予防のためにも，脂肪乳剤投与は有用である．

2 投与方法

　脂肪乳剤が有効に利用されるためには，血液中でリポタンパクリパーゼによって脂肪酸に加水分解される必要がある．**脂肪の投与速度を0.1 g/kg/時以下の速度にする**ことが大切である[3]．脂肪乳剤の投与時には血清TG値をモニタリングし，300 mg/dL未満であることを確認しながら投与する．また脂肪乳剤の平均粒子径は0.2～0.4μmであり，0.22μmのフィルターを通過できないので，フィルターを介して投与してはいけない．

　必須脂肪酸欠乏症は，週2回の脂肪乳剤投与で予防可能とされているが，適切な栄養管理のためには毎日投与することが望ましい．

●ここがポイント！
20％脂肪乳剤を投与する場合，（体重÷2）mL/時以下の速度で投与すれば，脂肪は0.1 g/kg/時以下の投与速度となる．例：体重50 kgの患者では25 mL/時以下の速度で投与する．

●ここがピットフォール
重篤な敗血症の患者などに対して投与が見送られることがあるが，適正な投与速度（0.1 g/kg/時以下の速度）で投与すれば問題はないとする意見も多い[4]．また重症患者の鎮静薬として用いられるプロポフォール（ディプリバン®）は，10％脂肪乳剤に相当する．

5. TPN施行時のビタミン剤，微量元素製剤

1 ビタミン

　ビタミンは正常な生理機能を維持するために必要不可欠である．本邦で発売されている高カロリー輸液用総合ビタミン剤（ビタジェクト®，ネオラミン・マルチV®，マルタミン®など）は主に13種類のビタミンが含まれている．成人の1日必要量として設定されているので，1日1セットを投与する必要がある．

　特にビタミンB_1欠乏には注意する．本邦では**1日3 mg以上の投与**，欧米では1日6 mgの投与が推奨されている．長期間の栄養不良症例やWernicke脳症が疑われるような病態では，ビタミンB_1を追加投与する方が安全である．こうしたケースを除くと，ビタミンだけでも早期に投与するほうがいいのかどうかを議論できる過去の研究はない．

2 微量元素製剤

　本邦で市販されている微量元素製剤には，鉄，亜鉛，銅，ヨウ素，マンガンの5種類が含まれている製剤（エレメンミック®，ミネラリン®など）と，マンガンを含まない鉄，亜鉛，銅，ヨウ素の4種類が含まれている製剤（ボルビサール®）がある．成人の1日必要量として設定されているので，1日1セットを投与する必要がある．

　現在市販されているTPN基本液およびTPNキット製剤には亜鉛が含有されている．エルネオパ®にはマンガンを含む5種類の微量元素が含まれているが，輸液量が少ない場合，微量元素投与量も減少していることに注意する．

　長期TPN施行時にはセレン欠乏症の危険がある．現在，静注用セレン製剤は市販されておらず，院内製剤として対処する必要がある．

おわりに

　どの診療科の医師であっても，栄養療法の基本を身につけてほしい．栄養不良の発生を防止すること，栄養不良を早期に発見し栄養状態の維持・改善に努めることは医療の基本である．栄養不良を放置しては，治療はうまくいかない．経腸栄養と静脈栄養の両方をうまく使えるようになってほしい．

文献・参考文献

1) 岡村健二：末梢静脈栄養輸液の実際．医学のあゆみ，183：590-594，1997
2) 「静脈経腸栄養ガイドライン第3版 静脈・経腸栄養を適正に実施するためのガイドライン」（日本静脈経腸栄養学会/編），照林社，2013
3) Iriyama K, et al：Capacity of high-density lipoprotein for donating apolipoproteins to fat particles in hypertriglyceridemia induced by fat infusion. Nutrition, 7：355-357, 1991
4) Dupont IE & Carpentier YA：Clinical use of lipid emulsions. Curr Opin Clin Nutr Metab Care, 2：139-145, 1999

プロフィール

西岡弘晶（Hiroaki Nishioka）

神戸市立医療センター中央市民病院総合診療科部長，臨床研修センター長，教育部長

専門領域：総合診療，老年医学，臨床栄養

現在の病院で総合診療科を立ち上げて5年目になりました．心優しい情熱のあるスタッフ，専攻医を募集しています．

当科のfacebookも見てください　https://www.facebook.com/kccGIM2011

休みの日は奈良の寺や遺跡を訪ねています．2015年は，高松塚古墳の石室天井に描かれた国宝壁画「星宿図」を見ることができました．

第1章　輸液療法の基本

3. 体液バランスの把握のしかた・必要な検査

浜田　禅，藤本卓司

● Point

- 体液量減少および体液過剰の正確な定義を把握する
- 身体診察は体液量評価に有用であるが，その限界も知っておく
- 体液量の評価は複数の指標を使用して総合的に判断する

はじめに

体液量評価において，どんな身体所見や検査所見も，単独指標での感度や特異度は高くない[1]．しかし，多くの指標（表1）を組合わせることで，正確な評価を行うことはできると考える．ここでは主な身体診察・検査所見を中心に説明し，ICUで使用するような各種循環モニターについては一部の言及に留める．

1. 各用語の定義

体液量の増減を評価するうえで，用語の区別は重要である．
- volume depletion/hypovolemia：細胞外液量が減少した状態．体内Na欠乏による体液量減少である．
- dehydration：溶質（NaやK）の少ない体液量減少で生じた血漿Na濃度の上昇により，細胞内から細胞外に水が移動し，細胞内液量が減少すること．
- hypervolemia：細胞外液量が増加した状態．

2. 身体診察

1 バイタルサイン

仰臥位から立位になると1〜2分以内に，胸腔内血液量，1回拍出量（SV）が低下し，循環するカテコラミンや全身血管抵抗は増加する．
SBPの20 mmHg以上の低下で起立性低血圧と評価するが，脈拍増加（＞30 bpm）or立ちくらみ症状（立っていられないほど）の方が，多量の急性失血（630〜1,150 mL）において，よ

表1　体液評価の指標

	体液量評価の指標
バイタルサイン	頻脈（＞100 bpm），血圧低下（SBP＜80 mmHg），起立性低血圧（ΔPR＞30 bpm，ΔSBP＞20 mmHg，ΔDBP＞10 mmHg）
その他の身体所見	体重の変化，尿量，意識障害，皮膚turgor（前胸部）の低下，腋窩乾燥，眼球陥没，口腔粘膜乾燥，舌乾燥，頸静脈評価，心尖拍動・打診心左縁位置の変化，Ⅲ音，浮腫，毛細血管再充満時間
検査所見	相対的な血液変化（Ht, TP, Alb, UN, Cr, UA, 浸透圧），natriuretic peptides, UN/Cr比上昇（＞20），尿Osm上昇（＞500 mOsm/L），尿比重上昇（＞1.020），FE_{Na}, FE_{UN}, 尿Cl濃度低下（＜25 mEq/L）
心エコーモニタリング	平均血圧，CVP，左室拡張末期容積，生体電気インピーダンス法，IVC径，収縮期血圧変動，脈拍変動，1回心拍出量変動，passive leg raising test

文献1を参考に作成

表2　内頸静脈拍動と頸動脈拍動の鑑別法

特性	内頸静脈拍動	頸動脈拍動
動きの特徴	内向きの動き，二峰性	外向きの動き，単峰性
触診	触知不能	容易に触知
体位性変化	影響を受ける（体を起こすと拍動は下方へ移動）	不変
呼吸性変化	吸気時に下降するが，拍動は見やすくなる	不変
腹部圧迫変化	上方へ移動 その後ゆっくり下降	不変
鎖骨直上で圧迫	拍動は消失	不変

り正確に循環血液量低下を示唆する（感度97％，特異度98％であった）[2]．ただし，中等量失血（500 mL程度），高齢者やβ阻害薬の内服患者ではより感度は低いかもしれない．検査の感度を上昇させるため，起立前に仰臥位で2分は待つべきである．

また，臥位低血圧（SBP＜95 mmHg）や臥位頻脈（PR＞100 bpm）は失血に関しての特異度はそれぞれ97％，96％と高いが，1L以上の失血でも一般的に欠如していることが多い（SBP低下は感度33％）[2]．急性失血では徐脈の方がしばしばみられる所見であり，補液により脈拍は逆説的に増加するかもしれない．

2 頸静脈圧（JVP）

頸静脈の診察において観察するものは，JVP（jugular venous pressure）と静脈波形である．じつは，JVPは"jugular vein pulse"という表記をする場合もあり，今回は頸静脈圧のJVPについて説明する．

文献からは静脈圧の推定に内頸静脈と外頸静脈のどちらを使ってもよいことにはなっている．しかし，筆者は右内頸静脈の拍動が評価には好ましいと考えている[4,5]．内頸静脈の拍動は収縮期に内方への皮膚の凹みとして観察される（三尖弁逆流がなければ）．橈骨動脈を同時に触知し，収縮期を確認しながら行うとわかりやすい．表2で頸動脈拍動との鑑別を示した．

頸静脈波の頂点（呼気時に判定）と胸骨角の高さの垂直距離がJVPでありcm単位で測定する（図1）．

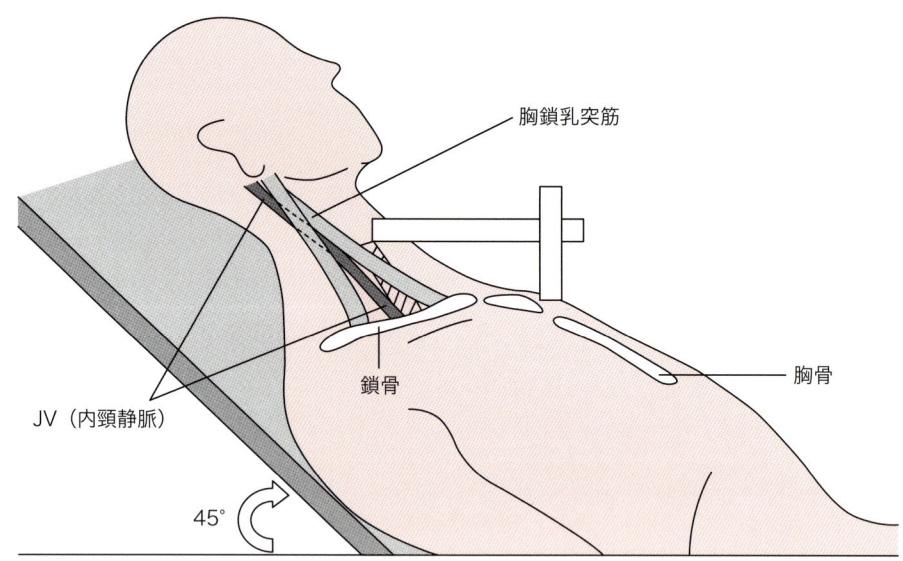

図1　頸静脈の見方
文献6より転載

「X cm @ Y°」と表記する．中心静脈圧（CVP）は，$X + 5 = CVP$ (cm) であり，3 cm以上（CVP＞8 cmH$_2$O）を異常高値とするが，過小評価しやすいので注意する．

　安定した患者ではJVPの評価はきわめて正確であるが，人工呼吸下などを含め重症な急性期患者であるほど，より評価は困難で正確性は低い．

● Advanced Lecture

・外頸静脈怒張

視診で観察しやすい外頸静脈での簡易的な評価方法を紹介する[7]．
患者の上半身を45°にして外頸静脈を確認し，まず鎖骨の高さで閉塞させると上流が拡張する．この圧迫した指を離す．解除後に外頸静脈が完全に虚脱した場合はCVP上昇なしと判定する．今度は下顎角の高さで圧迫し，他の指で外頸静脈内腔を下方へしごきながら鎖骨の高さまで移動させてから指を離す．下顎角部の指まで怒張する場合にCVP上昇と判定する（図2）．この方法でCVP上昇を判別した場合，感度91.7％，特異度78.3％であった．下流での閉塞（静脈弁硬化，上大静脈閉塞など）をこの手技では除外することができる．

・腹部頸静脈試験（abdomino-jugular reflux：AJR）

腹部中央を掌で10秒間20 mmHgの力で均等に圧迫し頸静脈を観察する．4 cm以上頸静脈拍動の上昇が継続したものを陽性とする．この試験はJVPが正常か正常上限の場合に行い，不顕性の右心負荷を明らかにするものである．

3 その他の身体診察

　表3に急性出血以外の原因による細胞外液量減少の各指標の正診度を示す[2]．腋窩乾燥・眼球陥没・毛細血管再充満時間の延長がよい指標となっているが，決して感度の高いものではない．

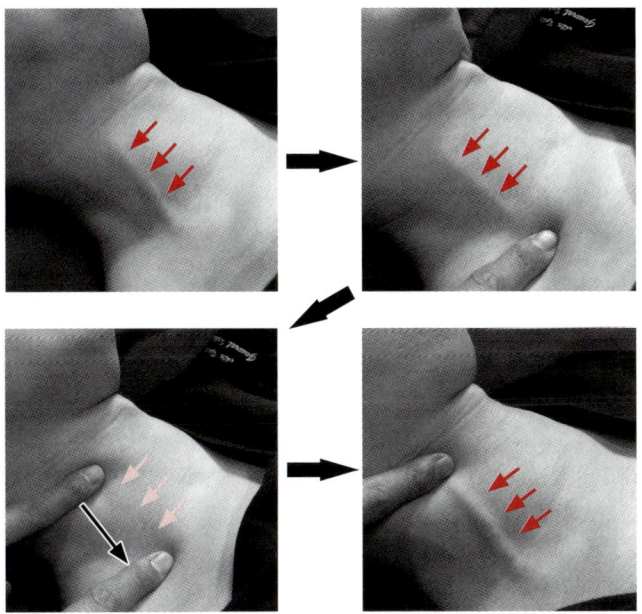

図2　外頸静脈での簡易的な評価方法
（p.10 Color Atlas①参照）

表3　細胞外液量減少の各指標の正診度

	感度	特異度	陽性尤度比	陰性尤度比
立位によるPR＞30/分	43%	75%	1.7	0.8
立位によるBP＜20 mmHg	29%	81%	1.5	0.9
腋窩乾燥	50%	**82%**	**2.8**	0.6
口腔粘膜乾燥	85%	58%	2.0	**0.3**
舌乾燥	59%	73%	2.1	0.6
眼球陥没	62%	**82%**	**3.4**	**0.5**
意識混濁	57%	73%	2.1	0.6
上下肢の脱力	43%	82%	2.3	0.7
言語不明瞭	56%	**82%**	**3.1**	**0.5**
毛細血管再充満時間の延長	34%	**95%**	**6.9**	0.7

PLR＞2.5，NLR≦0.5に太字とした．文献2を参考に作成

　体液量過剰の身体所見では，Ⅲ音の聴取は重要であり心室機能障害および左室充満圧が上昇していることを強く示唆するが，感度は低い．胸腹水や末梢浮腫は間質液量の増加であり，血管内容量は増加している場合もあるが，必ずしもそうであるとは限らない．

● Advanced Lecture
・カテーテルによるCVP，PCWP

重症疾患・ICU入室患者において，カテーテルによるCVP・肺動脈楔入圧（PCWP）と，体液量および補液療法に対する反応とは関連が乏しいことが多くの研究で証明されている[8]．しかし，これは肺動脈カテーテルが必要ないことを意味しているものではない．心拍出量，血管抵抗，酸素運搬パラメーターの測定などの評価を行えるわけであって，重症患者での治療方針を決定するうえで重要性は何ら色あせない．

● **Advanced Lecture**
・下大静脈径（IVC径）虚脱率

エコーによる虚脱率：（呼気IVC－吸気IVC）/呼気IVCを計算し，IVC径＜20 mmかつ虚脱率50％以上の場合CVP 10 mmHg以下を示唆し，IVC径≧20 mmHgかつ虚脱率50％以下の場合はCVP10 mmHg以上を示すことになる[9]．
人工呼吸器での陽圧換気下では吸気・呼気での径は逆転し，呼吸性変動は消失するため評価は難しくなる．

● **ここがポイント！**
・毛細血管再充満時間（capillary refilling time）

体液量というより末梢循環血液を評価している．心臓の高さで中指の末節骨部を5秒圧迫し，解除後に爪の色が正常に戻るまでの時間．
成人男性・子どもで2秒，成人女性で3秒，高齢者で4秒．これ以上は延長とする．

3. 検査所見

1 尿Na濃度，尿Cl濃度

体液量減少では尿Na濃度は25 mEq/L以下となる．
基礎腎疾患の存在，利尿薬の使用，浸透圧利尿，副腎不全など塩類喪失による体液量減少では上昇する．
また，代謝性アルカローシスにおいて尿にHCO_3^-が過剰に排泄される場合もNa^+が強制的に排泄され尿Na濃度が増加する．その場合でも尿Cl濃度では25 mEq/L以下となり有用な指標である．腎に異常がなく，尿Cl濃度が50 mEq/L以上ある場合は，まず循環血液量低下は否定してよい．しかし，高度代謝性アシドーシスでは尿アンモニウムイオン（NH_4^+）が増加し，強制的にCl^-が排泄されるため，この場合は尿Na濃度の方が有用である．
また尿Na濃度＜25 mEq/Lが体液量減少を示さない例外がある．1つは，選択的な糸球体灌流障害であり，両側腎動脈狭窄や糸球体内細胞増加を示す急性糸球体腎炎などである．もう1つは，有効循環血液量の減少であり，心不全や肝不全である．後者では補液治療が有害となるため特に注意する．

2 NPs：natriuretic peptides

3つのNPs（BNP，副産物のNT-proBNP，mid-resional ANP）が商業的に測定可能である．状況により解釈には注意する必要がある．例えば，BNPのカットオフ値は100pg/mLであるが，高齢者や腎不全などではカットオフ値はより高い値が望ましい場合もある．また，どのタイプの心筋ストレス（心筋梗塞，肺塞栓症など）でも上昇しうるため，臨床状況を踏まえて解釈をする必要がある．例えば，慢性心不全患者ではベースラインのドライ体重であっても持続的にNPsは高値となりうる．よって，NPsはその患者の相対的変化が大切なのである．絶対値での評価として，その値が正常範囲内にあるときは，肥満患者を除けば（予想より低い値が出る），心不全を除外するものとなる．逆にNPsが高い値であるのは，体液過剰において特異的な所見ではないかもしれない．

おわりに

　今回の解説でおわかりのように，体液量評価を正確に行うことはたいへん難しいことである．診察の習熟とともに，各指標の解釈を的確に理解することが大切である．複数の指標を組合わせ，3つの区画（細胞内液，間質液，血管内液）の体液量を把握する．さらには，輸液療法を施行する際にも経時的にくり返し，体液量を把握することが重要である．

引用文献

1) 「より理解を深める！体液電解質異常と輸液 改訂3版」（深川雅史/監，柴垣有吾/著），中外医学社，2007
2) McGee S, et al：The rational clinical examination. Is this patient hypovolemic? JAMA, 281：1022-1029, 1999
3) Wang CS, et al：Does this dyspneic patient in the emergency department have congestive heart failure? JAMA, 294：1944-1956, 2005
4) Davison R & Cannon R：Estimation of central venous pressure by examination of jugular veins. Am Heart J, 87：279-282, 1974
5) Vinayak AG, et al：Usefulness of the external jugular vein examination in detecting abnormal central venous pressure in critically ill patients. Arch Intern Med, 166：2132-2137, 2006
6) 入江聰五郎：頸部のフィジカル診断．「疾患を絞り込む・見抜く！ 身体所見からの臨床診断」（宮城征四郎，徳田安春/編），pp58-68，羊土社，2009
7) Sankoff J & Zidulka A：Non-invasive method for the rapid assessment of central venous pressure：description and validation by a single examiner. West J Emerg Med, 9：201-205, 2008
8) Kalantari K, et al：Assessment of intravascular volume status and volume responsiveness in critically ill patients. Kidney Int, 83：1017-1028, 2013
9) Kircher BJ, et al：Noninvasive estimation of right atrial pressure from the inspiratory collapse of the inferior vena cava. Am J Cardiol, 66：493-496, 1990

参考文献・もっと学びたい人のために

1) 「身体診察シークレット（Physical Diagnosis Secrets, 2nd Edition）」（Salvatore Mangione/原著，金城紀与史，前野哲博，岸本暢将/監），メディカル・サイエンス・インターナショナル，2009
2) 「より理解を深める！体液電解質異常と輸液 改訂3版」（深川雅史/監，柴垣有吾/著），中外医学社，2007
3) 「Evidence-Baced Physical Diagnosis 2nd edition」（Steven M），Saunders, 2007
4) 「Dr.ウィリス ベッドサイド診断 病歴と身体診察でここまでわかる！」（G. Christopher Willis/執筆，松村理司/監），医学書院，2010
5) 田中香代子，柴垣有吾：低Na血症の診断アプローチ—体液量評価をどのように行うか—．Fluid Management Renaissance, 3：27-33, メディカルレビュー社，2013

プロフィール

浜田　禅（Yuzuru Hamada）
田附興風会医学研究所 北野病院 総合内科

藤本卓司（Takushi Fujimoto）
田附興風会医学研究所 北野病院 総合内科

第2章 診療の場による輸液の考えかた

1. 救急外来での輸液

佐々木隆徳

Point

- ERでは「治療目的」と「静脈路確保が目的」の2つの輸液がある
- 多くの場合は初期輸液としてリンゲル液を用いてよい
- 治療目的の輸液は循環安定化が目的で[1]，4段階モデルで考える
- 効率よく輸液するための静脈路確保と輸液量の評価も大切

はじめに

　救急外来（以後，ER）には，病態や重症度，年齢，性別の異なる患者が，不規則に，ほぼ予告なく受診してくる．特に救急車で搬入される症例の多くは，今回のテーマである輸液療法を必要としている．理想的には，患者の病態や重症度を明らかにしたうえで適切な輸液療法を選択することが望ましい．しかし限られた時間で迅速な判断が求められるERでは，病態不明の段階で輸液療法を開始しなければならない．

　今回はそのようなERという特殊環境での初期輸液に関して言及するため，エビデンスが確立した内容は限られている．しかし実臨床で有用と思われる知見がいくつかあるため提示したい．なお，初期診療を経て病態が明らかとなり，引き続き病態に応じた輸液療法を行うことになるが，これについては「第4章　病態ごとの輸液療法の考えかた」を参照されたい．

1. ERでは，どのようなときに輸液を必要とするか

　そもそも輸液療法を行う場合は，病態に応じて輸液の種類と投与速度を決めるのが一般的である．しかしERでは重症症例ほど病態不明の段階で輸液療法を開始せねばならず，「病態に最適な輸液療法とは？」という考え方だけではすべての症例に対応できない．一方で，軽症症例では輸液を必要としないことも多い．また中等症症例では重症化に備えて静脈路を確保する，薬剤投与のため静脈路を確保する，という現場的な考え方から輸液療法を開始することもある．さらに，忙しいERでは診療の初期段階で，目の前の患者に何をするのかある程度の目処をつけて効率的に診療することが求められる．診療を進めながら後になって処置や検査が次々と追加されると，診療全体がスピードダウンしてしまう．そのため輸液療法に必要な静脈路確保についても，できるだけ診療の初期段階で適切な判断が（筆者の病院では特に看護師から）求められる．

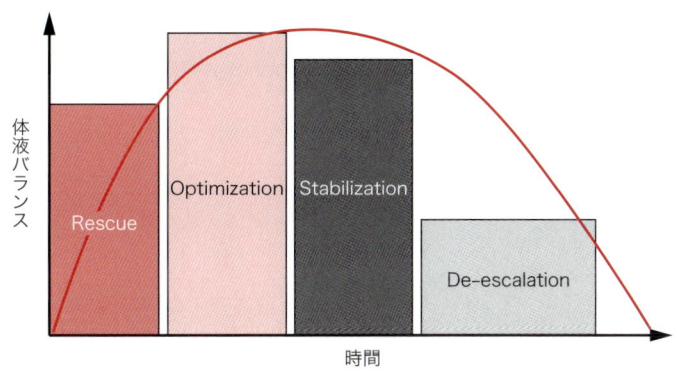

図1 急性期において各病態が必要とする輸液療法
文献2より引用

　このようにさまざまな重症度を病態不明の段階からERでは対応しなければならない．これに対して「どのER患者に対して輸液療法を行うべきか」について確立されたアプローチ方法は，今のところ見当たらない．そこで筆者は次のような考え方でアプローチしている．

① 救急隊からの事前情報または病院での初期評価でバイタル（意識，血圧，脈拍，SpO_2，呼吸回数，呼吸様式，体温）が明らかに異常 → ショックバイタルの蘇生，薬剤投与に備えて細胞外液をすみやかに準備する．
② バイタルは正常だが第一印象で入院治療が必要そうな患者 → 薬剤投与や絶飲食管理に備えて静脈路確保を目的に細胞外液を準備する．
③ ②のうち高度の腎機能障害が疑われる，透析患者 → カリウムが含まれていない1号液を準備する．
④ 第一印象で帰宅できそうな患者 → まずは輸液を行わず診療を進め，その後のアセスメントに応じて輸液の必要性を判断する．
⑤ CPA → 蘇生後の目標体温管理を含めた全身管理に備えて4℃冷却の細胞外液を準備する．
⑥ 重症外傷 → 低体温を防ぐために39℃に加温した細胞外液を準備する．

● **ここがポイント！**
ERでは「治療目的の輸液」と「静脈路確保が目的の輸液」がある！
常に何を目的とした輸液なのか自問自答することで，適切な輸液選択と輸液量，輸液速度を判断できるようになる．漫然と輸液を開始しないこと！

2. 輸液療法の4段階モデル

　一方，急性期の各病態が必要とする輸液療法は一定に定まったものではなく，重症度と時間経過とともに動的に変化していくものである[3]．これについて4段階に分けた概念モデルが提唱されている[4, 5]．このモデルでは超急性期の重症状態から亜急性期の小康状態にかけて，「Rescue（またはSalvage）」「Optimization」「Stabilization」「De-escalation」と区分し，輸液バランスの変化を示している（図1）．

表1　モニタリング

- エコー検査（心，肺，大動脈，下大静脈，胸腔内，腹腔内，深部静脈など）
- 観血的動脈圧測定
- 中心静脈圧測定
- 中心静脈酸素飽和度測定

1 Rescue（Salvage）

「Rescue（Salvage）」とは，ショックおよび臓器還流障害に陥り，放置すれば短時間で心停止に至るような瀕死状態に対して輸液療法を行う蘇生段階である．この段階では急速輸液を行い，ショックの離脱，臓器還流の改善を迅速に図りつつ，並行して原因病態の把握と根本治療もめざすことになる．例えば重症外傷，敗血症性ショック，消化管大量出血などがあげられる．また輸液療法の反応性を評価するために，各種のモニタリングも考慮すべきである（表1）．

1）Rescue（Salvage）で使われる細胞外液：晶質液と膠質液

出血性ショックに対する輸血を除けば，この段階で用いる輸液は循環血液量を効率よく増やすため細胞外液を用いる．細胞外液は大きく分けて晶質液と膠質液に分類され，晶質液はさらに生理食塩水とリンゲル液の2種類に分けられる．そのうち生理食塩水については，リンゲル液と比較して代謝性アシドーシス，急性腎機能障害，凝固障害などの報告がある．一方でリンゲル液は生理食塩水と比較して重大な有害性は示されていない．いずれの報告も観察研究や非ランダム化比較試験ではあるため確定的に述べることはできないが，**蘇生段階の初期輸液としてリンゲル液を用いるのは妥当**と思われる[6]．リンゲル液については代表的な乳酸リンゲル液のほかに，酢酸リンゲル液，重炭酸リンゲル液などいくつか製剤がある．しかし現在のところ生命予後など重要なアウトカムを設定した質の高い比較試験の報告はない．そのため筆者はコスト面から乳酸リンゲル液を使用している．

一方，膠質液についてはアルブミン製剤と人工膠質液の2種類に分けられる．そのうちアルブミン製剤は多施設ランダム化比較試験で晶質液と比較して生存率の改善は示せていない[7]．また頭部外傷に対してアルブミン製剤を投与した場合の死亡率上昇が示唆されている[8]．また人工膠質液については晶質液と比較して用量依存性に急性腎障害の発症率と死亡率の上昇が示されており[9]，重症患者では使用しないよう勧告されている[10,11]．したがって生存率，有害性，コストなどを考慮すると，**膠質液を使用する状況は非常に限られており，輸液療法の第一選択はリンゲル液が妥当**と思われる．

2）急速輸液について

ただし急速輸液に関しての具体的な投与量やスピードについては，病態によって異なるため確立していない．Merck Manualでは晶質液1,000 mL（小児20 mL/kg）を15分で投与して循環動態を再評価するよう記載されている[12]．出血性ショックにおいては大量に晶質液を投与すると凝固障害などを招き，生命予後を悪化させることがある[13,14]．そのため外傷初期診療の考え方であるJATEC™（Japan Advanced Trauma Evaluation and Care）では，細胞外液1,000 mL（小児20 mL/kg）を15分間で急速輸液し，これを2回くり返してもショック離脱しない場合は輸血を行うよう推奨している．これをそのまま内科的な出血性ショックに当て込むことはもちろんできないが，**細胞外液を2,000 mL急速輸液してもショック離脱できない場合は輸血を検討すべき**と考える．

なお，この段階では効率的な急速輸液を行うため，**18 G以上の太い静脈留置針を用い**，肘正中

皮静脈などの太い静脈路を2本以上確保することが大切である．これもJATEC™に基づく考え方であるが，心肺蘇生法に関するAHA ACLSガイドラインや日本救急医学会ICLSガイドラインにおいても，輸液療法や薬剤投与のために太い末梢静脈路の確保が推奨されている．そのため疾患領域にかかわらず「Rescue（Salvage）」に該当するすべての症例に対して通用する，と筆者は考えている．

また緊急時に末梢静脈路を確保できない場合の対応についても日頃から備えておく必要がある．これに関してもすべての疾患領域を網羅した対応法は確立されていない．JATEC™では末梢静脈路が確保できない場合は中心静脈路，ついで骨髄路の確保を推奨し，ACLSやICLSでは骨髄路が推奨されている．ただし骨髄路の確保は骨髄炎のリスクにつながるため，静脈路が確保できた時点で使用を中止するよう求められている．そのため筆者の場合，「Rescue（Salvage）」に該当する症例は初期診療後も引き続きICUで全身管理を行うことが多いため，継続使用ができる中心静脈路を確保することが多い．具体的には大腿静脈に対して4 Frシースを滅菌操作で留置している．

2 Optimization

「Optimization」では，「Rescue（Salvage）」ほど瀕死状態ではないものの循環動態が不安定で，組織還流および臓器障害の改善のためにプラスバランスの輸液療法を要する段階である．しかし輸液療法を行ううえで，何を指標にすればいいのか現在のところ明確に定まっていない．最近の研究では患者転帰の改善につながる指標としてベッドサイドでも簡易的に評価できる動脈血乳酸値が注目されている[15, 16]．つまり動脈血乳酸値が4 mmol/L（36 mg/dL）以上のときは，組織還流が不十分と捉えて正常化させることを目標に輸液療法することが提案されている．しかし何時間以内に，どの程度の改善を目標にすべきか具体的にはまだ定まっていない．また呼吸不全や代謝障害などによっても乳酸値は影響を受けるため，解釈に注意を要する．

一方，輸液療法の最中に，さらに輸液を続けるべきか評価する手段として急速輸液に対する反応性（fluid-challenge technique）をみる方法がある[17]．具体的には細胞外液300〜500 mLを20〜30分で負荷し，血圧上昇や脈拍低下がみられる場合は反応性がある，つまり輸液療法を継続する余地があると判断できる．このときの血圧や脈拍の反応性は一時的なものなので，マンシェットで血圧測定をする場合は自動測定（5分間隔くらい）としたほうがよい．また受動的下肢挙上試験（passive leg rising test）による輸液反応性を予測する方法もある[18, 19]．これはベッド上で45°ファーラー位での血圧と脈拍を測定し，その後に両下肢45°挙上へ体位変換したうえで再測定する（図2）．体位変換によって心臓への静脈還流量が一時的に増加するため，血圧と脈拍に変化が生じれば輸液反応性が期待できる．fluid-challenge techniqueと異なり実際に輸液負荷しないため過負荷を避けることができるが，血圧と脈拍の変化は1分程度で消失するため見逃さないよう注意を要する．

3 Stabilization

「Stabilization」では組織還流および臓器機能が当面維持されており，等バランスから若干マイナスバランスの輸液療法を行う段階である．不必要に多い輸液は心臓への負荷となり，うっ血性心不全，肺水腫につながり，呼吸不全も招くため避けなければならない．しかし早期に輸液を絞り過ぎると血圧低下や臓器還流障害につながり，回復に時間がかかる[20]．そのため循環血液量を過不足なく維持するための輸液療法を行う．

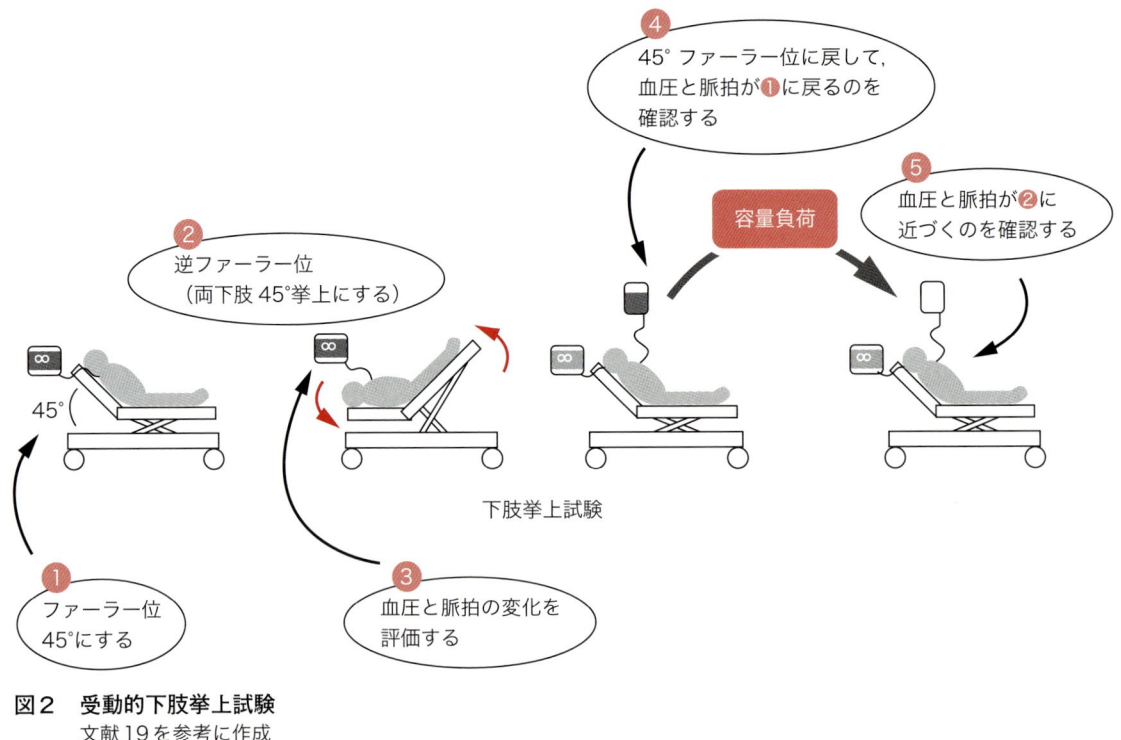

図2 受動的下肢挙上試験
文献19を参考に作成

> ● ここがピットフォール
>
> **輸液療法の"絞りどき"を見誤りやすい！**
> 重症度と時間経過によって必要な輸液量はダイナミックに変化する．その変化は単一のバイタルや身体所見，検査所見では判断できないことを認識すること．

　輸液量を調整するための指標として，先述のfluid-challenge techniqueや受動的下肢挙上試験のほかに，エコーで右室径やIVCを評価する，肺エコーで肺うっ血を評価する（胸部X線写真やSpO$_2$よりも感度が高い[21]），専用の血行動態モニタリングシステムの利用（FloTrac™, PiCCO™）などがあげられる．しかし現時点で確立した指標や評価方法はない．そのためICUなど入院診療で輸液療法を実施した場合は，バイタルを含めた身体所見，体重，輸液量のin-outバランスなど基本的情報，低侵襲な各種モニターやベッドサイド検査などから，総合的に評価する必要がある．この際に大切なのは，**各情報を一時点で評価するのではなく，くり返し情報を集めてトレンドで評価すること**である．
　一方，ERではICUと異なり，限られた医療機器のもと来院時点で評価しなければならない．したがって病歴や身体所見，バイタルに加えて，**ベッドサイドエコーが非常に有用**と筆者は考えている．本稿のテーマから外れるため詳細は割愛するが，ベッドサイドエコーについてはRUSH（Rapid Ultrasound in SHock）プロトコールに準じて当院では評価している．

4 De-escalation

　「De-escalation」では病状が改善し，輸液量を減らしつつ利尿を図り，輸液バランスをマイナ

表2 輸液療法の4段階モデルにおける留意点

	Salvage	Optimization	Stabilization	De-escalation
留意点	許容可能な低血圧を把握する	組織への有効な酸素供給を図る	各臓器をサポートする	血管作動薬の漸減終了を図る
	蘇生処置を行う	心拍出量,乳酸値を最適化する	合併症を防ぐ,最小限にする	体液バランスをマイナスにする

文献5より引用

スで管理する段階である.これにより人工呼吸器管理日数やICU滞在日数の短縮,生存率の向上が期待できる[20, 22].しかし安全で効果的な管理方法や指標はまだ確立されていない.

5 ERの輸液療法で大切なこと

以上の4段階モデルは具体的な指標や管理方法までは明示していない概念モデルである.そのため目の前の患者がどのフェーズにあり,どのような留意点があるか認識し,「主に輸液負荷をすべき時期で,どのくらい負荷すべきか考える」あるいは「輸液負荷を抑える時期で,いい塩梅で維持するための輸液量を考える」,「輸液を絞り利尿を図る時期で,どの程度のマイナスバランスをめざすべきかを考える」と,フェーズに応じて思考を切り替えることが大切である(表2).

Advanced Lecture

最近のエコー検査装置はコンパクト化と高性能化が進み,ごちゃごちゃしたERでも手軽にもち出せるようになった.そのおかげでERから患者を移動させず,その場で動的な画像評価を簡単に実施できるようになった.外傷初期診療で頻用されるFASTだけではなく,RUSH Examにも含まれている心エコーや肺エコー,血管エコー,その他にも眼球,関節,骨など,およそCTやMRIで画像評価する部位のほとんどをエコーでも気軽に評価できる時代に突入した.また各出版社から研修医向けの解説書も続々と発刊され,各地でセミナーも開催されるようになってきた.「診断をつける」レベルをめざそうとすれば,臓器別専門医や検査技師に遠く及ばないものの,「とりあえずERではどうすればいいか(point of care)」レベルであれば充分に有用な検査である.今後は"研修医のころから聴診器のようにエコーを使う"時代であり,"病歴聴取 → 身体診察 → エコー"が当たり前の文化に変化していくものと,筆者は予想している.

おわりに…ERでの輸液に立ち戻ると

ERでの実際的な診療内容を考慮すると,先述の輸液療法4段階モデルのうち「Rescue (Salvage)」「Optimization」「Stabilization」のいずれかであることが多い.そのため**多くの場合は初期輸液としてリンゲル液を用いてよい.投与速度と投与量については,病歴・バイタル・身体所見・エコーを活用して判断し,その後にくり返し再評価することが大切である**.

引用文献

1) Payen D：Back to basic physiological questions and consideration of fluids as drugs. Br J Anaesth, 113：732-733, 2014
2) Rewa O & Bagshaw SM：Principles of Fluid Management. Crit Care Clin, 31：785-801, 2015
3) McDermid RC, et al：Controversies in fluid therapy：Type, dose and toxicity. World J Crit Care Med, 3：24-33, 2014
4) Hoste EA, et al：Four phases of intravenous fluid therapy：a conceptual model. Br J Anaesth, 113：740-747, 2014
5) Vincent JL & De Backer D：Circulatory shock. N Engl J Med, 369：1726-1734, 2013
6) Raghunathan K, et al：Choice of fluid in acute illness：what should be given? An international consensus. Br J Anaesth, 113：772-783, 2014
7) Caironi P, et al：Albumin replacement in patients with severe sepsis or septic shock. N Engl J Med, 370：1412-1421, 2014
8) Myburgh J, et al：Saline or albumin for fluid resuscitation in patients with traumatic brain injury. N Engl J Med, 357：874-884, 2007
9) Perel P, et al：Colloids versus crystalloids for fluid resuscitation in critically ill patients. Cochrane Database Syst Rev, 2：CD000567, 2013
10) Reinhart K, et al：Consensus statement of the ESICM task force on colloid volume therapy in critically ill patients. Intensive Care Med, 38：368-383, 2012
11) Hydroxyethyl starch solutions：FDA safety communication-Boxed warning on increased mortality and severe renal injury and risk of bleeding. 2015. p. 1-2：http://www.fda.gov/safety/medwatch/safetyinformation/safety-alertsforhumanmedicalproducts/ucm358349.htm
12) Merck Manual. Intravenous Fluid Resuscitation：http://www.merckmanuals.com/professional/critical-care-medicine/shock-and-fluid-resuscitation/intravenous-fluid-resuscitation
13) Neal MD, et al：Crystalloid to packed red blood cell transfusion ratio in the massively transfused patient：when a little goes a long way. J Trauma Acute Care Surg, 72：892-898, 2012
14) Duchesne JC, et al：Diluting the benefits of hemostatic resuscitation：a multi-institutional analysis. J Trauma Acute Care Surg, 75：76-82, 2013
15) Jones AE, et al：Lactate clearance vs central venous oxygen saturation as goals of early sepsis therapy：a randomized clinical trial. JAMA, 303：739-746, 2010
16) Jansen TC, et al：Early lactate-guided therapy in intensive care unit patients：a multicenter, open-label, randomized controlled trial. Am J Respir Crit Care Med, 182：752-761, 2010
17) Dellinger RP, et al：Surviving sepsis campaign：international guidelines for management of severe sepsis and septic shock：2012. Crit Care Med, 41：580-637, 2013
18) Cavallaro F, et al：Diagnostic accuracy of passive leg raising for prediction of fluid responsiveness in adults：systematic review and meta-analysis of clinical studies. Intensive Care Med, 36：1475-1483, 2010
19) Monnet X & Teboul JL：Passive leg raising：five rules, not a drop of fluid! Crit Care, 19：18, 2015
20) Mikkelsen ME, et al：The adult respiratory distress syndrome cognitive outcomes study：long-term neuropsychological function in survivors of acute lung injury. Am J Respir Crit Care Med, 185：1307-1315, 2012
21) Zoccali C, et al：Pulmonary congestion predicts cardiac events and mortality in ESRD. J Am Soc Nephrol, 24：639-646, 2013
22) Murphy CV, et al：The importance of fluid management in acute lung injury secondary to septic shock. Chest, 136：102-109, 2009
23) Wiedemann HP, et al：Comparison of two fluid-management strategies in acute lung injury. N Engl J Med, 354：2564-2575, 2006
24) Phillips P, et al：The RUSH Exam 2012：Rapid Ultrasound in Shock in the\Evaluation of the Critically Ill Patient. Ultrasound Clin, 7：255-278, 2012

参考文献・もっと学びたい人のために

1) Rewa O & Bagshaw SM：Principles of Fluid Management. Crit Care Clin, 31：785-801, 2015
   ↑輸液療法の4段階モデルについて詳しく書かれています．
2) 「改訂第4版 外傷初期診療ガイドラインJATEC™」（日本外傷学会，日本救急医学会/監，日本外傷学会外傷初期診療ガイドライン改訂第4版編集委員会/編），へるす出版，2012
   ↑非専門医のための外傷の初期診療に関して記載されており，その考え方が内科救急にも通じるものが豊富に含まれています．

3) AHA心肺蘇生と救急心血管治療のためのガイドラインアップデート2015ハイライト
　　https://eccguidelines.heart.org/wp-content/uploads/2015/10/2015-AHA-Guidelines-Highlights-Japanese.pdf
　　↑2015年10月15日にAHA心肺蘇生ガイドラインが改定されました．一度目を通しておくことをオススメします．

プロフィール
佐々木隆徳（Takanori Sasaki）
みちのく総合診療医学センター/宮城厚生協会坂総合病院救急科
家庭医療専門医の妻（家庭内上司ともいう）とともに「診ない・診れない，とは言わない」をモットーに地域の病院で医者しています．救命救急とは役割の異なる，住民の健康を守るセーフティ・ネットとしての地域救急に興味ある人を募集中！

第2章　診療の場による輸液の考えかた

2. 内科病棟での輸液について

森川　暢

● Point ●

- 急性期に細胞外液を使用する際にはエコーでIVC，Bラインをモニターし過量輸液にならないように注意する
- 維持輸液のメニューを決定する際には，水分，ナトリウム，カリウム，栄養の4点に配慮する必要がある
- 漫然とした維持輸液の投与は低ナトリウム血症のリスクであり，食事摂取が可能になった地点で維持輸液の中止を検討すべきである

はじめに

病棟で輸液を使用することは非常に多いと考える．ここでは維持輸液を中心に非常に簡単かつ実践的な原則を紹介する．

症例

88歳男性．末期認知症で食事はペースト状の形態を何とか，むせながら食べていた．体重50 kgで身長は170 cm．やややせ形．今回3日前から喀痰が増加し，食事摂取量が低下していた．来院当日に38℃の熱発を認め来院した．バイタルサインは血圧116/64 mmHg，脈拍120回/分，体温：38.5℃，SpO$_2$：90％（room air），呼吸数：24回/分．右下葉に胸部X線で肺炎像を認めた．採血ではBUN：25 mg/dL，Cr：1.16 mg/dL．Na：145 mEq/L，K：3.6 mEq/L，Cl：102 mEq/Lで他特記事項を認めなかった．頸静脈は虚脱しており，口腔内および腋窩は乾燥していた．下大静脈径（IVC径）は5 mmで呼吸性に虚脱した．脱水および誤嚥性肺炎と診断した．

指導医：輸液のメニュー考えといて．
研修医：輸液のメニューってどう決めたらいいの？

1. 急性期の輸液について

急性期の輸液の目標は脱水の補正である．脱水は循環血漿量が少ない血管内脱水（hypovolemia）と細胞内脱水（dehydration）に分けて考えるとわかりやすい．ただ急性期に関しては基本的にはhypovolemiaの是正が優先される．

1 hypovolemiaを示唆する所見

バイタルサインの異常（起立性低血圧，低血圧，頻脈），頸静脈の虚脱，エコーでIVC径が狭小化/呼吸性に虚脱，BUN/Crの増加

2 hypovolemiaの是正

hypovolemiaの是正には通常乳酸リンゲルか生理食塩水を使用する．生理食塩水は高Cl性代謝性アシドーシスをきたしやすいため，特に高Kや高Caがなければ，積極的に乳酸リンゲルを使用する[1]．漫然と投与するのではなく，IVC径，IVC呼吸性変動を血管内volumeの指標とし，「満ち足りてくる」まで急速輸液をすることが大切である．さらにくり返し血管内volumeを適宜評価し輸液量を調整することが重要である．高齢者は心不全の既往がなく，心収縮能が保たれていても容易にvolume overになってしまうので，乳酸リンゲルの過量投与を防ぐためにもIVC径のフォローは重要である．また，急性呼吸不全において肺エコーによる両側のBラインの存在は感度97％，特異度95％で肺水腫を示唆するという報告もあり，両側Bラインの存在は過剰輸液を示唆する[2]．

本症例では明らかにhypovolemiaを認めていたため細胞外液を開始した．救急室でラクテック®を500 mL負荷した地点で脈拍は80台に安定し，ラクテック® 500 mLをさらに1本追加した．追加後に再度IVC径をフォローしたころ，下大静脈径も14 mmで呼吸性に虚脱しなくなり，肺エコーで健側にはBラインは認めなかった．血管内volumeは適性と考え，細胞外液の投与は終了とした．抗生物質は誤嚥性肺炎としてユナシン®を投与することとした．

薬剤の処方：アンピシリン/スルバクタム（ユナシン®）3 g＋生理食塩水100 mL
輸液の処方：乳酸リンゲル（ラクテック®）1,000 mL投与
乳酸リンゲルはバイタルやIVC径を参考に投与量を決定する．

研修医：病棟に上がったけど，維持液のメニューってどう決めたらいいのだろうか？

2. 維持輸液について

維持輸液を決定する際に考えるポイントは4つである．①水分量，②ナトリウム，③カリウム，④栄養になる．

1 水分量

水分量を決定するには表1の法則を覚えておくとよい．

表1の法則から最低30 mL/kg/日の水分量が必要であることになる．発熱があれば40 mL/kg/日の水分量が必要である．本症例では体重が50 kgであるので1,500 mL/kg/日の水分量が必要である．発熱をしていることを考えると40 mL/kg/日つまり2,000 mL/kg/日程度の水分が急性期には必要になる．ただ忘れがちなことだが抗生物質の水分も必ず計算に入れてもらいたい．ユナシン®を生理食塩水100 mLに溶かして8時間ごとに投与するとそれだけで300 mL/日の水分量になる．バイタルが安定しているのであれば特に高齢者では水分量は少なめが望ましい（痰の

表1　水分10の法則

	1日水分必要量	コメント
不感蒸泄	10 mL/kg/日	正確には不感蒸泄15 mL/kg－代謝水5 mL/kgである
最低尿量維持	＋10 mL/kg/日	1日あたり10 mOsm/kgの老廃物が出され，尿の最大濃縮濃度は1,500 mOsm/Lである． つまり，60 kgの人では最低400 mL/日（6.7 mL/kg）の尿が必要である（これが乏尿の基準）． 高齢者では900 mOsm程度の濃縮力であり10 mL/kg程度が必要となる．
尿量に余裕	＋10 mL/kg/日	腎臓に負担の少ない等張尿（300 mOsm/L）では老廃物を排泄するのに2,000 mL/日（33 mL/kg）の尿が必要である． 尿量としては最低10 mL/kg/日，通常20 mL/kg/日を維持すべきであるが，これは集中治療領域における必要最低尿量0.5 mL/kg/時，できれば1 mL/kg/時というルールにおおむね一致する．
発熱や仕事	＋10 mL/kg/日	体温が1℃上昇すると200 mL/日．発汗は300〜1,000 mL/日程度の水分喪失と見積もられる． 発熱している場合は点滴を1本増やすという臨床的なルールに合致する．

文献3，p55-57から引用

表2　ナトリウム3の法則（Na 17 mEq＝NaCl 1 g）

Na	NaCl	1日あたり
50 mEq	3 g	維持量
100 mEq	6 g	高血圧患者
150 mEq	9 g	病院食
200 mEq	12 g	日常食

＊輸液の塩分含有量（500 mLあたり）
生理食塩水：4.5 g，ラクテック®：4 g，ソルデム®3A：1 g
文献3，p55-57を参考に作成

量が減り呼吸状態が安定する）．よってソルデム®3A 1,500 mLと抗生物質の300 mLの合計1,800 mLが本症例では適当であると考える．

2 ナトリウム

ナトリウムに関しては表2の法則を参考にしてもらいたい．なお，ナトリウムは食事との互換性を考えるとmEqだけでなくgも覚えておくと非常に便利である．

本症例ではソルデム®3A 1,500 mLを投与するので3 g/日の塩分負荷になる．抗生物質用に生理食塩水が300 mL負荷されるので2.7 g追加される．さらに抗生物質自体で2.2 gの塩分付加になる．よって合計7.9 g/日の塩分量となり，十分量の塩分を補給できることになる．

3 カリウム

カリウムに関しては腎機能障害がなければ原則40 mEq/日と覚えてもらいたい．最低量は20 mEq/日になる．つまり低カリウム血症がある場合は通常40 mEq/日を超える量が必要となる．ソルデム®3A 500 mLにはKが10 mEq含有されているので，本症例では30 mEq/日の負荷になる．カリウムは少し少なめであるが，軽度腎機能障害（おそらく脱水に伴う腎前性）もあるため，十分だと思われる．

4 栄養

　ここでは最低限の知識だけを覚えてもらいたい．まず必ずビタミンB₁を点滴内に混注する．ビタミンB₁は1週間程度で枯渇しWernicke脳症を発症してしまうリスクがある．さらに栄養素はまず最低限，糖分だけは補充する．末梢輸液では十分量のカロリーは補充できないのだが，2 g/kg/日の糖質で糖新生抑制効果（筋肉量低下予防）が期待できる[4]．よって，糖分は最低100 g/日と覚えてもらいたい．ソルデム®3A 500 mLには20 gの糖が含まれているが，1,500 mL/日ではブドウ糖は60 g/日と少し足りない．おのおのに50％ブドウ糖液を20 mL追加すればブドウ糖30 gの負荷になるため，合計90 g/日とほぼ十分量の糖分を補充可能である．またソルデム®3AGはソルデム®3Aにブドウ糖を追加した製剤で，1本あたり37.5 gの糖分が含有されているため，3本であれば112 g/日と十分量の糖分が補充できる．ビーフリード®のような糖質とアミノ酸を含有した製剤は栄養学的にはたいへんよいのだが，静脈炎と菌血症のリスクがあるため筆者はルーチンでは使用していない．

5 輸液速度と持続点滴

　維持輸液の速度は「何時間かけて輸液を入れるか」で考えればよいと考える．例えば1,500 mL/日の維持輸液を10時間かけて投与するとすれば，おのずと速度は決まるはずである．ここで注意すべきは可能な範囲で夜間の持続点滴を避けるということである．特に認知症のある高齢者では，夜間の持続点滴は自己抜去のリスクになりうる．また実際に輸液を実施するのは看護師なので，看護師の都合も聞く必要がある（特に輸液更新の時間について）．実際の輸液メニューはそれらを総合して考えることになる．

薬剤の処方：アンピシリン/スルバクタム（ユナシン®）3 g＋生理食塩水100 mL 1日3回
輸液の処方：ソルデム®3AG 500 mL　1日3回うち1つにビタメジン®を加える．

---

3. 維持輸液からの離脱

症例続き

　徐々に酸素化も改善し，解熱し明らかに喀痰量も減少した．経過がよいため，まずはゼリー食から開始し問題ないことを確認した．抗生物質は経過がよく合計5日間で終了することとした．同日昼よりペースト状の食事をはじめ，問題なく10割摂取できた．
　研修医：だいぶ落ち着いたけど念のためメインは続けておこうかな．
　指導医：そのメインを続ける理由は？！
　研修医：……

　維持輸液を継続することのデメリットを考えていこう．小児の報告だが，ソルデム®3Aよりも塩分濃度が高いソルデム®1であっても，低ナトリウム血症のリスクがあると報告されている[5]．ソルデム®3Aのような塩分濃度の低い維持輸液（低張液）を漫然と投与することは，低ナトリウム血症の明らかな危険因子であるため必要がなくなればすみやかに中止すべきである．低張液を

表3　食事水分500の法則

普通食	1,500 mL（1食 500 mL）
全粥	＋500 mL
食中水分	＋500 mL
食間水分	＋500 mL

普通食を全量摂取：2,500 mL/日
　⇒　維持輸液は必要なし．
普通食を半量摂取：1,250 mL/日
　⇒　維持輸液は必要なし．or 500 mLの維持輸液を追加．
普通食を3割摂取：750 mL/日
　⇒　500 mL〜1,000 mLの維持輸液を追加．

文献3, p55-57を参考に作成

投与中は必ず採血で血中ナトリウムのモニターを行う必要がある．また抗生物質投与による塩分付加も低ナトリウム血症を予防する一助となっているため，中止に伴い低ナトリウム血症のリスクが高くなる．さらに維持輸液はリハビリの阻害因子であり，その意味でも必要がなくなればすみやかに中止すべきである．仮に維持輸液が必要であっても，リハビリの時間と被らないようにするといった工夫が必要である．

では維持輸液はどのように中止すればよいだろうか？ポイントは食事摂取量である．状態が安定していることが前提だが，**原則として食事が全量摂取できれば維持液輸液は必要ないので中止すべきである．**

食事摂取による水分量には**表3**の法則がある．

高齢者にとって余計な維持輸液の継続はvolume over，電解質異常，転倒など明らかなリスクになるため，食事摂取時は維持液をできるだけ使用しない，もしくは少なめにしたほうが無難である．また食事量が少ないのであれば，食欲低下の原因を精査しつつ，食事量を半量にして補助食品を付加するなどの工夫がむしろ優先される．できるだけ早く食事量を安定させ，維持輸液を中止することを目標とすべきである．

> **症例続き**
>
> ペースト食を問題なく全量摂取し続けることができたため，維持輸液は中止し末梢静脈ルートも抜去した．その後肺炎の再発は認めず，フォローの採血でも低ナトリウム血症をはじめとする電解質異常は認めず退院した．

●ここがピットフォール
維持輸液の漫然とした投与は低ナトリウム血症のリスクである！

●ここがポイント！
食事摂取量が安定すれば，すみやかに維持液は中止する！

Advanced Lecture

■ 維持輸液中の低ナトリウム血症

　低ナトリウム血症は入院患者でよくみられ，その原因の多くはじつは漫然とした維持輸液（低張液）の投与である．最近，低ナトリウム血症を予防するために等張液≒生理食塩水を維持輸液として使用することを推奨する論文も出てきている[6]．ラクテック®を維持輸液として使用してもよいかもしれない．ただし高齢者ではvolume overのリスクも高いため，ソルデム®3を1本だけラクテック®に変更する，あるいはより塩分濃度が高いソルデム®1を維持液として使用する，といった微調整が必要だと考える．なおラクテック®やソルデム®1を維持輸液として使用する際にはカリウム，ブドウ糖，ビタミンを適宜追加することを忘れないでもらいたい．

おわりに

　ここに書いてある原則を覚えると病棟での輸液処方が随分と楽になると考える．皆さまのお役にたてれば幸いである．

文献・参考文献

1) Yunos NM, et al：Association between a chloride-liberal vs chloride-restrictive intravenous fluid administration strategy and kidney injury in critically ill adults. JAMA, 308：1566-1572, 2012
2) Lichtenstein DA & Mezière GA：Relevance of lung ultrasound in the diagnosis of acute respiratory failure：the BLUE protocol. Chest, 134：117-125, 2008
　↑The BLUE protocolで有名な肺エコーに関する記念碑的な論文です．肺エコーの画像も揃っているので，必見です．
3)「ジェネラリストのための内科診断リファレンス エビデンスに基づく究極の診断学をめざして」（酒見英太/監，上田剛士/著），医学書院，2014
　↑診断に関するエビデンスがこれでもかと満載のリファレンスです．治療，栄養や輸液に関する実践的な内容も掲載されています．本稿の法則もここから引用しています．必見です．
4) Löhlein D：[Protein-sparing effect of various types of peripheral parenteral nutrition]. Z Ernahrungswiss, 20：81-95, 1981
5) McNab S, et al：140 mmol/L of sodium versus 77 mmol/L of sodium in maintenance intravenous fluid therapy for children in hospital（PIMS）：a randomised controlled double-blind trial. Lancet, 385：1190-1197, 2015
6) Moritz ML & Ayus JC：Maintenance Intravenous Fluids in Acutely Ill Patients. N Engl J Med, 373：1350-1360, 2015
　↑小児からの報告がもとになっているので，ナトリウム負荷によるvolume overのリスクが高い高齢者にそのまま当てはめてよいかは慎重になる必要があります．しかし低張液による低ナトリウム血症の危険性の啓蒙において一読の価値があります．

プロフィール

森川　暢（Toru Morikawa）
東京城東病院総合内科
住友病院で初期研修，洛和会丸太町病院救急・総合診療科で後期研修を修了しました．現在東京で小病院における総合内科の立ち上げにかかわり，家庭医と病院総合医の連携を模索しています．見学を随時受け付けていますので，お待ちしています．

第2章 診療の場による輸液の考えかた

3. 外科病棟・周術期での輸液

畑　啓昭

Point

- "循環血漿量を維持する"ことを基本に考える
- 術後の輸液は"通常の維持輸液＋術後に必要な追加分の輸液"と考える
- 近年は，できるだけ輸液量を少なくする方がよいとの知見が集まってきている

本稿では，外科病棟で一般的に行われている手術についての輸液をまとめる．

1. 合併症のない患者の輸液

症例1
生来健康な55歳女性，体重は60 kg．直腸癌に対して開腹下に直腸低位前方切除術を行う予定で入院．手術前日に，下剤（マグコロール®P）を内服した．手術時間は4時間30分，出血は200 g．術中の輸液量は細胞外液補充液が3,000 mL，尿量は250 mLであった．ドレーンは留置していない．この症例の周術期輸液は，何をどれだけ行うか？

周術期の輸液は，①術前の輸液，②術中の輸液，③術後の輸液に分けて順に考える．

1 術前の輸液
- 合併症のない患者
  →麻酔導入の2時間前まで清澄水（clear liquid：水・茶・果肉のないジュースなどのこと）を摂取してもよいとされており，**術前の輸液は不要**である（日本麻酔科学会 術前絶飲食ガイドライン）．
- 絶飲食中の患者
  →絶飲食中の治療としてそれまでに投与されている輸液を手術まで継続する．術前に特別に追加する輸液はない．

2 術中の輸液
麻酔科の専門領域であり詳細は省くが，

ア）術前の下剤〔高張液（マグコロール® など）の下剤であれば水分を喪失しやすい〕や排液（イレウスチューブなど）などで不足した量の輸液
イ）出血・排液・尿などの術中の喪失分を補充する量の輸液
ウ）術野からの不感蒸泄や**間質に貯留する水分**を補う量として5〜7 mL/kg/時程度の輸液を行うとされている[1]．

この症例の術中の必要輸液量は，
ア）術前の下剤でおよそ500 mL程度の水分喪失と考える（経口の水分量にも左右されるので概算）
イ）術中の喪失分が450 mL（出血200 mL＋尿量250 mL）
ウ）術中の不感蒸泄や間質への移行分として，7 mL × 60 kg × 4.5時間 = 1,890 mL
で合計ア）＋イ）＋ウ）＝2,840 mLがおよそ必要な輸液量となる．
実際には3,000 mLが輸液されており，術中はほぼ過不足がない状態と考えられる．通常手術

Column

間質への水分の貯留（間質の浮腫）について

はじめに，足首のねんざを思い出してほしい．ねんざをすると，直後から数時間かけて足首を中心に腫れ・浮腫が生じ，数日後炎症が落ち着いてくると腫れ・浮腫が治まってくるという経過を経験したことがあるだろう．同様のことが手術を受けた患者にも起こっている．

手術で侵襲を受けた部位を中心に炎症性サイトカインの影響で血管の透過性が亢進し，血管内から水分が間質に移動して腫れ・浮腫が生じる．炎症の程度が大きい場合は，**血管内から間質に移動する水分量も多くなり，その結果血管内の循環血漿量が大きく減少する**．1〜3日経過して炎症が治まってくると，間質に貯留していた水分が再び血管内に戻っていくため腫れ・浮腫が改善する．このとき**血管内の循環血漿量は間質から戻った水分量だけ急に増加する**ことになる．これをrefillingあるいは利尿期という．この一連の間質への水分の移動とrefillingのイメージをしっかりともっておくことが重要である（図1）．

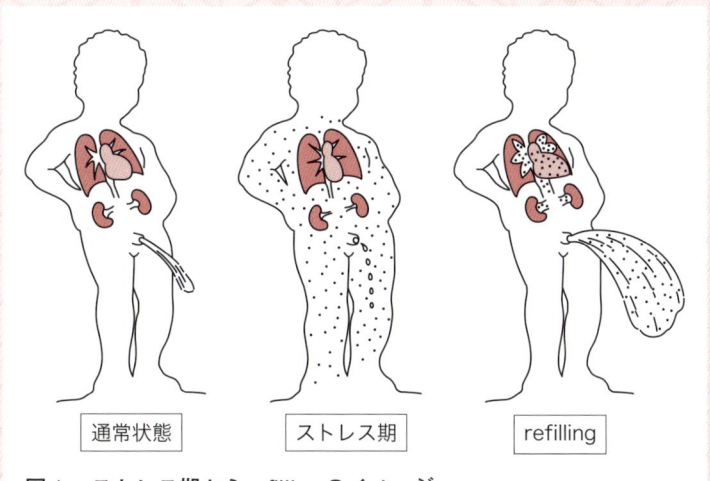

図1　ストレス期からrefillingのイメージ
・は間質に移行した水分のイメージ．文献2より改変して転載

表1 消化液の電解質組成と量

	Na⁺ (mEq/L)	K⁺ (mEq/L)	Cl⁻ (mEq/L)	HCO₃⁻ (mEq/L)	分泌量 (mL)
唾液	30	20	31	15	1,500
胃液（強酸）	20（20〜30）	10（5〜40）	120（80〜150）	0	1,000〜9,000
胃液（弱酸）	80（70〜140）	15（5〜40）	90（40〜120）	5〜25	1,000〜2,500
膵液	140（115〜180）	5（3〜8）	75（55〜95）	80（60〜110）	500〜1,000
胆汁	148（130〜160）	5（3〜12）	100（90〜120）	35（30〜40）	300〜1,000
小腸液	110（80〜150）	5（2〜8）	105（60〜125）	30（20〜40）	1,000〜3,000
回腸末端	80（40〜135）	8（5〜30）	45（20〜90）	30（20〜40）	1,000〜3,000
下痢便	120（20〜160）	25（10〜40）	90（30〜120）	45（30〜50）	500〜17,000
腹水	131.1±6.6	4.1±0.8	107.2±7.6		
細胞外液補充液	130	4	109	28（Lac⁻ or HCO₃⁻）	

文献3〜7を参考に作成

中の輸液量は麻酔科のDrにより適正に調整されているが，手術終了直前に出血や排液が増えた場合などで輸液量の過不足があれば，術後の輸液を増減させて調整する．

3 術後の輸液

ア）経口摂取再開までの絶飲食中に必要な維持輸液
イ）追加が必要な輸液

の2つに分けて考える．

ア）維持輸液

絶飲食中に必要な維持輸液には，術後に特別なことはない．

この症例では，維持輸液製剤（ソリタ®-T3など）2,000 mL/日（80 mL/時）を行う．

〔一般には体重で補正して，1日に維持輸液製剤2,000＋（体重－60）×25 mLの輸液を行う〕

イ）追加が必要な輸液について

追加が必要な輸液に関しては

① 腹水，ドレーン，イレウスチューブなどからの排液分
② 間質への水分の移行分

の2種類を考える．

① 腹水，ドレーン，イレウスチューブなどからの排液分について

術後，腹水やドレーンからの排液が多い場合は，循環血漿量が減少しないように，排液量に応じて輸液を追加する必要がある．種々の排液の電解質組成を表1に示すが，いずれの排液でもほぼ同じ組成である細胞外液補充液（乳酸リンゲル液など）を，排液量と同じ量だけ追加で輸液する．

この症例では追加が必要な排液はない．

② 間質への水分の移行分について

手術侵襲に応じて血管内から間質へ移行した水分量だけ，輸液を追加する必要がある．間質への移行量は，手術侵襲の大小に応じて変わるのはもちろんであるが，同じ手術内容でも個々人によって侵襲に対する反応が異なっているため，一概に量を計算することはできない．そこで，**術**

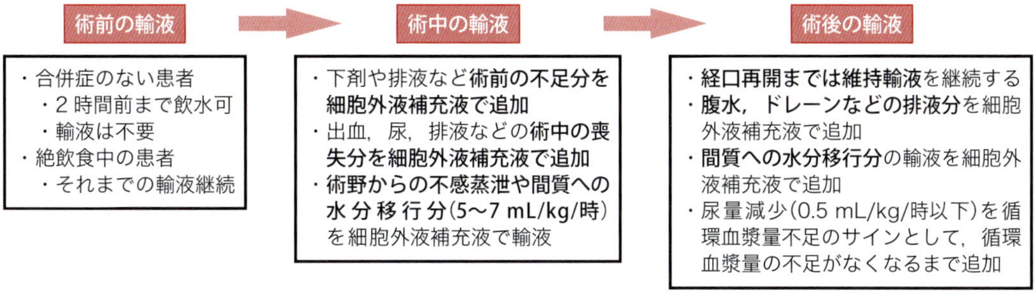

術前の輸液	→	術中の輸液	→	術後の輸液
・合併症のない患者 　・2時間前まで飲水可 　・輸液は不要 ・絶飲食中の患者 　・それまでの輸液継続		・下剤や排液など術前の不足分を細胞外液補充液で追加 ・出血，尿，排液などの術中の喪失分を細胞外液補充液で追加 ・術野からの不感蒸泄や間質への水分移行分（5〜7 mL/kg/時）を細胞外液補充液で輸液		・経口再開までは**維持輸液**を継続する ・腹水，ドレーンなどの排液分を細胞外液補充液で追加 ・**間質への水分移行分**の輸液を細胞外液補充液で追加 ・尿量減少（0.5 mL/kg/時以下）を循環血漿量不足のサインとして，循環血漿量の不足がなくなるまで追加

図2　周術期の輸液のまとめ

後の輸液の基本は"循環血漿量を維持する"ことであったので，何らかの方法で循環血漿量が多いか少ないかを評価して，循環血漿量が適正な範囲内に入るまで輸液を追加すると考える．では，循環血漿量は何で評価をすればよいか．すべての患者に有用な評価方法は定まっていないが，**心臓・腎臓・肝臓などに合併症のない患者であれば，尿量が循環血漿量を反映すると考えるのが最も有効な方法である．**

尿量が少ない　＝　循環血漿量が足りていない
尿量が多い　　＝　循環血漿量が足りている
尿量が0.5 mL/kg/時より少なければ，循環血漿量が足りていないと判断する．

　尿量がどれだけ出ていればよいかの基準については定まったものがないが，0.5 mL/kg/時の基準は，敗血症診療ガイドラインの指標やAKI（acute kidney injury）の診断基準などにも使用されている．

　本症例では，術後は **3-ア)** として維持輸液製剤（ソリタ®-T3）80 mL/時で持続輸液を行った．手術当日の夕方より尿量が減少傾向で，80 mL/4時間（0.3 mL/kg/時）程度となったため，血管内から間質に水分が移行して循環血漿量が不足していると判断し，**3-イ)** ②として細胞外液補充液（乳酸リンゲル液）500 mL 1本を2時間程度で追加した．その後尿量は120 mL/4時間（0.5 mL/kg/時）より少なくなることはなく，循環血漿量も不足していないと考えられた．本症例では，維持輸液（ソリタ®-T3）80 mL/時＋追加分細胞外液補充液（乳酸リンゲル液）500 mL（術当日夜）を行った後，術後3日目より経口再開となり，術後輸液を終了した．

4 まとめ

周術期の輸液について図2にまとめた．

●ポイント

術後の輸液の基本は"循環血漿量を維持する"こと．
合併症がない患者では，尿量が0.5 mL/kg/時を下回ると，循環血漿量が減少していると考えるとよい．

● **Q&A**

術後の持続輸液はいつまで必要？

夜間は輸液ルートを気にせずに寝返りをうてた方がよい．

健康な人は，1日に必要な水分を日中の飲水・食事だけで得ていて，寝ている間に水分を必要とすることはない．したがって，術後水が飲めるようになれば夜間の輸液は不要となる．尿道カテーテルを入れていない場合も厳密な水分バランスが計算できず，夜間に排尿に行かないといけなくなるため，夜間の輸液は止めた方がよいだろう．

持続輸液が必要なときは，
- 1〜2時間ごとの厳密な水分のin-outバランスが必要な術後（心臓外科など）
- 循環動態が不安定で，輸液量の変化による循環の変動を避けたいような術直後（大きな手術でも術後2〜3日までくらいまで）

このような患者さんのときである．

それ以外では，夜間の輸液は止めて，日中に行うのがよいだろう．

2. 合併症を有する患者の輸液

症例2

症例1の患者が，慢性心不全・腎機能障害を伴っていた場合，術中・術後の輸液はどうすればよいか？

慢性心不全があるため，循環血漿量が多くなると心負荷が増大し心不全が増悪することが予想される．したがって，周術期を通して循環血漿量が多くなりすぎることがないように輸液を行う必要がある（輸液をしすぎない）．一方，腎機能障害があるため，循環血漿量が減少しすぎて腎前性に腎機能が悪化することも避けたい（脱水にしない）．理想は，周術期を通して循環血漿量が適正な範囲内に維持されるように輸液を行うことである．

● **注意**

間質に移行した水分が血管内に戻ってきて循環血漿量が急に増加するrefilling（利尿期）のときに最も注意が必要である（心不全・不整脈などを起こしやすい）．

1 術後の輸液

ア）経口摂取再開までの絶飲食中に必要な維持輸液
イ）追加が必要な輸液

と2つに分けて考えることは合併症のない患者（症例1）と同じである．

ア）維持輸液について

・腎機能が悪い
→K（カリウム）が上昇しやすいのでKフリーの輸液製剤を使用する．
ソリタ®-T3→ソリタ®-T4 or ソリタ®-T1 に変更．

・心機能が悪い

表2　循環血漿量評価の指標

所見	感度（%）	特異度（%）	参照文献
capillary refilling time	34	95	11)
腋窩の乾燥	50	82	11)
窪んだ眼窩	62	82	11)
口腔鼻腔粘膜乾燥	85	58	11)
舌の縦の皺	85	58	11)
外頸静脈　低CVP	68	94	12)
外頸静脈　高CVP	69	86	12)
IVC呼吸性変動50%以上	91	94	13)
ヘモグロビンの希釈度	NA	NA	14)

→輸液を少なめにする．術後に抗菌薬を使用する場合は，その輸液量も計算に入れること．
以上より，ソリタ®-T4 or 1 40〜60 mL/時を維持輸液とする．

イ）追加が必要な輸液
① 腹水，ドレーン，イレウスチューブなどからの排液分
② 間質への水分の移行分

① 腹水，ドレーン，イレウスチューブなどからの排液分について
　腹水，ドレーンからの排液分は，等量を細胞外液補充液で追加する．これは体内から喪失した体液であるので，等量を補正しても循環血漿量が多くなることはない．

② 間質への水分の移行分
　間質への移行量を予測することは困難であったので，合併症のない患者では尿量を指標としながら循環血漿量を維持するように輸液を追加したが，**合併症を有する患者では尿量は循環血漿量を反映しない**ため，他の指標を使って循環血漿量を維持するように輸液を追加する（表2）．ただし，1つで十分に有効な指標となるものはないため，いろいろな指標をできる限り使って判断を行うことが必要である．

・循環血漿量が不足している
　→細胞外液補充液（or ソリタ®-T1 Kフリー）を追加
・循環血漿量が適正範囲内
　→追加の輸液は行わない．**尿量が少なくても循環血漿量が適正な範囲内であれば，輸液や利尿薬・ドパミン製剤などを使用する意味はない**（利尿薬は急性の腎機能障害の治療にも予防にも効果はない[8]）．
・循環血漿量が多い
　→輸液を必要以上にしすぎた場合や，術後1〜2日目のrefilling（利尿期）のときに，呼吸状態の悪化や不整脈など心負荷が増大している症状があれば，維持輸液量を減らし，それでも不十分であれば利尿薬を使用して循環血漿量を減らす治療が必要となる（心不全の治療）．

2 まとめ

　合併症を有する患者では，尿量が循環血漿量を反映する指標とならないため，他の指標を駆使して適正な循環血漿量を維持するように輸液を行う．また，refilling（利尿期）のときに循環血漿量が増加するので注意する．

Advanced Lecture

1. 重症の手術患者の輸液

　大腸穿孔による敗血症性ショックのような重症の手術患者では，ショック早期には敗血症診療ガイドラインにもあるように十分な輸液を行い循環を維持することが重要であるが，そのまま循環血漿量を保つことのみを優先し続けていると，大量の輸液が必要となり，全身の浮腫・腹腔内圧の上昇などの輸液による弊害も無視できなくなる．重症患者では，輸液が増えることの害も考慮し，血管収縮薬で末梢血管をしめながら少なめの輸液で循環を保つような治療も必要となる．

2. 最近の周術期輸液事情

　開腹で出血も多かった手術の時代は，"術中に 10 mL/kg/時の輸液をする""出血量の3倍の輸液をする"のがよいとされ，かなり多くの輸液が行われていた．このような輸液方法を liberal fluid therapy というのに対し，輸液量を制限して（どれだけ制限するかは報告により異なっておりまだに決まっていない）管理する方法を restrictive fluid therapy といい，近年 restrictive fluid therapy が腸管機能の早期回復や合併症割合の低下をもたらすという報告が増えている．また，さらに詳細に循環血漿量（≒心拍出量）をモニターしながら，適正な量の輸液を行う goal-directed fluid therapy という方法も重症患者にはよいとされている．まだ，結論には至っていないが，"輸液量が多すぎるのはよくない""適正な範囲内でできるだけ少なめの方がよい"というのが実際のところだと思われる．興味があれば，さらに勉強してほしい[9, 10]．

文献・参考文献

1) Mark RE, et al：Perioperative Fluid and Electrolyte Therapy.「Miller's Anesthesia」(Miller RD, ed), pp1767-1780, Saunders, 2014
2) 畑 啓昭：腹部外科の輸液．腎と透析，63 増刊号：333-338, 2007
3) Doherty M：Fluid & Mlectrolyte Management.「Current Diagnosis & Treatment Surgery 13th edition」(Doherty M, ed), p100, McGraw-Hill, 2009
4) 「Review of medical physiology 19th」(Ganong W), p455, Appleton & Lange, 1999
5) 内田俊也：水電解質異常．日腎会誌，44：18-29, 2002
6) 畑 啓昭：【酸塩基・電解質 日常で出くわす異常の診かた】特集 種々の臨床現場における電解質異常を知っておこう 消化管疾患と電解質異常．Medicina, 47, 1034-1037, 2010
7) Nguyen-Khac E, et al：Are ascitic electrolytes usable in cirrhotic patients? Correlation of sodium, potassium, chloride, urea, and creatinine concentrations in ascitic fluid and blood. Eur J Intern Med, 19：613-618, 2008
8) Kellum JA & Lameire N：Diagnosis, evaluation, and management of acute kidney injury：a KDIGO summary (Part 1). Crit Care, 17：204, 2013
9) Della Rocca G, et al：Liberal or restricted fluid administration：are we ready for a proposal of a restricted intraoperative approach? BMC Anesthesiol, 14：62, 2014
10) Pearse RM, et al：Effect of a perioperative, cardiac output-guided hemodynamic therapy algorithm on outcomes following major gastrointestinal surgery：a randomized clinical trial and systematic review. JAMA, 311：2181-2190, 2014
11) McGee S, et al：The rational clinical examination. Is this patient hypovolemic? JAMA, 281：1022-1029, 1999
12) Vinayak AG, et al：Usefulness of the external jugular vein examination in detecting abnormal central venous pressure in critically ill patients. Arch Intern Med, 166：2132-2137, 2006

13) Nagdev AD, et al：Emergency department bedside ultrasonographic measurement of the caval index for non-invasive determination of low central venous pressure. Ann Emerg Med, 55：290-295, 2010
14) Hahn RG：Volume kinetics for infusion fluids. Anesthesiology, 113：470-481, 2010

プロフィール
畑　啓昭（Hiroaki Hata）
国立病院機構京都医療センター外科・ICT
外科や周術期管理に関することを研修医・レジデントの先生たちに少しでもわかりやすく伝えることができたら嬉しいなと思っています．そして将来，同じ外科の道に進んでくれる人が増えてくれればさらに嬉しい限りです．

第2章 診療の場による輸液の考えかた

4. 集中治療・重症患者での輸液

小尾口邦彦

● Point ●

・適正輸液は「絞ればよい」「多めに入れておけばよい」のどちらでもない
・1つのパラメーターで適正輸液量を決定することはできない
・腎保護作用をもつ薬剤は現時点ではない

　集中治療・重症患者における輸液管理はここ20年で大きく変化した．
　医学は常に揺れ続ける．本稿の内容の妥当性も10年後には一部あるいは相当部分は変わっているであろう．それでも，その時点でよいと思われることを診療にとり入れることが重要である．しかし，ガイドラインにすべては書かれていない．大まかな方向を示すのみである．自分なりに知識を咀嚼して患者ごとに「頭を使って」治療方針を決めなければならない．
　「頭を使う」ためには**俯瞰的**に該当分野を見渡せることが重要である．そのために重症患者に対する輸液・利尿薬・体液量評価の考え方の時の流れによる変化を振り返りたい（以下の症例は筆者の経験や周囲から聞いた話をもとにした架空のものである）．

1. 1990年代

> **症例1**
> 重症肺炎で入院した高齢女性．血圧80/60 mmHg，脈拍120回/分．
> 既往歴：心不全
> 研修医が生理食塩水1Lを急速輸液した．血圧は低いまま．
> 指導医「こんなスピードで輸液して何を考えているんだ．この患者は心臓が弱い．幸い心不全を起こさなかったからよかったものの，心臓が弱い高齢者にそんなスピードで輸液してよいわけがないだろう．スープを薄めるのは簡単だけど，煮詰めるのは難しいんだ」

> **症例2**
> 慢性腎不全を有する肺炎患者．血圧180/100 mmHg．
> 指導医「この患者は腎臓が悪いのだから，ドーパミン（イノバン®）を流さないとダメじゃないか」

1 輸液

とにかく「輸液を絞る」ことが重視された．今の常識から信じられないかもしれないが，熱傷を除くと「常にドライサイドに保つことが正しい」「悩んだらドライサイド」「1 Lは超大量輸液」と多くの医師が信じていた時代であった．現在も，既往に心不全のある患者がhypovolemic shockを呈するとき急速輸液に不快感を示す医師は少なからずいる．もちろん，相当量の輸液が行われnormovolemiaを通りすぎると心不全リスクは高いがhypovolemic shockにあるときにうっ血性心不全を恐れて輸液をゆっくり入れるのは正しくない．ただし，「normovolemiaを通りすぎたのではないか？」と常に感性をとぎすます必要がある．

2 利尿薬

「ある薬物が尿量を増加させる＝腎保護作用がある」と考えられ，血圧が高くてもドーパミン投与が指示されることは珍しくなかった．ドーパミンのみならずフロセミド・マンニトール・グリセロールなど尿量を増加させる薬は腎保護作用があると考えられた．

3 体液量評価

CVP圧・PCWP圧重視．循環動態が安定している患者にすら「CVPが低いから輸液増量」というシーンは珍しくなかった．

2. 2000年代〜最近

> **症例3**
> 重症敗血症で入院した高齢女性．血圧80/60 mmHg，脈拍120回/分．
> CVP 2 mmHg
> 担当医「CVPが8 mmHgに達するまで細胞外液輸液を続ける」

> **症例4**
> 重症急性膵炎と診断されICU入室となった男性患者．血圧70/50 mmHg，脈拍130回/分．
> 消化器内科医師「初日の輸液は8 Lでお願いしますね」
> 入院第2病日：著明な腹部膨満（図1）を認め腹部コンパートメント症候群と診断された．

1 輸液

特に敗血症・重症急性膵炎管理においてはかつてのドライサイド重視から一転して，「輸液をドーンと入れる」ことが重視される傾向が出現した．

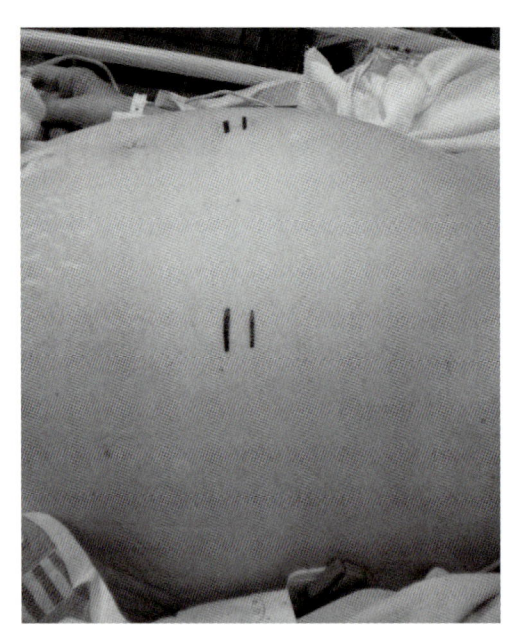

図1　腹部膨満がみられた

1）敗血症

2001年にRiversらが早期目標指向型治療EGDT（early goal-directed therapy）を報告した[1]．2004年に国際敗血症診療ガイドラインSSCG2004（Surviving Sepsis Campaign Guideline 2004）[2]にEGDTが採用されてから，広く知られるようになった．

EGDTは，組織に酸素を供給するためには組織に至るパイプ（血管）にしっかり輸液をし，血管ボリュームを保ち臓器血流を回復させる（組織灌流圧を維持する）という考えである．まずはCVP 8 mmHgまで輸液をし，それで血圧が上昇しないときは血管作動薬を使用するのがEGDTのフローチャート（図2）である．ただし，「血管内容量減少が推測される敗血症による組織低灌流患者の初期輸液は晶質液を最低でも30 mL/kg以上投与することを推奨する（grade 1C）」（SSCG2012[3]）とあるが，輸液を30 mL/kg投与してもCVP 8 mmHgを達成できていないとき「ひたすら輸液負荷をCVP 8 mmHg以上をめざして続ける」「輸液負荷を続けながら血管作動薬を開始する」「輸液負荷を減らし血管作動薬を中心にすえる」などなど施設・医師により対応が異なる．

2）重症急性膵炎

急性膵炎診療ガイドライン2010（日本膵臓学会）[4]に，「炎症に伴う循環血漿量低下を補うために細胞外液補充液を用いて十分な輸液療法を行うべきである：推奨度A」「（1日必要水分量として）60〜160 mL/kgが必要となる」「重症例において入院当日に7,787 ± 4,211 mL，第2病日以後4,000〜5,000 mL」とある．これを背景として「重症膵炎の初日輸液量は8 L」方針が広く認識されるようになった．同急性膵炎診療ガイドラインにおいて，「大量急速輸液（10〜15 mL/kg/時，13.5 ± 6.6時）群において有意に人工呼吸装着・腹部コンパートメント症候群・敗血症発症率・死亡率が高い」ことも紹介され，あくまで平均動脈圧（≧65 mmHg）や尿量（0.5〜1 mL/kg/時）を目標としているが，この部分はあまり読まれることがなく，大量輸液が優先されやすい．腹部コンパートメント症候群に至っては知名度すら高いとはいいがたい現状がある．

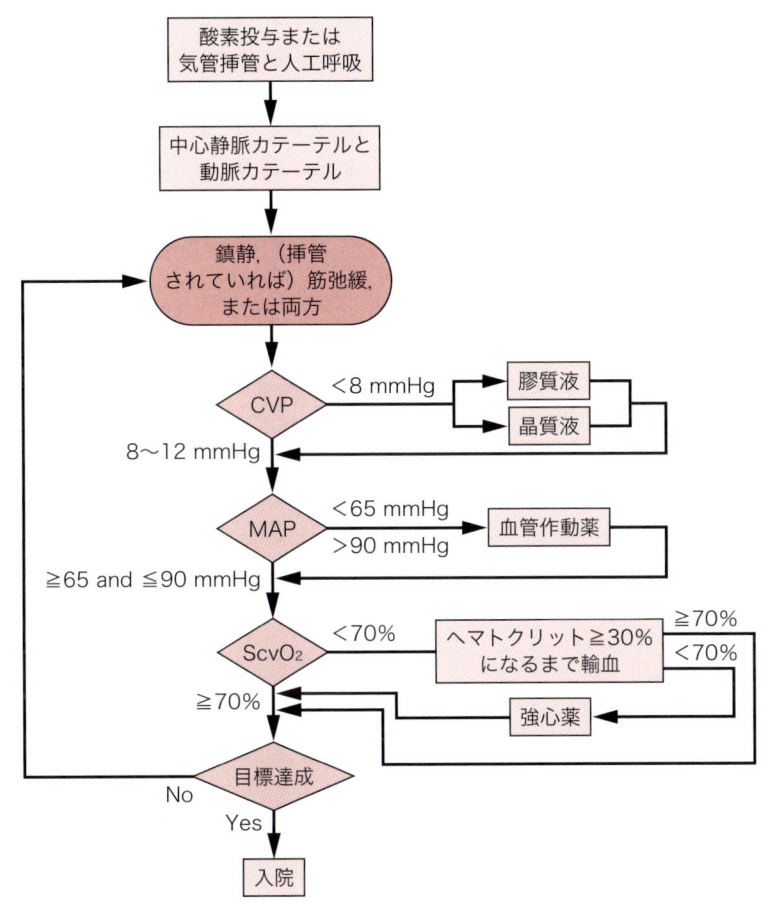

図2　EGDT フローチャート
文献1より引用

2 利尿薬

　ドーパミンやフロセミドなどに腎保護作用がないことが知られるようになった．特にhypovolemic shockにおけるフロセミド使用は悪であり"Devil's medicine（悪魔の薬）"と呼ばれる[5]ことは覚えておきたい．腎保護作用があると現在"主に日本で"語られる薬剤はカルペリチド（ハンプ®）であるが，同薬は日本のみで使用されておりエビデンスに乏しい．カルペリチドとAKI（急性腎傷害）の関連を検討したRCT[6]においては，そもそも質の高い研究がないとしたうえで，大量投与では死亡率や有害事象を増やす可能性，少量投与で腎代替療法の必要性が減ったとされた．少量投与における腎代替療法の必要性の減少は利尿作用によるものである可能性があり，明確な腎保護作用を示すエビデンスに乏しい．いずれしても，カルペリチドを低血圧患者に「腎保護作用」を期待して投与してはならない．

　腎保護作用を示す薬剤が皆無といえる状況下，腎保護作用があるのは「十分量の輸液」・腎毒性のある薬剤を避けることのみと考えられがちとなった．

　しかし，近年腎うっ血[7〜9]という概念が注目されている．循環不全より腎うっ血が急性心不全によるAKIに関与するとした研究や腎うっ血が腎機能を悪化させたという研究がある．

　結局，重症患者管理においては過少輸液も過大輸液も許されず「狭いストライクゾーン（適度

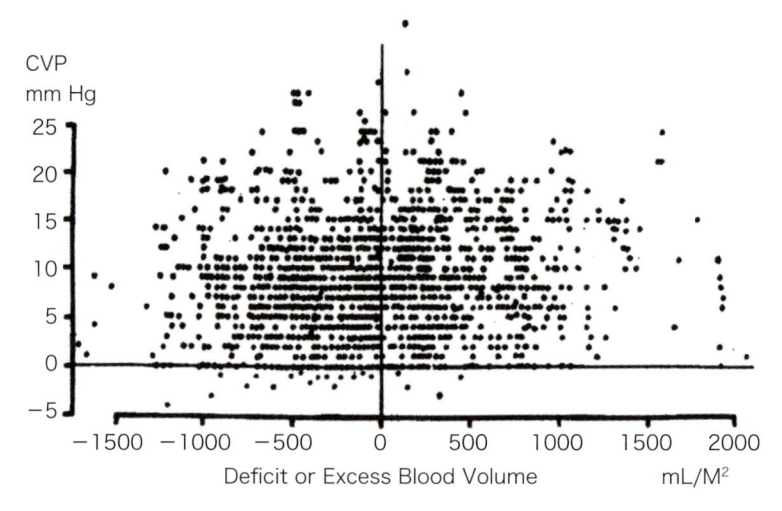

図3 CVP（縦軸）と体液量（横軸）
文献12より引用

な量の輸液）」をめざさなければならない．また高Cl性アシドーシスがAKIと関連するとされ，生理食塩水に偏った輸液も避けなければならない[10, 11]．

3 体液量評価

1) CVP
　筆者は以前から「なぜ圧力から量を評価できるのか」不思議であった．CVPは心機能・血管壁の性状・右心系の弁疾患があれば逆流・静脈周囲組織の性状などさまざまな要素が関連する．CVPと体液量評価に相関関係がないことを啓蒙する第一人者は，「CVPと血管内容量の相関係数R^2はわずか0.02であり全く相関関係がない」グラフ（図3）[12]を示し，「CVPを指標に輸液マネージメントをすることは，『コイントスをするようなもの』」「CVPとPCWPは患者のボリューム状態評価において，『月のみちかけ』を参考にするのと同様の価値しかない」[5, 12, 13]と酷評した．

2) SVV (stroke volume variation), PPV (pulse pressure variation)
　stroke volumeや動脈圧波形の呼吸性変動から血管内容量を分析するものである．しかし，自発呼吸がない調節呼吸下・不整脈がない・ある程度大きな1回換気量などの条件があり，全身麻酔患者を除くと有用性に乏しい[14, 15]．

3) fluid challenge test
　500〜1,000 mL輸液負荷をしstroke volume・心係数・血圧SVV・心拍出量などの変動をみる．Frank-Starling曲線のどの部位に患者状態が当てはまるかを評価しているが，そもそもFrank-Starling曲線の傾きが少ない低心機能患者においては信頼性が低い．また輸液反応性はあくまで輸液反応性であり，直接的に血管内容量を測定しているものではない．

4) 下大動脈径（IVC径）と呼吸性変動
　「IVC径が10 mmであり，呼吸性変動があります．ハイポだと考えます」といった会話をよく耳にする．IVC径も血管内容量だけではなく心機能・血管壁の性状・右心系の弁疾患があれば逆流・静脈周囲組織の性状などさまざまな要素が関連する[16]点でCVPと同じであることは認識しなければならない．

3. 重症患者に対する輸液方針

かつてCVPが患者の血管内容量評価のスタンダードとされたように，エコーによるIVC径と呼吸性変動の有無がスタンダード，もしくは最も信頼できる指標と考えられがちな傾向を感じる．

しかし，**何か1つの指標だけで患者の血管内容量評価ができるという姿勢は捨てるべきである．**さまざまな指標を総合的に判断する姿勢・能力が求められる．

輸液方針として表1が役立つ．

表1 急性期患者への蘇生輸液推奨

輸液は，いかなる投与薬にも注意を払うのと同様に注意して投与されなければならない．
種類・量・適応・禁忌・毒性・コストを考える．
蘇生輸液は複雑な生理的過程の1部分である．
失ったと推測される液を認識し等量の液で置き換える．
蘇生輸液を選ぶとき，血清ナトリウム，浸透圧，酸塩基平衡を考える．
蘇生輸液の投与量を考えるとき，蓄積輸液バランス・実体重を考える．
ショックの同時治療薬としてカテコラミンの早期使用を考える．
重症患者においては時間経過に応じて輸液必要量が変わる．
蘇生および維持輸液の蓄積投与量は間質浮腫と関連する．
異常な浮腫は有害事象と関連する．
尿量減少は血管内低容量への正常な反応であり（特に蘇生時期を過ぎた後には）蘇生輸液の開始あるいは終点の指標として単独で用いるべきではない．
蘇生時期を過ぎた後（24時間以上）の輸液負荷テストの使用には疑問がある．
いったん脱水が補正された後の低張性維持輸液の使用には疑問がある．
異なった病態の患者に対しての特記事項
出血を有する患者に対しては出血のコントロールと必要な赤血球・成分の輸血が求められる．
急性期患者の大半に対しては等張性平衡ナトリウム溶解液が実用的な初期輸液である．
血管内低容量とアルカローシスがある患者には生理食塩水投与を考慮する．
重症敗血症患者に対しては蘇生早期にアルブミン使用を考慮する．
外傷性脳損傷患者には生理食塩水や等張晶質液が望ましい．
アルブミンは外傷性脳損傷患者に望ましくない．
HESは敗血症やAKIのリスクのある患者に望ましくない．
他の合成コロイドの安全性は確立されていない．よってこれらの輸液は推奨されない．
高張生理食塩水の安全性は確立していない．
熱傷患者に対する蘇生輸液の適切な種類・量は決まっていない．

文献17より引用

4. EGDT否定論文から学ぶこと

2014年から2015年にかけてEGDT否定論文が3篇引き続いて発表された．

最初に発表されたProCESS Trial[18]（表2）を検討してみよう（他2篇も同様の結果）．

ProCESS Trial

　敗血症性ショック患者を①EGDTプロトコール遵守群，②なるべく中心静脈を確保せずシンプルなプロトコール群，③プロトコールすらなく主治医まかせ群3群に分けて治療した．すべての群において敗血症早期認知・早期抗菌薬投与・肺保護換気・血糖値コントロールなどは行われた．

　60日死亡率・1年死亡率のいずれにおいても3群間に差はなかった．③は最も最初の6時間の輸液が少なく（少ないといっても6時間で2.3 Lと相当量投与されている），目標平均血圧65 mmHgの達成も遅かった．また，輸液量が最も多かった②において腎障害の発生が多かった．

- EGDTの目標は平均血圧65 mmHgを達成するために，CVPやScvO$_2$が重視されたが，敗血症早期認知・早期抗菌薬投与・肺保護換気・血糖値コントロールなど「やるべきこと」を行えば，モニタリングや早期血圧回復は予後に影響しない．
- 過剰輸液はやはり腎障害に関連する可能性がある．

の2点が示されたといえる．

　筆者は，輸液を絞ることが重視された時代からの転換を果たす意味でEGDTは大きな役割を果たしたと考える．ただし，EGDTには過剰な面がありそれを修正するムーブメントが起きているといえる．

表2　ProCESS Trial

群		方針	CVカテーテル挿入率	ScvO$_2$測定率
①	Protocoll-based EGDT	EGDTプロトコール遵守群 ScvO$_2$・CVPを測定	93.6%	93.2%
②	Protocoll-based Standard therapy	なるべく中心静脈を確保せずシンプルなプロトコール	56.5%	4.0%
③	Usual Care	プロトコールすらなく主治医まかせ	57.9%	3.5%

群	昇圧薬の使用率	輸血率	最初の6時間の輸液量	最初の6時間の平均血圧65 mmHg達成率	最初の1週間の腎障害
①	54.9%	14.4%	2.8 L	83.1%	3.1%
②	52.2%	8.3%	3.3 L	84.1%	6.0%
③	44.1%	7.5%	2.3 L	77.2%	2.8%

最後に…いずこの施設でもよくある風景

> フラーっとICUに立ち寄り，部下の重症患者をみたベテラン医師．
> 「顔も手も足もパンパンやないか．ざっと3Lはアンダーにせなあかんな．少なくともイーブン管理で頼むで」

　ニコニコ聞き流そう．顔や手がパンパンであるときアンダーバランスでよいのであれば，誰でも管理ができる．四肢・顔がパンパンであっても血管内低容量であることはありうる．「エライ」先生が印象だけでバランス管理ができるほど甘くはない．

文献・参考文献

1) Rivers E, et al：Early goal-directed therapy in the treatment of severe sepsis and septic shock. N Engl J Med, 345：1368-1377, 2001
2) Dellinger RP, et al：Surviving Sepsis Campaign guidelines for management of severe sepsis and septic shock. Crit Care Med, 32：858-873, 2004
3) Dellinger RP, et al：Surviving sepsis campaign：international guidelines for management of severe sepsis and septic shock：2012. Crit Care Med, 41：580-637, 2013
4) 急性膵炎診療ガイドライン2010 第3版（急性膵炎診療ガイドライン2010改訂出版委員会/編），金原出版，2009：http://www.suizou.org/APCGL2010/APCGL2010.pdf
5) 「Handbook of Evidence-Based Critical Care Second Edition」（Paul E. M.），Springer, 2010
6) Nigwekar SU, et al：Atrial natriuretic peptide for management of acute kidney injury：a systematic review and meta-analysis. Clin J Am Soc Nephrol, 4：261-272, 2009
7) Wencker D：Acute cardio-renal syndrome：progression from congestive heart failure to congestive kidney failure. Curr Heart Fail Rep, 4：134-138, 2007
8) Mullens W, et al：Importance of venous congestion for worsening of renal function in advanced decompensated heart failure. J Am Coll Cardiol, 53：589-596, 2009
9) Tang WH & Mullens W.：Cardiorenal syndrome in decompensated heart failure. Heart, 96：255-260, 2010
10) Myburgh JA & Mythen MG：Resuscitation fluids. N Engl J Med, 369：1243-1251, 2013
11) Yunos NM, et al：Association between a chloride-liberal vs chloride-restrictive intravenous fluid administration strategy and kidney injury in critically ill adults. JAMA, 308：1566-1572, 2012
12) Marik PE, et al：Does central venous pressure predict fluid responsiveness? A systematic review of the literature and the tale of seven mares. Chest, 134：172-178, 2008
13) Marik PE & Cavallazzi R：Does the central venous pressure predict fluid responsiveness? An updated meta-analysis and a plea for some common sense. Crit Care Med, 41：1774-1781, 2013
14) Marik PE, et al：Dynamic changes in arterial waveform derived variables and fluid responsiveness in mechanically ventilated patients：a systematic review of the literature. Crit Care Med, 37：2642-2647, 2009
15) Lansdorp B, et al：Dynamic indices do not predict volume responsiveness in routine clinical practice. Br J Anaesth, 108：395-401, 2012
16) Sobczyk D, et al：Bedside ultrasonographic measurement of the inferior vena cava fails to predict fluid responsiveness in the first 6 hours after cardiac surgery：a prospective case series observational study. J Cardiothorac Vasc Anesth, 29：663-669, 2015
17) Myburgh JA & Mythen MG：Resuscitation fluids. N Engl J Med, 369：2462-2463, 2013
18) Yealy DM, et al：A randomized trial of protocol-based care for early septic shock. N Engl J Med, 370：1683-1693, 2014

プロフィール

小尾口邦彦（Kunihiko Kooguchi）
大津市民病院救急診療科・集中治療室

情報が過多となりがちな時代であり医学においても無数ともいえる書籍が日々出版されます．しかし，苦手な分野においては1冊の本を何回も読むことをすすめています．2回，3回と読むと行間から1回めに気づかなかったことがみえてきます．どの本がよいかは先輩医師に聞きましょう．多くの著者は情熱をもって執筆しています．著者の情熱は必ずや読者に伝わります．

第2章 診療の場による輸液の考えかた

5. 慢性期病棟での輸液

安田真織

> **● Point ●**
> ・方針を明確にしたうえで輸液を開始し，モニタリングを怠らない
> ・輸液によって新たな合併症を起こさない
> ・静脈確保が困難な場合，軽度〜中等度の脱水補正に対して皮下輸液が有用

はじめに

　慢性期病棟には高齢者や複数の疾患を抱えた患者，終末期患者が入院している．体液の恒常性を維持する機能が低下している患者が多く，うっ血性心不全など輸液による医原性の弊害を起こしやすい．
　症状に対して漫然と輸液を行うのではなく，目的と投与期間を明確にし，輸液が目的に沿ったものであるか，水分や電解質のバランスが崩れていないかを評価しながら方針を立てることが重要である．

1. 食思不振の患者への輸液

> **症例1**
> 　くも膜下出血後の回復期リハビリテーション目的に入院している78歳女性．ここ数日，食欲が落ち，食事摂取が1割程度まで低下，今朝から食後に嘔吐するようになった．女性は認知機能低下を伴う意欲低下と易疲労性があり，日中のほとんどをベッド上で過ごしている．1週間前から水様便が毎日少量ずつ出ているので便秘薬の量を減らしていた．

表1　慢性期病床での食事摂取低下の原因と対応

	原因	対応
嘔気嘔吐±	感染症	抗菌薬，原因・重症度によって急性期病院へ救急搬送
	電解質異常	低ナトリウム・低カリウム血症・高カルシウム血症の補正，原因精査
	脱水	補液と原因精査
	疼痛	疼痛マネジメント
	呼吸不全	酸素投与，モルヒネの使用
	過鎮静	眠剤・抗精神病薬の減量・中止
	うつ	環境調整・抗うつ薬
	嚥下咀嚼障害	嚥下機能評価・訓練，離床を促す，全身の筋力増強，食事形態の変更，歯科受診
	味覚障害	亜鉛補充，口腔カンジダ・口内炎の治療
	味が合わない	塩分制限をやめる，病院食以外の食事を許可する
	悪液質	リンデロン®2〜4 mg/日（予後4〜8週間で使用，2〜4週間効果が持続）
嘔気嘔吐＋	腸閉塞	絶食補液，原因・重症度によって急性期病院へ救急搬送
	虚血性心疾患	急性期病院へ救急搬送
	脳圧亢進	ベッドのギャッジアップ，利尿薬の使用
	食道裂孔ヘルニア	食後30分以上離床，1回の食事・水分の摂取量を減らす
	胃内容停滞	ナウゼリン®，六君子湯
	便秘症	便通コントロール
	薬の副作用	被疑薬の減量・中止，制吐薬の併用

血圧110/60 mmHg，脈拍65回/分，体温36.5℃．身長158 cm，体重48 kg．呼吸音は清，腹部圧痛なし，腸蠕動音の軽度亢進あり．

血液データ

Na	133 mEq/L
K	4.2 mEq/L
Cl	101 mEq/L
BUN	18.0 mg/dL
Cr	0.8 mg/dL
Glu	93 mg/dL

1 食思不振の対応は？ 輸液を行いますか？

　点滴につながれて身動きがとりにくい状態は患者にとって非常にストレスフルだ．長時間・長期間の点滴は，せん妄や意欲低下，廃用症候群の原因となりうる．また，点滴の自己抜去を防止するため両手に長時間ミトンをつけざるをえないことがあるが，ラットによる実験では1日4時間以内であれば拘縮は起こらないのに対して8時間の関節固定を続けるとわずか1週間程度で拘縮がはじまるとの報告があり[1]，実際にミトンをつけて手指の屈曲制限が生じたケースによく遭遇する．**輸液を行う際は，目的を明確にして投与時間・期間は必要最小限にしたい．**

　慢性期型病棟で輸液が考慮されることが多いのは，食事摂取量低下と経腸栄養時の下痢である．これらの原因・対応について表1，表2にあげた．

　症例1では腹部X線写真で直腸内に大きな便を認めた．一部石灰化を疑う部位もあり，長期間停滞している宿便と思われた．毎日排便があっても便秘は否定できない．特に，寝たきりの多い

表2　経腸栄養における下痢の原因と対応

原因	対応
投与速度が速すぎる	できるだけ投与速度を遅く（約25 mL/時）して，下痢が起こらないことを確認しながら徐々に速度を上げていく
胆汁・膵液分泌不足（膵頭十二指腸切除術後，膵疾患，胆嚢炎，胆摘後）	成分栄養剤，低脂肪の製剤へ変更，乳糖を含まない製品への変更
腸管の不使用期間が長い	腸が経管栄養に適応できるまで少量・低速度とする
血清アルブミン値が2.5 g/L以下	少量・低速度で投与する
栄養剤の浸透圧が高い	浸透圧が700 mOsm/L以上の製剤では，20 mL/時からはじめ，徐々に速度を上げる．もしくは製剤を変更する
栄養剤の消化管の通過が速い	ポリフル®を併用する，経腸栄養剤の固形化
胃管先端が十二指腸まで挿入されている	胃管先端を胃内におさめる．ただし噴門部に近すぎると咳などの腹圧亢進で胃管が食道まで押し上げられ誤嚥のリスクになるため注意する

文献2を参考に作成

慢性期病床でよく経験する直腸性便秘は，宿便を避けて水溶便が隙間から漏れだし少しずつ排泄されるため便秘とは気づかれないことがある．治療は摘便を中心に，浣腸やレシカルボン®坐剤を使う．

2 どのような輸液を行いますか？

摘便を施行したところ，大量に水様便が出て嘔気は改善した．食欲はまだ乏しく，食事摂取が改善するまでの2日間，1日500 mL/日の輸液を行った．

輸液は，塩分摂取量の低下が原因と思われる低ナトリウム血症があることから，等張液のラクテック®D注（5％ブドウ糖加乳酸リンゲル液）を用いた．

高齢者の多い慢性期病棟では，ADHの過剰分泌や加齢に伴う腎臓でのNa保持能の低下などによる尿の調節力の低下が背景にあり，3号液などの低張の輸液や不適切な塩分制限，食事摂取不良などが関与して低ナトリウム血症となっているケースをよく経験する．**低ナトリウム血症のリスクがある場合の輸液は，溢水や高ナトリウム血症の合併症に注意しつつ等張液を考慮する．**

2. 入院中に新たに症状を認めた患者への輸液

症例2

心房細動がある84歳男性．誤嚥性肺炎治療後，廃用症候群に対するリハビリテーションのため慢性期病院へ転院してきた．誤嚥性肺炎の治療中に輸液過剰によるうっ血性心不全を認めラシックス®で加療された．転院時には利尿薬は終了していた．

連休前の夕方，腹痛と便意を認めた．3日ぶりに排便があり，軟便に少量の鮮血が混じっている．その後腹痛は消失したが，左下腹部に圧痛を認めた．腹膜刺激徴候はなく腸蠕動音は正常．直腸診で痔核や腫瘤は触知せず．浮腫なし．

体温36.4℃，血圧137/89 mmHg，心拍数72回/分，呼吸数16回/分．身長155 cm，体重38 kg，体表面積1.258 m²．

〈検査データ〉
腹部X線：niveau/小腸ガス/free airなし．
迅速CD検査：CDテスト/トキシン陰性．

入院時データ	
Hb	10.9 g/dL
Na	142 mEq/L
K	4.7 mEq/L
Cl	108 mEq/L
BUN	18.0 mg/dL
Cr	1.0 mg/dL
eGFR	54.4 mL/分/1.73 m²
Glu	93 mg/dL

今回エピソード時の緊急CBC	
Hb	10.4 g/dL
Ht	31.3 %
WBC	6,910/μL（好中球81 %）
Plt	18.0×10⁴/μL
Glu	88 mg/dL

1 初期対応をどうしますか？

　慢性期病院（療養型病院，介護型病院，回復期リハビリテーション病院など）では，入院中に新たな症状を認めることは日常茶飯事である．血便も頻度の高い症状の1つ．腹痛を伴う血便であれば，虚血性腸炎，憩室炎，CD腸炎が鑑別にあがる．ステロイド内服など易感染性宿主ではCMV感染も疑う．

　症例2では便秘後の軟便を伴う血便，身体所見から虚血性腸炎が疑われた．症状は軽微なため通常の夕方なら絶食補液を行い翌日まで経過観察したかもしれないが，連休前であったことから急性期病院へ救急搬送した．慢性期病院では休日や時間外はできる検査や治療が限られている．筆者の勤務病院ではCBCと12誘導心電図のみ可能で，薬は病棟で保管されているものしか使用できない．また院外の医師が当直することが多く，当直医が必ずしも内科診療に精通しているとは限らず，スタッフとの連携も不慣れなため，救急搬送は平日と比べて時間を要することが多い．**時間外の急変を予測し，その対応策を講じておくことが重要である．**

　症例2は，急性期病院で腹部単純CTが施行され，結腸脾曲部～S状結腸にかけて周囲の脂肪織濃度上昇を伴う腸管粘膜肥厚を認めた．胸腹水はなく，腸管狭窄，穿孔を疑う所見は認めなかった．軽度の虚血性腸炎として，消化器内科医から絶食補液の指示があり慢性期病院へ帰院した．

2 どのような輸液を行いますか？

　血液検査結果で提示されるeGFR（mL/分/1.73 m²）は日本人の標準体格に合わせた推算糸球体濾過量である．**筋肉量の少ない痩せ型の高齢者の場合は腎機能を過大評価してしまうため患者の体表面積を考慮したeGFR（mL/分）を用いると実測に近い値となる**[3]．

eGFR（mL/分）＝ eGFR（mL/分/1.73 m²）×患者の体表面積（m²）/1.73

　また，明らかに筋肉量が少ないCr値0.6 mg/dL未満の寝たきり患者ではCr値0.6 mg/dLを代入してeGFR（mL/分）を算出するほうが腎機能をより正しく評価できる[4]．

　症例2では，eGFR 39.55 mL/分と中等度～高度の腎機能低下が疑われた．

　腎不全患者ではカリウムを含む輸液で高カリウム血症になりやすい．症例1では初期輸液はカリウムを含まない1号液1,000 mL/日からはじめ，その後低カリウム血症を認めた場合にカリウムを補充する方針とした．

連休明け，両下肢の背側や腰部に新たに浮腫を認めた．胸部X線写真では軽度胸水が溜まっていたが，呼吸状態の悪化はなかった．

3 心不全の対応は？

高齢者は溢水にも脱水にも容易になりうる．心不全に対して過剰に利尿薬を使用すると今度は血管内脱水を引き起こし，脳梗塞のリスクを高めてしまう．

症例2は輸液による心不全悪化を認めたが呼吸状態は安定しており，浮腫もQOLを阻害するほど著明でなかったため許容範囲内と考えて利尿薬を用いず経過をみることにした．

すでに血便と腹部所見は消失しており炎症反応の上昇もなく水の摂取を再開，あわせて輸液量を200 mL/日に減量した．その後も症状の増悪はなく翌日よりミキサー食を開始，摂取良好であったことから輸液を終了した．胸水と浮腫も徐々に軽快した．

3. 静脈確保が難しい患者への輸液

> **症例3**
>
> 膀胱癌骨転移，腹膜播種があり緩和治療目的に慢性期病床へ入院した79歳男性．中等度の認知症がある．疼痛と廃用による筋力低下のため寝たきりとなっており，経口モルヒネで疼痛コントロールを行っていた．
>
> 入院1カ月目，口腔内に胆汁が逆流し，腹部X線写真で小腸niveauを認めた．単純CTでは小腸の拡張・液面形成があり播種による通過障害が疑われた．腹水は軽度であった．経鼻胃管を挿入したところ胃管からの排液は約500 mL/日で嘔気や腹痛の訴えはなく，減圧は有効であった．

1 輸液をどうしますか？

「終末期癌患者に対する輸液治療のガイドライン」では，消化管閉塞のために経口摂取ができない終末期癌患者において，高カロリー輸液によって生命予後の延長がありうるとしている[5]．ただし，それは生命予後が1〜3カ月で，かつperformance status 2以下の場合に限ってのこととされている．

症例3の場合，生命予後は1〜2カ月見込まれたが，performance statusは4まで低下しており，時折せん妄も認めた．家族は「必要以上に本人を苦しませたくない」と考え，高カロリー輸液は行わず，維持輸液を選択した．ただ，この患者は血管が細くて静脈確保が難しかった．また，不快感で自己抜去される恐れもあった．

静脈確保ができない高齢者の輸液経路として，近年，慢性期病棟や在宅などで見直されつつあるのが皮下輸液だ．**皮下輸液は，電解質補正，ショックや重度脱水症などへの急速な大量輸液には向かないが，軽度から中等度の脱水には対応できる**．75分以内に周囲組織の血管へ吸収されて，静脈輸液と同等の体内動態，輸液効果を示すとされている[6]．

皮下輸液の方法は後述を参照されたい．皮下輸液の利点と欠点を**表3**にあげた．

症例3では，モルヒネを持続皮下投与に変更し，生理食塩水1,000 mL/日の皮下輸液を開始した．その後口渇を認めたが，少量の氷片と口腔ケアで緩和された．1カ月半後に永眠されるまで，胸腹水や浮腫の増悪は認めず，ご家族と穏やかな時間を過ごされた．

表3　皮下輸液の利点と欠点

利点
挿入が簡単で，技術や経験が問われない
頻回の静脈穿刺や身体抑制の苦痛を避けることができ，認知症患者からの拒絶が少ない
自己抜去や輸液回路のトラブルが生じたときに出血や空気塞栓のリスクがない
ルート閉塞を起こしにくく，フラッシュなしにクランプの開閉のみで輸液を中断・再開することができる
静脈炎，ルート感染を起こしにくい
ゆっくり血管内に吸収されるため肺水腫は約0.6％と少ない
在宅や福祉施設でも使いやすい

欠点
輸液速度が最大でも1 mL/分と遅い（2カ所確保すれば3 L/日）
投与可能な電解質，栄養，薬剤に制限がある
投与部位に浮腫や発赤を生じやすい（マッサージや保温で吸収を早めることはできる）

文献7，8を参考に作成

2 皮下輸液の方法

部位は肩甲骨上部，胸部上部，上腕外側，腹部，大腿上部などに行う．

皮下輸液の手順を図に示す．

穿刺部位に疼痛を認める場合は筋肉に間違って挿入されていないか，輸液速度は速くないかを確認する．局所の浮腫を生じることがあるが時間が経てば吸収されることが多い．

留置針は12日前後に交換する[9]．また局所の症状が悪化すれば部位を変えて再挿入する．

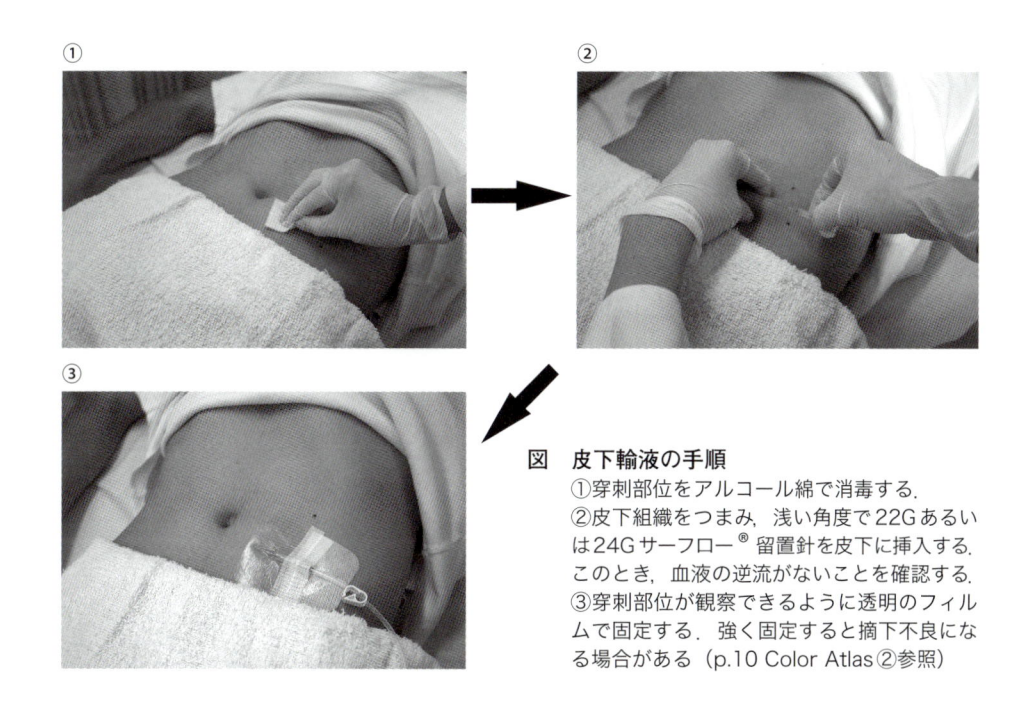

図　皮下輸液の手順
①穿刺部位をアルコール綿で消毒する．
②皮下組織をつまみ，浅い角度で22Gあるいは24Gサーフロー®留置針を皮下に挿入する．このとき，血液の逆流がないことを確認する．
③穿刺部位が観察できるように透明のフィルムで固定する．強く固定すると摘下不良になる場合がある（p.10 Color Atlas②参照）

Advanced Lecture

■ 静脈経路が確保できない場合の薬剤投与について

　皮下輸液は，基本的には等張かつ等pHの輸液剤を用いる．高カロリー輸液などの高浸透圧輸液剤は投与できない．筆者の勤務病院では保険適用外の1号液を患者・家族の同意を得たうえで，皮下輸液で用いることがあり，現在までのところ問題は起きていない．カリウム含有の輸液はK 20〜40 mmol/L（3号液はK 20 mmol/L）までであれば投与できるとの報告[10]もあるが，1号液の皮下輸液のみで2カ月以上，存命される患者もいる．

　筆者の勤務病院では，査定される可能性もあり基本的に添付文書上で皮下投与の適用がない薬剤については，1号液以外は皮下投与を行っていない．

　経口内服が困難な患者に対しての薬剤使用は，制吐薬はドンペリドン坐剤（ナウゼリン®坐剤）を用い，ハロペリドール（セレネース®）やフロセミド（ラシックス®）は筋注を行う．抗菌薬は添付文書上，適応のあるものを筋注で投与する（表4）．抗菌薬の筋注は簡便だが，大きな欠点としてはリドカイン注射液（0.5w/v％）で溶解して使用したとしても痛みが強いことだ．アミノグリコシド以外の筋注可能な抗菌薬は時間依存性のものが多く投与回数が頻回であり，なおのこと患者の負担が大きい．

　多くの施設で表5にあるような薬剤を経験的に皮下投与している．アミカシンやゲンタマイシンなどの抗菌薬は充分に希釈せず用いると皮膚壊死を起こす報告があり[11]注意を要するが，フロセミドやセフトリアキソンなど，薬剤の皮下投与の効果と安全性を示した論文もわずかながらある[12, 13]．今後，皮下輸液がさらに普及し安全性が確立することで，皮下投与可能な薬剤の適用拡大に期待したい．

　ただ，皮下輸液を用いる状況は終末期が多い．さまざまな薬剤を使用する前に，本当にこの治療が必要なのかを患者・家族とよく話し合い，充分に検討することが重要である．

表4　添付文書上，筋注が可能な抗菌薬

ペニシリン系（PCG, ABPC） セフェム系（CEZ, CTX） カルバペネム系（IPM/CS） アミノグリコシド系（GM, AMK, TOB, ISP, ABK） その他（CLDM）

表5　皮下投与可能な薬剤

添付文書上，皮下投与が可能なもの
輸液剤（生理食塩水） ビタミン類（C, B_1, B_2, B_6, B_{12}, K, 葉酸, ニコチン酸, パントテン酸） 麻薬類（モルヒネ, ペンタゾシン），抗ヒスタミン薬（クロルフェニラミン, ジフェンヒドラミン），抗コリン薬（ブスコパン®, スコポラミン），フェノバルビタール，インスリン，ヘパリン
経験的に使用されているが安全性が確立されていないもの
輸液剤（5％ブドウ糖液，1号液，3号液，リンゲル液） 抗菌薬（βラクタム系, モノバクタム系, クリンダマイシン, アミノグリコシド系），抗精神病薬（ハロペリドール），ベンゾジアゼピン系（ミダゾラム, ジアゼパム），メトクロプラミド，ステロイド，トラネキサム酸，リドカイン，フロセミド

文献5を参考に作成

おわりに

慢性期病棟では基本的には輸液を行わない管理が望まれるが，脱水補正や薬剤投与のために輸液を避けられない場面も多い．

患者の数だけ治療方針がある．患者と家族が満足する治療を模索していく，そのためには皮下輸液も選択肢の1つとなりうるだろう．

文献・参考文献

1) Ono T, et al：Preventive effect of daily joint movement time on joint contracture in rats. Rigakuryoho Kagaku, 27：489-491, 2012
2) 川上肇，雨海照祥：経腸栄養施行時の下痢とその対策．臨床栄養，110（6）：714-718, 2007
3) Imai E：Equation for estimating GDR from creatinine in Japan. Japanese journal of clinical medicine Nipponrinshō, 66（9）：1725-1729, 2008
4) Nidome S, et al：Evaluation of various kidney function equations for dose setting of Vancomycin corrected by various parameters of physical constitutions. TDM Kenkyu, 28：92-101, 2011
5) 「終末期がん患者の輸液療法に関するガイドライン（2013年版）」（特定非営利活動法人日本緩和医療学会 緩和医療ガイドライン作成委員会/編），金原出版，2013
6) Lipschitz S, et al：Subcutaneous fluid administration in elderly subjects：validation of an under-used technique. J Am Geriatr Soc, 39：6-9, 1991
7) Sasson M & Shvartzman P：Hypodermoclysis：an alternative infusion technique. Am Fam Physician, 64：1575-1578, 2001
8) Takase H, et al：Clinical experience of hypodermoclysis in elderly patients at the end of life in a long-term care unit. J Nihon Univ Med Ass, 72（6）：320-325, 2013
9) Macmillan K, et al：A prospective comparison study between a butterfly needle and a Teflon cannula for subcutaneous narcotic administration. J Pain Symptom Manage, 9：82-84, 1994
10) Lybarger EH：Hypodermoclysis in the home and long-term care settings. J Infus Nurs, 32：40-44, 2009
11) Fonzo-Christe C, et al：Subcutaneous administration of drugs in the elderly：survey of practice and systematic literature review. Palliat Med, 19：208-219, 2005
12) Verma AK, et al：Diuretic effects of subcutaneous furosemide in human volunteers：a randomized pilot study. Ann Pharmacother, 38：544-549, 2004
13) Odagiri, T. et al：Ceftriaxone subcutaneous infusion at palliative care uni. Palliative Care Res, 9（4）：121-124, 2014

プロフィール

安田真織（Maori Yasuda）
天理よろづ相談所病院 白川分院（療養型/回復期リハビリテーション病棟）/後期研修医
勤務するまで慢性期病棟はゆったりした時間が流れているかと想像していましたが，実際はさまざまなプロブレムを抱えた患者が次々と難題な症状を訴える慌ただしい病棟でした．
限られた医療資源のなかで診療スキルを磨くことができる，慢性期病棟は貴重な学び場です．

第2章　診療の場による輸液の考えかた

6. 診療所での輸液

吉本清巳

> **● Point ●**
> ・脱水などの急性期治療，食事摂取不良時など，一次診療での輸液を行う
> ・薬剤投与のために輸液を行うことも多い
> ・診療所の地域での役割などによって，可能な輸液の種類は変わってくる
> ・特殊な輸液や治療については，病院との連携が必要

はじめに

　この稿では，診療所セッティングでの輸液について述べる．脱水や摂食困難なケースなど輸液が必要だが入院はできるだけさせたくない，という状況はよく遭遇する．診療所でどの程度の輸液治療が可能かを知ることで，急性期病院との連携の一助となれば幸いである．

> **症例**
> 39歳男性
> 主訴：嘔吐・下痢
> 現病歴：3日前から寒気と熱，下痢，嘔吐が出現し，食事摂取をしてもすぐに吐いてしまう．昨日は，2時間おきくらいに下痢をしており，昼食は少し摂取できたがそれ以降摂取できていない．水分は何とかとるようにしているが少ない．倦怠感あり，心窩部痛もあり本日午前に受診．
> 所見：体温37.1℃，血圧120/80回/分，脈拍98回/分，咽頭にリンパ濾胞あり，胸部異常なし，腹部全体に軽度圧痛あり．反張痛なし．腸蠕動音低下．末梢は冷たい．
> 診断：急性腸炎
> 方針：乳酸リンゲル液（ラクテック®）500 mL，メトクロプラミド注射液10 mg（プリンペラン®）2時間かけて投与する．
> 経過：点滴により，倦怠感は改善，内服薬を処方し，症状が続くなら再度受診するように指示し帰宅可とした．

表1 診療所での輸液の例

輸液の種類	例数
乳酸リンゲル	100例
3号液（2.7％ブドウ糖加）200 mL	85例
糖・電解質・アミノ酸液	60例
3号液（10％ブドウ糖加）500 mL	42例
3号液（2.7％ブドウ糖加）500 mL	40例
1号液（200～500 mL）	22例
5％ブドウ糖　500 mL	15例
抗生物質（セフトリアキソン）	246例
ステロイド薬（喘息，癌末期，蕁麻疹）	75例

（2008年～2010年　対象人口1,800人，山間へき地の無床医師一人診療所の解析．808例を解析．主なものを提示．重複あり，在宅含む）

1. 診療所で，輸液が必要となる代表的な場面

　診療所で輸液が必要となる代表的な状況を解説する．表1は，筆者の2008年から2010年まで勤務した山間へき地診療所での主な輸液の内容である．

1 緊急性の高い疾患の静脈路確保

　診療所でも救急疾患には遭遇する．ショック，急性腹症，心筋梗塞，アナフィラキシー，など，**緊急で静脈路確保**が必要な場面は少なからずあり，この場合，病院セッティングと変わらず，乳酸リンゲルなどの細胞外液で静脈路確保を行う．診察，治療を進めて，必要であれば，迅速に病院に紹介する[1]．

2 点滴が必要な一次診療

　症例で紹介したような，病院に紹介するほど重症ではないが，急性腸炎の下痢が頻回で脱水所見がある，嘔気が強くて経口摂取ができない，発熱性疾患で消耗し脱水傾向にある，熱中症症状など，の多くは輸液により体調が回復することも多い[2,3]．

　この場合の輸液は，脱水を想定していることが多いので，細胞外液か1号液の投与を行う．短期の脱水症であれば，細胞外液のみでもよいが，比較的長期の症状であればカロリーの入った輸液の投与も考慮される．診療所セッティングでは長時間投与できない場合もあり，500 mLでは点滴時間が長いので，軽症の場合は250 mLでも症状の改善を期待できるし，比較的短時間で点滴がすむため，使い勝手がよい．

　小児の脱水も，診療所の点滴で回復し，入院せずにすむ場合も多い．小児の受診の多い診療所では，200 mL，500 mLの1号液をおいておきたい[4]．

　1日の対応では，入院が必要かどうかわからないことも多く，多くは翌日になるが，採血結果や翌日以降の全身状態も経過を追って回復を確認すべきである．

3 経口摂取不良の状況

　急性胃腸炎などとは違い，悪性疾患であったり，進行したParkinson病の体調不良時など，**経口摂取が不十分な場合**などに，輸液目的に診療所を受診される場合も少なくない．こういった場

表2　診療所で薬剤投与を行う機会が多い疾患

主な疾患	投与薬剤
肺炎，尿路感染症，扁桃炎など	抗生物質投与
喘息発作	ステロイド薬投与
蕁麻疹	ステロイド薬投与
めまい症	制吐薬，安定剤など
低血糖発作	ブドウ糖液
少数例：ビタミンB_{12}皮下注，抗がん剤，プロスタグランジンE_1製剤，ホルモン剤の投与など	

合は，なるべくカロリーが多い，10％ブドウ糖液の3号液（フィジオゾール®3号輸液）や，アミノ酸製剤（ビーフリード®）の投与が望まれる．筆者の勤務した診療所はへき地の診療所であったため，病院から依頼されて脂肪乳剤を投与したこともある．

4 薬剤投与が必要な疾患

喘息発作で，ステロイド薬を投与する場合，細菌性の疾患を疑って抗生物質治療を行う場合，めまい・嘔吐などで制吐薬を投与する場合などが想定される．

代表的な診療所で薬剤投与を行う場面を表2に示す．

1）細菌感染を疑う症状

診療所での外来診療で抗生物質を使用する場面は少なからずある．診療所で使用する抗生物質は，作用時間が長いセフトリアキソン（ロセフィン®）を使用することが多い．感染症治療に原則のっとり，感染源を検索し，培養検査を行って抗生物質を投与する．施設によってはグラム染色が可能な診療所もある．抗生物質点滴の採用品目が少ないため，検査をしても抗生物質の選択に影響しないこともあり検査がおろそかになりがちであるが，治療に難渋する場合，後に病院に紹介する場合などを考えると，可能な限り検査をしておくことが望ましい．

2）喘息発作

喘息発作は，診療所でよく遭遇する．吸入で改善しない場合は，ステロイド薬の点滴を行う．夜間に対応できないことなど考慮し，デキサメタゾン（デカドロン3.3 mg）などの作用時間の長い薬剤を使用するとよい．外来でフォロー可能な症例では，翌日以降はプレドニゾロン（プレドニン®5 mg 1回2錠 1日2回～1回3錠 1日3回）の内服でコントロールできることも多い．コントロール不良であれば，病院への搬送を考える．

3）蕁麻疹などの皮膚疾患

比較的広範囲，また瘙痒感が強い膨疹などは，内服よりも点滴でのステロイド薬投与が望ましいことも少なくない．アナフィラキシーなどが疑われるときなどは，アドレナリン皮下注0.3 mgの皮下注を行い，病院への紹介を検討する．

4）めまい症

診療所をめまいで受診される方は少なくない．嘔気が強いことも多く，輸液を開始し，制吐薬の投与を行う．炭酸水素ナトリウムの静注をすることもあるが，近年ではあまりエビデンスがないという報告や副作用に注意喚起する報告も多い[5]．

5）低血糖発作

糖尿病患者が低血糖発作で来院する場合もあり，すぐに静脈路確保を行い，50％ブドウ糖40

mLを迅速に投与する．

6）特殊な疾患

ビタミンB₁₂欠乏の皮下投与（自験例はビタミンB₁₂欠乏による認知症の診断による紹介であったが，悪性貧血の紹介なども想定される）や脊柱管狭窄症，末梢動脈閉塞症に対しプロスタグランジンE₁製剤の投与などを行う場合もある．

へき地診療所などでは，患者の事情などをかんがみ，病院からの紹介があれば，高アンモニア血症に対する肝性脳症改善アミノ酸注射液（アミノレバン®）投与，男性ホルモンの補充など，特殊な疾患の対応を行う場合もある．また，診療所での抗癌剤治療なども積極的に行っている施設もある．在宅医療を行っている場合はさらに末期患者の栄養療法などの個別の対応ができる場合もある[6,7]．ただし，診療所ごとに対応可能な範囲が違うため，事前に十分な調整が必要である．

5 軽い倦怠感など軽症の患者の希望時の対応

診療所セッティングで，比較的対応に困るのが，症状に乏しく点滴のみ希望される場合である．倦怠感の程度や原因にもよるが，ケースバイケースであり，医師の考え方にも影響されるが，症状の経過の医療面接や診察をしたうえで点滴の適応を考慮する．ある程度消耗性疾患が想定されるなら，点滴しても特に問題はない[8]．

神経症的な訴えのときには輸液の適応に注意が必要である．特に薬剤を使用していなくても，体が楽になるからと，ひたすら点滴のために連日来院される場合がある．当初は行う場合が多いが，血液検査などのデータなどと合わせて，不必要であれば十分な説明を行い中止し，それでも希望が強い場合は，週に何回まで，といった対応が必要になる場合があるので注意を要する．

2. 診療所での輸液の特徴

ここからは，診療所での輸液の特徴を述べる

1 検査結果がわかっていない

一般的に診療所セッティングでは，検査結果は後日にわかることが多く，厳密な意味でのタイムリーな電解質の調整などは困難である．初期は病歴と身体所見のみで適応を判断する必要がある．後日（多くは翌日）に判断せざるをえない．電解質異常などで急いで補正が必要であれば紹介が必要である．

●ここがピットフォール

検査結果の確認は確実に！

金曜日の午後に，発熱性疾患（尿路感染疑い）で受診された70代男性，脱水傾向で，輸液，抗生物質投与を行い採血して帰宅とした．週明け，炎症反応が高値の結果が返ってきていた．家人に連絡したところ，翌日に緊急入院になっていたとのこと．血液検査は土曜日でも検査会社からFAXでの確認が可能であった．臨床症状から軽症と判断しその手続きをしていなかった．もし，朝に炎症高値がわかっていれば，主治医として適切に紹介できたはずであったので，反省した症例であった．以後は金曜日の採血結果は，軽症と思っていても翌日朝に確認するようにした．

2 時間の制限，点滴量

　診療所セッティングでは点滴が可能な時間帯が限られるため，あまり大量に輸液することができないことが多い．通常は500 mL以内の点滴がほとんどである．500 mLを2時間程度で点滴することが多いが，患者の心機能，脱水の程度などで調整する．極端に脱水が強くて，心機能が問題ない状態であれば，早めの速度で輸液して，1,000 mL投与することはありうる．しかし，多くの輸液を必要とする場合は病院に紹介するほうが望ましい．

3 輸液の種類が限られる

　診療所では，採用されている輸液の種類に限りがある場合が多く，病院のようにたくさんの輸液から選んで輸液することはできない．経営的な面も考慮すると，在庫もたくさんおいておけず，種類は限られてくる．一方で，病院セッティングほど，輸液が必要でない場合も多く，限られて極端に困るわけではなく，可能な範囲での対応となる．

4 病院からの依頼，調整

　前述の特殊な疾患の例でも触れたが，地域の診療所では，病院から遠方であるとか，開院時間の問題（仕事が終わってから点滴したいなど）などで，輸液の依頼を受ける場合がある．この場合，採用薬品がある場合や，採用薬品で代替できるものであればよいが，そうでない場合は，取り寄せに時間がかかったり，実施が困難な場合もある．この場合，病院と事前に連絡をとり合うことが重要である．

5 在宅診療などの対応をしている場合

　在宅での輸液の詳細については別稿（第2章7．在宅での輸液参照）に譲るが，在宅診療を行っている診療所であれば，在宅診療所特有の在庫をもっていることもあり，選択肢が広がる．診療所の外来以上に，在宅中心静脈栄養，ターミナルケアの麻薬の皮下注など，個別な対応が可能なことがあり，病診連携が活かされる場面である．

おわりに

　診療所での輸液の頻度の多い状況，特徴について述べた．主に，一次診療で行う輸液療法，経口摂取不良時，薬剤投与などがある．入院治療のような細かい電解質管理などはできないが，輸液を行う場面は少なくない．各診療所の専門性によるが，近年では病診連携のなかで特殊な薬剤の投与も対応可能な診療所もある．病院と十分な事前の調整が必要である．

文献・参考文献

1) 岩間 裕：〔個人診療所での緊急医療 緊急事態と初期対応〕静脈確保．綜合臨床，53：2823-2831，2004
2) 須藤 博：〔輸液・輸血のコモンセンス〕輸液療法の実際 救急外来での輸液．診断と治療，88：727-732，2000
3) 田代晃子，須藤 博：〔輸液療法の再評価 日常治療として〕疾患に応じた輸液治療 嘔吐，下痢による脱水．綜合臨床，54：2599-2604，2005
4) 坂田 宏：〔外来診療に必要な救急の知識〕嘔吐，下痢．小児科診療，72：1129-1135，2009
5) 清田雅智：〔いつもの対症療法を見直そう！〕耳性めまい-メイロン® は意味があるのか？レジデントノート，16：1866-1872，2014

6) 井上善文:がん患者の継続医療 病院から地域へ 地域連携・継続医療を念頭においた輸液・栄養管理.癌と化学療法,34 Suppl.2:179-182,2007
7) 村井美代,他:プライマリ・ケア医が実践する担がん患者の外来・在宅栄養療法.治療,93:1334-1338,2011
8) 佐藤 顕:〔輸液ができる〕一本いっとく?-点滴をすべきか否か-.臨床研修プラクティス,1(5):94,2004

プロフィール

吉本清巳(Kiyomi Yoshimoto)
奈良県立医科大学総合医療学
日本プライマリ・ケア連合学会家庭医療専門医,総合内科専門医
自治医科大学2002年卒業.
奈良県十津川村国民健康保険小原診療所2年,曽爾村国民健康保険診療所4年勤務.
2012年から現職,大学病院の総合診療を実践しながら,学生・研修医教育を行っている.地域医療の経験から家庭医療,プライマリ・ケアについての教育も担当している.

第2章 診療の場による輸液の考えかた

7. 在宅での輸液

近藤 諭, 森 洋平

> **Point**
> ・在宅での輸液を知ることで, 患者さんに提供できる医療の幅を広げることができる
> ・患者さんの背景や疾患に応じた輸液を提供できるようになる
> ・在宅輸液を行う実践のコツを知る

はじめに

「在宅での輸液なんて, 関係ないよ」
　病院で診療を行っていれば, そう考えるのは当然だろう.
　しかし, 在宅輸液の知識や技術は, 病院でのあなたの診療にきっと影響を与えるだろう. 例えば, 点滴を必要とするあなたの患者さんが,「自宅で過ごしたい」と言ったとき, 在宅で可能な治療を理解していれば, 患者の期待に寄り添った治療を自宅でも提供できるかもしれない.

「在宅で輸液するなんて, 簡単なことだ」
　病院で重症の患者さんの治療を行っていれば, そう考えることもあるだろう.
　しかし, 在宅での点滴は, 単に病院で行う点滴を自宅で提供するだけではうまくいかない. 私が医師3年目の冬, 東日本大震災のため仮設診療所へ応援に行ったときのこと, 老人ホームから発熱患者があると往診依頼があったが, 病棟診療の経験だけでは全く太刀打ちできなかった. 在宅医療に携わるようになった今ならば……と悔しく思う.

　本稿では, 在宅での輸液について, 症例を通じ, 基本とその実践をみていこう.

1. 症例をみてみよう

あなたは400床の総合病院の研修医. 今月は近隣のクリニックへ地域医療研修に来ている.

> **症例**
> 　92歳男性，在宅太郎さん．
> 　大腸がんを患い，肺転移を伴うようになり，日常生活に介助が必要となった．同年齢の妻と2人で暮らし，長男夫妻は同じマンションに住んでいる．クリニックの指導医が，主治医として数年前から診察していた．
> 　数日前より咳嗽と発熱が出現し，食欲が低下したためクリニックを受診した．意識清明，血圧 110/66 mmHg，脈拍 84回/分，呼吸数 24回/分，SpO₂ 97％で，腋下・口腔内の乾燥を認めた．また，右下肺野にcoarse-cracklesを聴取し，市中肺炎と診断した．
> 　入院での治療を推奨したところ，本人から「家へ帰りたい」と希望があった．彼の妻は，「家に帰れたらいいけれど，病院へ何度も連れてくるのは一苦労だし……」と呟く．長男夫妻は，入院治療でないといけないと考えている様子である．

1 あなたは主治医として入院以外にどんな方法が提案できるだろうか？

　入院以外には，外来通院や在宅治療も選択肢の1つだろう．通院の苦労を考えると，在宅治療が，本人や家族の希望にフィットするかもしれない．

　現状，在宅太郎さんに必要な治療は，脱水を補正することと，肺炎に対する抗菌薬投与である．在宅での輸液は，今回のケースのような食欲不振をはじめとする輸液による脱水補正や，感染症に対する抗菌薬投与を在宅で行うときに利用される．また，疼痛や苦痛緩和のための麻薬や鎮静薬が使用されることもある．

　ここからは，在宅輸液で重要となる脱水症と感染症への対応を中心とし，在宅で利用される機会の多い**皮下輸液**についてもみていくこととする．

2 脱水補正について

　在宅で脱水補正が必要となるのは，感染症などを契機に経口摂取不良が出現した場合が多い．また，夏期など適切な飲水量が確保できないことで脱水となり，疾病がなくとも補液を必要とすることもある．

　輸液を行う場合は，患者の状況に応じて，輸液の内容を調整する．また時間帯や投与時間は，家族のおかれた暮らしの様子，介護士，訪問看護師などがかかわる時間帯を考慮して決定する．1回の補液時間が長くならないようにしたり，本人・介護者の負担が少ない時間帯を選んだりといった配慮が必要である．

　投与経路として，経静脈投与だけでなく皮下輸液が選択されることもある．

●治療例
①生理食塩水　　　　　　　　　　500 mL　1本　4〜5時間　点滴静注または皮下投与
②酢酸リンゲル（ソルアセト®F）　500 mL　1本　4〜5時間　点滴静注
③維持液（ソリタ®-T3）　　　　　500 mL　1本　4〜5時間　点滴静注
注）皮下輸液については，後述の皮下輸液の項を参照

2. 抗菌薬投与について

　在宅でよくみられる感染症として，肺炎や腎盂腎炎があげられる．時折，蜂窩織炎や褥瘡周囲の感染なども起こることがある．

　在宅での感染症治療では，医療機関での治療と異なり，抗菌薬投与回数の上限，感染部位同定の困難さ，起炎菌同定の困難さなどの制約がある．

　これらの制約がある在宅の現場では，1日1回の投薬で効果が期待でき，肺炎・腎盂腎炎に幅広く対応できるセフトリアキソンナトリウム（ロセフィン®）がよく使用されている．

　もちろん，想定される感染症や起炎菌に応じて，経口に変更可能ならばその方が望ましい．

　例えば，尿路感染を在宅で治療する場合，内服が可能であれば，ST合剤（バクタ®）や，予想される起炎菌や感受性に応じて，セファレキシン（L-ケフレックス®），セフォチアム・ヘキセチル（パンスポリンT®）を利用する．また，肺炎などの気道感染症の場合は，アモキシシリン・クラブラン酸（オーグメンチン®）＋アモキシシリン（サワシリン®）の併用を行うこともある．

　これらの治療で改善がみられない場合には，**入院治療への切り替え**も考慮する．

●治療例
- セフトリアキソンナトリウム（ロセフィン®）2g＋生理食塩水　100 mL 1本　30分～1時間かけて1日1回点滴静注

注）皮下輸液でも投与が可能[1～3]であるが，添付文書には記載がないことから，後述のように，家族への十分な説明が必要である．

---

3. 皮下輸液について

　皮下輸液は，本人・家族・介護者・医療者のすべてにとって負担の軽い方法で，在宅医療や緩和医療の領域では利用が増えている．

　家族や介護者，医療者にとっては，管理や穿刺手技の容易さが重要となる．経静脈投与の際につきまとう皮下漏出の不安は無用であり，前述のような本人負担の軽さから，自己抜去などのリスクも低い．また，逆血による閉塞の起こりにくさもメリットの1つである．さらに，経静脈投与のようにくり返し穿刺されることが少なく，腹部などを穿刺部位に選択することで，四肢がフリーとなるという利点もある．

　デメリットは，添付文書に皮下輸液可能と記載のある輸液製剤が生理食塩水のみであることである．しかし，等張液ならば問題なく使用でき，開始液・維持液・リンゲル液などが経験的に使用される．

　これらの事情を踏まえ，生理食塩水以外の輸液製剤を皮下輸液に用いる場合には，本人や家族への十分な説明と納得のうえで行いたい．

4. 皮下輸液の穿刺・実際の使用[3〜5, 7]

（第2章5．慢性期病棟での輸液に，手技や輸液の実際の詳細な著述がある．そちらもあわせてご覧いただきたい．本稿では，筆者の体験にかかわるものをごく簡単に記載するに留める）．

穿刺部位は，腹壁・肋間・背部などの皮下が選択される[3, 4]が，筆者は，臍周囲を第一選択とし，24Gの静脈留置針を用いて穿刺している[3〜5, 7]．

皮内や腹腔内などに刺入しないよう，しっかり皮膚をつまむ必要がある．その他，穿刺にあたり特別な注意は不要で，手技そのものは容易である．

5. 皮下輸液開始後のトラブル[6, 7]

注意が必要なのは，閉塞と局所の感染や炎症をきたしていないかの確認である．

筆者の経験では多くの場合，数日間は閉塞が起こらずに利用できる．長ければ，7日間程度は使用できる．なお，日本緩和医療学会のガイドライン[3]では1〜4日ごとの交換と記載されている．

穿刺部位に浮腫を認めることもあるが，多くの場合には一時的であり，翌日には問題を認めないことがほとんどである．ただし，硬結を触れたり，発赤・疼痛を認めたりする場合には，別の部位を選択する．また，点滴静注の場合と同様皮下輸液の静脈留置針が，熱源になりうることは認識しておく必要がある．

その他のトラブルへの対応は下記のようなものがある．

・滴下の停止

一時的に滴下が遅くなったり停止した場合は，留置針の角度を変えてフィルムを再貼付したりすることで対応できることが多い．

・自己抜去

ほとんど出血することはなく，留置針もプラスチック製であるため，本人や介護者や医療スタッフが怪我することもほとんどない．ただし，1日だけの利用の場合には，翼状針を利用することもあり，その場合は針刺し事故への注意が必要である．このため，筆者はプラスチック製の留置針を利用している．

6. 在宅輸液と多職種

医師単独では在宅輸液は実現が難しい．医療職（特に訪問看護師）に加えて，本人や介護者（介護士・家族含む）の協力が必要不可欠である．介護者や医療職と顔のみえる関係を確立することで，患者さんの家での暮らしぶりやまた家族の背景などを知ることができ，ケアの向上につながるだろう．

1 医療職との連携

訪問看護師に在宅輸液を依頼するには，**訪問看護指示書**[8]または**在宅患者訪問点滴注射指示書**[8]を記入する方法がある．

在宅患者訪問点滴注射指示書[8]は，週3日以上点滴が必要で看護師が週3回以上自宅に訪問す

る場合に作成する．注射を行う際の注意点や使用する薬剤の投与量・回数などを記載し，その患者さんの疾患や状態もあわせて記載する．これにより，1週間分の在宅輸液が指示できる．

2 本人や介護者（介護士・家族）との連携

在宅輸液トラブル発生に最も早く気づくことができるのは，本人や介護者である．

どのようなトラブルが予想され，どのような対処が，どのタイミングで必要なのかを伝えることで，迅速な対応ができ，本人や介護者の不安も低減することができる．

起こりうるトラブルへの対処方法や観察方法を，どの程度説明・依頼するのかは，介護者の想いや能力に合わせ調整する．

7. 在宅でのTIPS

① **入浴時の穿刺について**

皮下輸液ならば，ロックや接続も容易であり，再穿刺も本人・医療者いずれにとっても負担は最小限であるため，抜去して再度穿刺がスムーズだろう．

② **静脈穿刺部位が確保困難な場合について**

皮下輸液で代替することができる．

③ **認知症などでの自己抜去について**

腹部，背部，大腿部などから皮下輸液することで，自己抜去の可能性を減らし，抜去時の危険（出血など）を最小限にできる．

④ **在宅輸液中止の判断について**

老衰と原疾患の進行が並行した患者さんの場合，**在宅輸液中止**の判断が難しい．

輸液を開始する際，在宅輸液の変更や中止時期など今後の見込みを，**多職種**であらかじめ共有することが重要である．

おわりに

本稿では，患者自身の背景や想いに応えるための強力な武器の1つである，「在宅での輸液」をみてきた．

患者自身や家族にとって，「在宅での輸液」という行為の意味は非常に大きく，純粋な医学的適応が乏しい状況でも点滴を希望されることもある．患者さんや家族の背景や想いと医学的適応とのバランスをとり，皆が納得できる落としどころを探すことは，在宅にかかわる医師の腕の見せどころであり，やりがいを感じられるところである．

在宅だけでなく病棟でも，主治医であるあなたは，輸液という治療を用いて，**患者さんや家族の背景や想いに応えることができる**．むしろ，それができるのは主治医のあなたしかいない．

本稿が，あなたの患者さんや家族の背景や想いに応えるために役立つことを願っている．

文献・参考文献

1) 小田切拓也, 他：緩和ケア病棟における, セフトリアキソンの皮下点滴使用と奏功率. Palliative Care Research, 9 (4)：121-124, 2014
2) Borner K, et al：Comparative pharmacokinetics of ceftriaxone after subcutaneous and intravenous administration. Chemotherapy, 31：237-245, 1985
3) 「終末期がん患者の輸液療法に関するガイドライン2013年版」(特定非営利活動法人日本緩和医療学会 緩和医療ガイドライン委員会/編), 金原出版, 2013：https://www.jspm.ne.jp/guidelines/glhyd/2013/pdf/02_07.pdf
4) 城谷典保：輸液管理. 「在宅医療テキスト」(在宅医療テキスト編集委員会/企画, 編集), p109, 公益財団法人在宅医療助成勇美記念財団, 2015
5) 木下朋雄：在宅皮下輸液の基礎知識. コミュニティケア, 13 (6)：12-16, 2011
6) 木下朋雄：Q&Aで理解する在宅皮下輸液の実際. コミュニティケア, 13 (6)：17-20, 2011
7) Ⅲ緩和ケアのスキル 持続皮下輸液/皮下輸液. 「がん緩和ケアガイドブック2008年版」(日本医師会/監), 84-87, 青海社, 2008：http://dl.med.or.jp/dl-med/etc/cancer/cancer_care.pdf
8) 厚生労働省近畿厚生局ホームページ 留置事項通知による別紙様式16 訪問看護指示書・在宅患者訪問点滴指示書：https://kouseikyoku.mhlw.go.jp/kinki/iryo_shido/bessi-yousiki.html

プロフィール

近藤　諭（Satoshi Kondo）
三重大学医学部附属病院総合診療科
日本プライマリ・ケア連合学会　家庭医療専門医・指導医
E-mail：kondousato@clin.medic.mie-u.ac.jp

皆さんは, 冒頭のようなケースの方を担当することはないだろうか？
家庭医療の後期研修をはじめたばかりのころ, 筆者は「これは本当に患者さんにとってよい医療なのだろうか？ それは誰にとってのよい医療なのか？」という疑問や徒労感を感じていた.
しかし, 筆者自身が家庭医療の後期研修を続け, 訪問診療・在宅医療に携わるうちに, 疑問や徒労感は少しずつ解消され, やりがいさえ感じるようになった.
それは, 家庭医療についての学びや, 在宅での患者さんや家族とかかわりを通じ, それぞれ異なる背景や想いに応えるという新たな視点を得たからである（家庭医療では, 疾患だけでなく, 患者さんの病気の体験を"病いillness"という言葉で捉え, 患者さんの状況や背景を, "文脈context"という言葉で理解しようとする）.
もし, あなたが, 今の日常診療に何かモヤモヤした想いをもっているなら, 家庭医療を学び, 在宅医療にかかわることで, 解決の糸口が見つかるかもしれない.

森　洋平（Yohei Mori）
三重大学医学部附属病院総合診療科
日本プライマリ・ケア連合学会　家庭医療専門医・指導医

訪問医療って刺激的でとっても楽しいものです. 病院の外に出るあの解放感！
在宅だからこそできることを見出すあの快感！ ホームだからこそみせる患者さんの表情・生活・家族・家屋etc.
患者さんのホームに行くのって刺激的！（患者さんにとって医療機関はアウェイだ！）
輸液のみならず, 本稿が在宅診療全般の学びを深めることに繋がれば幸いです.

第3章 電解質異常を治療する輸液戦略

1. 高ナトリウム血症

渡邉詩香, 小板橋賢一郎, 櫻田 勉

Point

- 高ナトリウム血症は相対的な自由水の欠乏によって起こる．どのような病態で自由水の欠乏が起こっているのかを把握することが重要である
- 輸液による治療は症状の有無，急性または慢性であるかによって補正速度を決定する
- 治療開始後の血清Na濃度の変化は予想と異なることがあるため，再び検査を行い，輸液速度の修正を行う必要がある

はじめに

高ナトリウム血症は入院患者の1〜3％に認められ[1]，その原因については自由水の喪失による場合が多い．しかし，不適切な利尿薬投与や輸液によって起こる医原性の場合もあるため，正しく病態を把握し，適切な輸液を行うことが大切である．

1. 高ナトリウム血症とは

高ナトリウム血症の定義は血清Na濃度が145 mEq/Lを超えた状態である．**高ナトリウム血症は，Na量の相対的あるいは絶対的な増加と自由水欠乏のいずれかによって生じる**．通常，血清Na濃度の上昇は血漿浸透圧の上昇を招き，抗利尿ホルモン（antidiuretic hormone：ADH）分泌刺激により腎での自由水の再吸収が促進され，口渇刺激により水分摂取量を増加するため血漿浸透圧は正常範囲にまで低下する．したがって，高ナトリウム血症は下記の病態のいずれか，または両方がないと生じないことが知られている[1, 2]．

- **高ナトリウム血症を生じる病態**
  ① 口渇中枢の異常または意識障害などによる飲水行動の障害
  ② 腎での自由水再吸収（尿濃縮）の異常
  ※例外として過剰な塩分摂取や高張食塩液の投与により高ナトリウム血症が生じることもあるが稀である．

ICU管理中の高齢者では，高ナトリウム血症を伴わない患者の死亡率が15％に対し，高ナトリ

表1　高ナトリウム血症の症状

	高ナトリウム血症の症状
慢性 軽度～中等度	軽度の疲労，無気力，いらいら感，傾眠傾向，食欲不振，嘔気・嘔吐，筋力低下
急性 高度	痙攣，昏睡，脳出血，くも膜下出血

文献1，4を参考に作成

ウム血症を伴う患者では33％程度に上昇するという報告がある[3]．また，高ナトリウム血症をきっかけに重篤な疾患が見つかることもある．さらに，高齢者は口渇中枢の感受性低下により喉が渇きにくく，水分補給が減少するため，高ナトリウム血症の発症リスクが高いと考えられる．特に，高齢者では高ナトリウム血症の症状が認知機能障害と間違えられる可能性もあるため注意が必要である．

2. 高ナトリウム血症の症状（表1）

　高ナトリウム血症による症状は，血漿浸透圧の上昇によって，水が細胞内から細胞外へ移動し，頭蓋内の細胞内液量が減少することによって生じる．主にいらいら感，昏迷，傾眠傾向を認める．さらに高度になると痙攣，昏睡などの神経症状をきたし，また脳細胞容積の減少により，架橋静脈が破綻し，脳出血，くも膜下出血に至ることがある[2]．

3. 高ナトリウム血症の原因・鑑別方法

　高ナトリウム血症の患者をみたら，まず次の順序で鑑別を進めていく（図1）．

> 細胞外液量は減少，正常，増加のいずれであるか？
> ① 細胞外液量が減少している場合には，尿Na濃度に注目する
> ② 細胞外液量が正常の場合には，血漿と尿の浸透圧に注目する
> ③ 細胞外液量が増加の場合には，高張液輸液や食塩の過剰摂取を疑う

　細胞外液量の評価は簡単なようにみえて，実臨床では判断に迷うことがある．理学所見として体重，バイタルサイン（血圧・脈拍・尿量），中心静脈圧（カテーテルによる測定，頸静脈による推定，下大静脈径），脱水・溢水を示唆する身体所見（皮膚のturgorの低下，腋下の乾燥，圧痕性浮腫など），血液・尿検査所見などがあげられる．できる限り多くの指標を複合的に評価し，診断率を上げることが重要である．近年では生体電気インピーダンス法を用いた評価も有用であると報告されている．注意すべき点は，自由水の欠乏がなく，むしろ細胞外液量が増加している状況であっても，相対的にNa量が多ければ高ナトリウム血症となることである．

■1 細胞外液量が減少している場合には，尿中のNa濃度に注目して鑑別を行う

　細胞外液量の減少を伴う高ナトリウム血症は，Naとそれを相対的に上回る自由水の喪失を意味

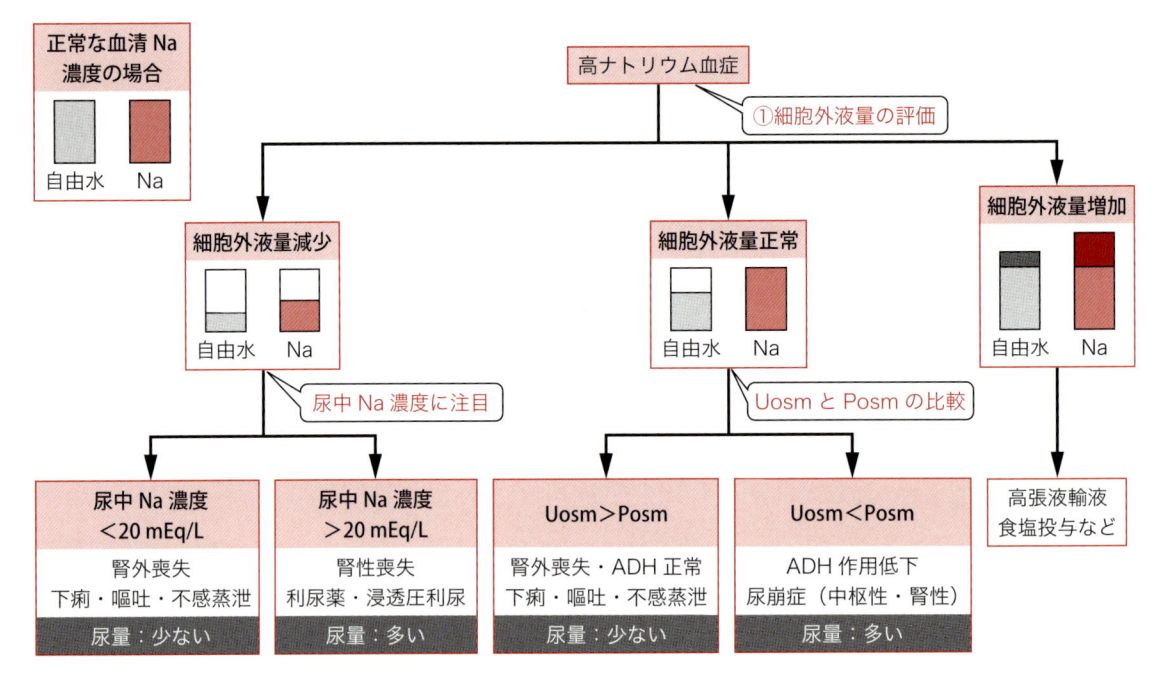

図1 高ナトリウム血症の鑑別
文献1,2,4,5を参考に作成

する．尿中Na濃度に注目し，尿中Na濃度＞20 mEq/Lの場合には腎からの喪失であり，利尿薬や浸透圧利尿によるものを考える．尿中Na濃度＜20 mEq/L未満の場合には腎外性の喪失であり，下痢や嘔吐などを示唆する．発熱での不感蒸泄の増加や嘔吐・下痢の有無から，腎外性の自由水欠乏の要素はわかるため，病歴聴取で得られる情報は大きい．

2 細胞外液量が正常の場合には，血漿と尿の浸透圧に注目する

細胞外液量が正常な高ナトリウム血症は，純粋に自由水の喪失が起こっていることを意味する．

尿浸透圧（urine osmolality：Uosm）が血漿浸透圧（plasma osmolality：Posm）より高い場合（Uosm＞Posm）では，正常にADHが反応して水利尿を抑制していることがわかる．

逆に，尿浸透圧が血漿浸透圧より低い場合（Uosm＜Posm）では，尿から自由水の喪失が起こっており，ADHが正常に作用しない状態，つまり尿崩症を疑う．

図1に記載があるように，原因を評価する際に尿量に注目するのも重要である．

3 細胞外液量が増加している場合には，自由水と，それを上回るNaの過剰がある

具体的には，不適切な高張液輸液・食塩投与などがあると考えられるため確認する．

4. 治療について

高ナトリウム血症の輸液は次のステップで行う．

```
高ナトリウム血症 → 〈痙攣や，意識障害で     → 〈リスクの評価〉           → 〈発症から12時間以内で
                    挿管が必要な場合〉          急性（発症から48時間以内）     あることが確実な症例〉
                    症状が消失するまで          or                             （10～12 mEq/L/日よりも）
                    1～2 mEq/L/時間             慢性（発症から48時間以上・     早急な加療が可能
                    かつ                        または不明）
                    ＜10～12 mEq/L/日で加療    慢性の場合，細胞内から細胞外      〈上記以外〉
                                                への水のシフトに対する順応が      0.5 mEq/L/時間
                                                起こっているため，急激な補正      かつ
                                                により細胞浮腫（特に脳浮腫）      ＜10～12 mEq/L/日で加療
                                                を起こす危険性が高い
```

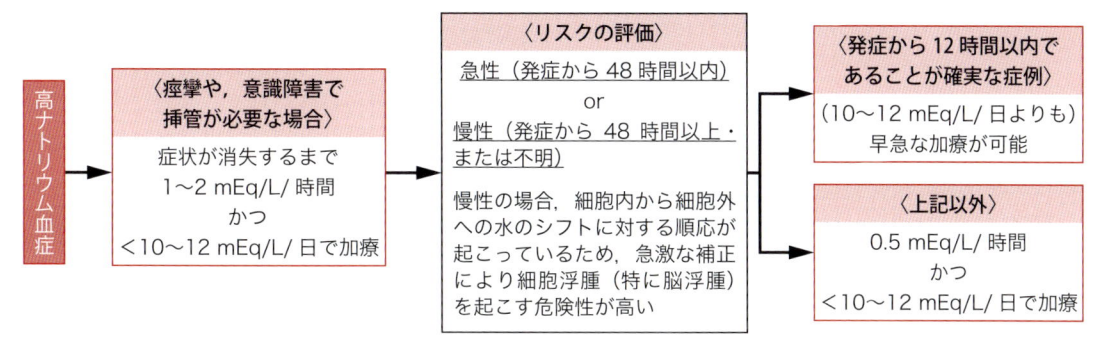

図2　高ナトリウム血症の補正速度
文献4を参考に作成

① 症状の有無と発症経過（急性あるいは慢性）により補正速度を決める
② 正常値に補正するのに必要な補液量を求める
③ ①，②から，輸液速度を決める
④ 治療開始後に再び検査し，輸液速度を修正する

1 症状の有無と，急性か慢性かで補正速度を決める（発症時期不明は慢性として扱う）（図2）

　高ナトリウム血症による痙攣や意識障害で挿管が必要な場合，急性・慢性にかかわらず治療の緊急性は高く，症状が消失するまで1～2 mEq/L/時間かつ10～12 mEq/L/日未満のペースで加療が必要である．

　無症候性の場合にも，発症から48時間以内の急性ならば，細胞内外の水は移動する前と考えられ，0.5～1 mEq/L/時間かつ10～12 mEq/L/日での治療が可能である．慢性（発症から48時間以上経過あるいは発症時期不明）の場合には，すでに細胞内から細胞外への水のシフトに対する順応が起こっており，急速な補正は脳浮腫を引き起こすため危険である．このため，補正速度は1 mEq/L/時間未満としゆっくり補正を行う．

2 正常値まで補正するのに必要な輸液量を計算する

水分欠乏量を求める式を下記に示す．

水分欠乏量＝（血清Na濃度－140）/140×体内総水分量（体重×0.6）
　　　　　　　　　　　　　　　　　　※体内水分量は脱水時には体重×0.5とする．

3 1，2から，輸液速度を決める

　例えば急性（発症から12時間以内ではない）・無症候性で，血清Na 164 mEq/Lの体液欠乏がある60 kg男性の場合．

水分欠乏量＝（164－140）/140×60×0.5＝5.1 L

つまり5.1 L補液すると24 mEq/L低下して140 mEq/Lに戻る．補正は10〜12 mEq/L/日以内に留めたいので初日は2.0〜2.5 Lの輸液とする．補いたいのは自由水であるため，輸液には5％ブドウ糖液を選択する．これは，あくまで喪失した体液を補う（補充）輸液であるため，患者の食事摂取状況や高ナトリウム血症の原因，どの程度の輸液負荷に耐えられるかなどの評価を行い，必要に応じて輸液速度の調整や維持輸液を計画する．

4 再び検査し，輸液速度を修正する

4〜6時間ごとに検査を行い，補正目標と大きなずれがないことを確認する．治療中に喪失した自由水は計算に含まれていないため，特に重度の高血糖や尿崩症などの病態では厳密に評価する必要がある．尿に含まれる自由水を計算する方法として，自由水クリアランスがあり，以下の式で求められる[2, 4]．

自由水クリアランス（mL）＝尿量（mL）×〔1−尿（Na＋K）濃度／血中Na濃度〕

5. 症例提示

1 脳梗塞後で構音障害・麻痺のある85歳男性

症例1
脳梗塞後で構音障害・麻痺のある85歳男性が，3日前から38℃の発熱と痰の増加，食欲低下を認め，本日朝より意識レベルの低下も認め，救急搬送され，誤嚥性肺炎の疑いで入院となった．
身体所見：身長165 cm，体重49 kg，血圧95/65 mmHg，脈拍108回/分，呼吸数20回/分，体温38.8℃，SpO$_2$ 93％（room）口腔内・腋窩に乾燥あり，両側の下肺に湿性ラ音を聴取する
検査所見：血液 WBC 10,300 / μL，Na 164 mEq/L，K 4.0 mEq/L，Cl 120 mEq/L，Cr 0.63 mg/dL，血清浸透圧 334 mOsm/L，尿比重 1.026，尿Na濃度 18 mEq/L，尿浸透圧 520 mOsm/L

1）診断について
・本症例では，血圧低下・頻脈・腋下乾燥などの所見とエピソードから細胞外液の減少を疑う．
・尿Na濃度＜20 mEq/Lであることから腎外性の自由水喪失を疑う．
・食欲低下による水分のintake不足，さらに発熱による不感蒸泄増加が高ナトリウム血症の原因と考えられる．

2）治療について

水分欠乏量＝（164−140）/140×49×0.5＝4.2（L）

発症48時間以内か不明であり，慢性と判断する．0.5 mEq/L/時間かつ10〜12 mEq/L/日以内を目標にする．自由水4.2 Lの補充で24 mEq/L補正されることから，4.2×12/24＝2.1 Lの計算で，初日は2.1 L（約85 mL/時間）の自由水（5％ブドウ糖）を投与する．

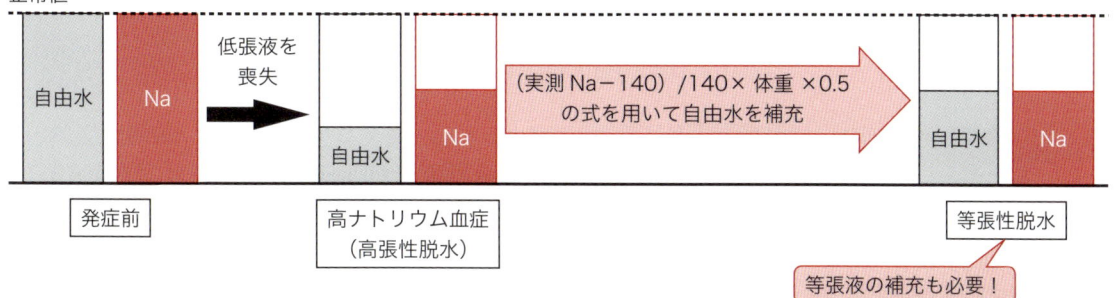

図3　補正による変化

> ※ただし，この補正は喪失した等張液が反映されないため，補正後に等張性の脱水が残る可能性がある．必要に応じ，等張液の補充も行う（図3）．
> 　治療初期から低張液を用いることも可能だが，自由水を含まない等張液（生理食塩水）と，自由水（5％ブドウ糖液）に分けて補液する方が，その後のNa補正の修正に混乱が少ない．

2 特記すべき既往のない50歳男性

症例2

特記すべき既往のない50歳男性が，交通事故で上腕骨の解放骨折をきたし，緊急手術のため入院となった．周術期を絶食管理とされ，入院24時間後，嘔気を認め，採血でNa 162 mEq/Lを認めた．
身体所見：身長170 cm，体重64 kg，血圧120/94 mmHg，脈拍85回/分，呼吸数19回/分，体温36.9℃，SpO$_2$ 97％（room），頸静脈怒張なし，口腔内・腋下の乾燥なし
検査所見：血液 WBC 8,600/μL，Na 162 mEq/L，K 3.7 mEq/L，Cl 122 mEq/L，BUN 17 mg/dL，Cr 0.81 mg/dL，血清浸透圧 330 mOsm/L，尿比重 1.010，尿Na濃度 25 mEq/L，尿K濃度 17 mEq/L，尿浸透圧 250 mOsm/L，尿量 200 mL/時間

1）診断について

・本症例では，絶食のエピソードはあるものの，バイタル・身体診察において細胞外液量の増加・低下を疑う所見はない．
・尿量が多く，また尿浸透圧＜血清浸透圧となっており，腎からの自由水喪失を疑う．
　⇒腎性の水分喪失・ADH作用低下を疑う．

> ※本症例ではこの後デスモプレシン酢酸塩水和物（デスモプレシン，ミニリンメルト®）の投与を行い，反応性がないことから，腎性尿崩症の診断に至った．尿崩症では，適切に飲水ができる環境下では口渇中枢への刺激により飲水が増え，血清Na異常をきたさず，入院時などの自由に飲水できない環境下において高ナトリウム血症を発症することがある．

2）治療について

水分欠乏量＝（162－140）/140×64×0.6＝6.0（L）

発症24時間以内（12時間以内かは不明）であり，症例1と同じく0.5 mEq/L/時間かつ，10〜12 mEq/L/日以内を目標にする．6.0 Lで22 mEq/L補正されることから，6.0×12/24＝3.0 Lとなり初日は3.0 L（約120 mL/時間）の5％ブドウ糖液を投与する．

さらに，輸液開始後も最大濃縮されない尿排泄があるため，自由水が喪失され続け，最初の計算では補正が不十分となることが予想される．この場合は自由水クリアランスを用いる．

自由水クリアランス（mL）＝尿量（mL）×〔1－尿（Na＋K）濃度/血清Na濃度〕であるので，本症例では200（mL/時間）×〔1－（25＋17）/162〕＝150（mL/時間）となり，尿中へ1時間に150 mLの自由水を喪失していることがわかる．水分欠乏量から計算した120 mL/時間に150 mL/時間を加え270 mL/時間の5％ブドウ糖液の輸液を計画する．

おわりに

高ナトリウム血症は高齢者や小児に多く，症例1のように脱水から起こるものの頻度が高い．しかし，高齢者・飲水不能・脱水のエピソードから鑑別をおろそかにすることのないよう注意する必要がある．

文献・参考文献

1) Chapter7. Hypernatremia.「National Kidney Foundation Primer on Kidney Diseases, 6th Edition」(Scott JG & Daniel EW), Saunders, 2014
2) 「シチュエーションで学ぶ 輸液レッスン 改訂第2版」(小松康宏, 他/著), メジカルビュー社, 2015
3) Darmon M, et al：Association between hypernatraemia acquired in the ICU and mortality：a cohort study. Nephrol Dial Transplant, 25：2510-2515, 2010
4) 「より理解を深める！体液電解質異常と輸液 改訂3版」(深川雅史/監, 柴垣有吾/著), 中外医学社, 2007
5) 「電解質輸液塾」(門川俊明/著), 中外医学社, 2013

プロフィール

渡邉詩香（Shiika Watanabe）
川崎市立多摩病院腎臓・高血圧内科
忙しい日常診療の中で，輸液・電解質管理についてじっくり学ぶのは後回しになりがちかもしれませんが，本稿が，少しでも理解の助けになりれば幸いです．

小板橋賢一郎（Kenichiro Koitabashi）
聖マリアンナ医科大学腎臓・高血圧内科
ナトリウム異常は日常診療で最も出会う頻度が高い疾患です．本稿が先生方のお役に立てば幸いです．

櫻田 勉（Tsutomu Sakurada）
聖マリアンナ医科大学腎臓・高血圧内科
超高齢化社会に伴い，今後高ナトリウム血症は日常診療で非常に多く遭遇する病態となるでしょう．高齢者の軽度の意識障害をみたら，認知症と決めつけず高ナトリウム血症を疑うような医師となってください．

第3章 電解質異常を治療する輸液戦略

2. 低ナトリウム血症

片岡　祐，川島篤志

● Point ●

- 電解質異常は採血しないとわからない
- 薬剤には常に注意する
- 緊急対応の必要性を判断する
- 漫然とした輸液は害悪である

はじめに

　低ナトリウム血症の頻度は高く，入院患者の47％に認める[1]ともいわれており，避けられない電解質異常である．鑑別診断のアルゴリズムもさまざまな本で紹介されており，それを片手に鑑別を進めていくことになる．一般的な救急・病棟診療で，高齢者が軽度〜中等度の低ナトリウム血症を呈していた経験は誰しもがあるだろう．軽度といっても低ナトリウム血症は転倒のリスクといわれており，軽視はできない[2]．いろんな要素が組合わさっていることが多いなかで，病態を正確に紐解き，それぞれの疾患に即した対応をするのは案外難しいものである．

> **症例**
> 　80歳女性．施設入所中，認知症で寝たきり．今朝からの発熱でERを受診，誤嚥性肺炎の診断で入院となった．血液検査でNa：126 mEq/Lと判明．
> 　研修医「先生！　先ほど肺炎で入院になった○○さんですが，低ナトリウム血症なんです．どうしたらいいですか？」
> 　指導医「よし，みに行こうか」

1. 低ナトリウム血症の原因

　「低ナトリウム血症の原因は何かな，どう対応していこうかな」とワクワクしながら病棟に向かう人は少数派だろう（少数派のかたゴメンナサイ）．多くの医師にとってニガテな状況である．その理由は，

- 原因の同定が難しい（鑑別疾患が多く，疾患自体もよくわからない）
- 1つの病態で説明つけられないこともある

表1　SIADHの原因

腫瘍	中枢病変	肺病変	その他
・肺小細胞癌 ・頭頸部癌 ・消化器癌 ・前立腺癌 ・リンパ腫 　など	・髄膜炎・脳炎 ・脳膿瘍 ・脳腫瘍 ・脳血管障害 ・外傷 ・水頭症	・肺炎 ・COPD ・呼吸不全 ・結核 ・陽圧換気 ・気胸	・ストレス ・嘔吐 ・疼痛 ・Guillain-Barré症候群 ・多発性硬化症

薬剤性			
ホルモン剤	向精神薬	抗がん剤	その他
・バソプレシン ・デスモプレシン ・オキシトシン	・SSRI ・三環系抗うつ薬 ・ハロペリドール ・クロルプロパミド ・カルバマゼピン ・フェニトイン ・バルプロ酸	・ビンクリスチン ・シクロホスファミド ・ビンブラスチン	・ACE阻害薬 ・NSAIDs ・サイアザイド ・ST合剤 ・テオフィリン ・キノロン ・メトクロプラミド

・何となくでもうまくいってしまうことがある（＝反省しない）

といったところだろう．今回は（幸いにして）鑑別診断の詳細なアプローチは避けるが，簡単に要点だけ述べることとする（低ナトリウム血症の鑑別診断のアルゴリズムを片手にご覧ください）．

1 真の低ナトリウム血症か

高浸透圧性（≒高血糖，マンニトール），等浸透圧性（≒高タンパク血症，高脂血症）でないことの確認は簡単である．特に高血糖は頻度が高いので要注意である．

2 体液量の評価

体液量の評価については別稿（**第1章　輸液療法の基本**）を参照いただきたいが，結構難しいものである．低ナトリウム血症において簡単にいえば，明らかな過剰・欠乏以外は"正常"とすることが多い．

3 体液量正常の場合

鬼門である．手にとっている本にSIADH, MRHE, CSWS, reset osmostat, beer potomania……と記載されていたら，初学者はその横文字だけでイヤになること必至である．まず簡単に評価可能なものは薬剤である．低ナトリウム血症をきたす薬剤には利尿薬，SIADHをきたすもの（**表1**）などがあるが，要注意なのはサイアザイド系利尿薬である．本邦では降圧薬の選択に関して，以前よりサイアザイド系利尿薬は避けられてきた側面があるが，近年発売されている**アンギオテンシン受容体阻害薬＋サイアザイドの合剤**になると，今までサイアザイドを避けてきた医師が"意識せずに"処方していることもあるのではなかろうか．このような電解質異常が起きやすい状況をきちんと認識する能力が必要で，適切に血液検査をチェックすべきである．本稿のキーワードであるが「**電解質は採血しないとわからない**」のである．

ちなみにある診療所の先生にサイアザイドの合剤の話を紹介状でお伝えしたところ，すべてのカルテを見直して，3例の低ナトリウム血症が見つかったと報告くださったこともある．

表2 尿Na濃度・K濃度と低ナトリウム血症の経過予測

	自由水の排泄障害	低ナトリウム血症の経過予測
尿Na＋K＞血清Na	あり	進行する
尿Na＋K＜血清Na	なし	改善する

文献5を参考に作成

2. 低ナトリウム血症の治療

まずは緊急性の有無を判断する．基本的に慌てる場面は少なく，鑑別診断を考えながら原因への対応をする，というのが一般論になる（がこれが難しい）．

1 緊急性のある場合

「Na＜120 mEq/L」かつ「**神経所見がある**＝頭痛，嘔吐，意識障害，痙攣など」場合は，緊急の補正を必要とする．注意すべきは補正のスピードである．急性（2日以内）に生じた低ナトリウム血症は比較的急速に補正してもよいが，慢性の経過で生じた低ナトリウム血症はゆっくり補正（1時間あたり0.5 mEq/L，かつ1日あたり8〜12 mEq/L[3]）する必要がある．経過がわからないときは慢性の低ナトリウム血症として補正する（そして往々にして経過は不明である）．急速な補正により浸透圧性脱髄症候群ODS〔osmotic demyelination syndrome（以前でいう橋中心脱髄症候群CPM：central pontine myelinolysis）〕を生じるリスクとなる．

●**ここがポイント！**
急性か慢性か，症候性か無症候性か，が緊急性の分かれ道！ ODSを起こさないことが大前提！

また，低ナトリウム血症が今も進行しているかどうかも重要であり，尿のNa・K濃度が有用である（表2）．自然経過に任せたら血清Naがどちらに向かうのかがわかるので，医師の心の準備（覚悟？）も違ってくるかもしれない．

1）予測式

Adrogue–Madias式という，輸液による低ナトリウム血症の改善を予測する式がある．

ある輸液1L投与後のΔ［Na］＝｛輸液中（［Na］＋［K］）－血清［Na］｝÷（総体液量＋1）

信頼性は高い[4]といわれているが，尿からの排泄と経口摂取は考慮されていない点は要注意である．もし尿からの排泄を考慮すると，

｛血清［Na］×総体液量－（尿［Na］＋［K］）×尿量｝÷（総体液量－尿量）
※文献5：P63より抜粋

であるが，見ているだけでつらくなってくる．

大まかな目安として，3％生理食塩水を1.2 mL/kg/時で投与すると，Naは約1 mEq/L/時のペースで上昇する．大事なのは「補正しすぎない＝ODSを予防する」ことである．0.5 mEq/L/時のペースで上昇させたければ，大まかに**0.5 mL/kg/時**で投与すればよい（多少安全域がある）．

表3　低ナトリウム血症における脳浮腫，CPMのリスクファクター

低ナトリウム血症による脳浮腫のリスクファクター
術後の閉経前の女性，サイアザイド服用中の高齢女性，心因性多飲患者，低酸素血症，小児
低ナトリウム血症の是正によるCPMのリスクファクター
アルコール多飲，低栄養，低カリウム血症，サイアザイド服用中の高齢女性，火傷

文献5より引用

2.6％生理食塩水でも，同様に0.5 mL/kg/時としておけばさらに安全域がある．

2）製剤のつくり方

① 0.9％生理食塩水400 mL＋10％生理食塩水を120 mL＝3％生理食塩水520 mL
② 0.9％生理食塩水500 mL＋10％生理食塩水を120 mL＝2.6％生理食塩水620 mL

①の場合は生理食塩水500 mLのボトルから注射器で100 mL抜く（±20 mLの空気も抜いておく）手間がかかり，②の場合は輸液本体内の圧が上がる．ちなみにテルモ生食500 mLの場合，160 mLまで追加してもよいらしい（製剤により差あり）．どちらがよい悪いではないが，病院全体として薬剤の投与方法の統一をすることは医療安全上もメリットがあると思われる．

3）実際の投与手順（当院総合内科の場合）

緊急性があると判断すれば，2.6％生理食塩水を0.5 mL/kg/時ではじめることが多い．尿Na・K濃度やODSのリスク（表3）だけでなく，患者背景・薬の影響なども加味して総合的に判断している．予測式もあるが，大事なのは「電解質は採血しないとわからない」をスローガンに，どれだけこまめにフォローするかだと当科では考えている．飲水という自己調節能に期待できない寝たきり患者が，肺炎および急性腎障害で入院，血管内脱水と細胞内脱水もあり輸液をして利尿薬を中止して……という場合に，Naの変動が予測しにくいのは想像に難くないだろう．

2 緊急性のない場合

体液量減少や過剰があればそちらの対応を優先すればよいが，1番迷うのは「体液量正常でぱっと原因が想定できないとき」だろう．呈示症例のようにベースが悪い場合はなおさらである．水中毒や原因薬剤がないときに"暫定SIADH"とする場合もあるかと思われるが，SIADHの原因をみると心が折れそうになる．要は原因しだいの対応が求められる．緊急性のある場合はとりあえずの対応として前述の高張食塩水を開始すればよいが，緊急性のない場合はその分難しいともいえよう．

症例続き

低ナトリウム血症自体に緊急性はないと判断し，軽度の脱水に対して維持液（ソルデム®3A）1,500 mL/日を投与した．入院3日目，食事摂取良好で解熱し痰の量も減ったが，採血をみるとNa：122 mEq/Lに低下している．
研修医「脱水も補正されたのになんで……SIADH？ 肺癌ですか？」

3. 低ナトリウム血症の経過

1 SIADH?

　若年者など病態がシンプルな場合はそうでもないが，高齢者やpolypharmacyなど病態が多岐にわたる場合は，除外診断が必要なSIADHと言い切ることが難しいことも多い．SIADHの治療とは何であろうか？ 原則は**原疾患の改善，水制限，低張な輸液を避ける**ことである．ここでいう低張とは「尿Na＋K濃度＞輸液Na＋K濃度」のことであり，場合によれば0.9％生理食塩水でも「相対的に低張」となることに注意が必要である．

　しかし暫定SIADHとして水制限しようと思っても，ADLが悪くすでにほとんど水分摂取していない場合もある．そんなときは，過剰な輸液を減らしたうえで，食事の塩分量を増やしたりNaClを「えいや」っと処方する，はたまたMRHEとしてフルドロコルチゾン（フロリネフ®）を入れてみる，という方法も考えられる．SIADHとMRHEの鑑別はどうするか？ MRHEは厳密には体液量"減少"ではあるが，正確に認識することは難しいため，それは一般内科医には正直厳しい．診断という観点では乱暴ではあるが，患者・家族と相談のうえ，そのような管理にすることが必ずしも悪いわけではなかろう．

　また慢性心不全患者，特にACCF/AHAのガイドラインでstageDに相当する進行期[6]に対して，低ナトリウム血症が進行してしまうときに，トルバプタン（サムスカ®）の位置づけの問題もある．ADLの悪い患者で，採血も難しい場合に，頻回のナトリウムのチェックは現実的でないときもあろう．高齢者の"治らない"低ナトリウム血症に対して，どのような疾患を共通認識とするのか，どこまで検索や治療をするのか，施設ごとの検討課題となるだろう．

NaCl（塩化ナトリウム） 1回1〜2g　1日3回
フルドロコルチゾン（フロリネフ®） 1回0.1mg　1日1回

---

2 採血のタイミング

　いつ採血をフォローするかは幅があると思われる．緊急性があり確実な補正が必要なとき（Na：105 mEq/Lで痙攣があるときなど）は1〜2時間ごとの採血が必要であろうし，ゆっくりの補正でよければ6〜24時間後などが考えられる．患者や病棟スタッフにやさしくない指示を出さないことも重要と思う（当たり前だが真夜中の採血は双方にかなりの負担である）．ここでも「電解質は採血しないとわからない」の原則を忘れないように！

　ただ，朝の採血結果を確認し忘れるのはかなりまずい．夕方に指導医から指摘されて，Na補正をはじめるのがそれ以降になり，その○時間後に採血フォロー，ああ今日は帰れない，なんて目も当てられない．そんな場合の夜間の採血は自分でする，くらいの気持ちで臨もう．

　他にも必要に応じて，体液量の再評価，Na以外の電解質，腎機能，尿量・尿Na＋K濃度などをチェックしていく．

●ここがポイント！
電解質は採血しないとわからない．つべこべいわずに採血を！

症例続き
　尿Na＋Kは高く，SIADHに準じてソルデム®3Aを中止，塩化ナトリウムを1回1g　1日3回で開始した．その後は全身状態の改善とともにNaは基準値まで上昇し，塩化ナトリウム中止後もNa値は保たれた．肺炎に伴う一時的なSIADHと判断した．

おわりに

　すべての低ナトリウム血症に対して病態を紐解き，それぞれに適したアプローチは困難かもしれない．薬剤性の低ナトリウム血症，漫然とした輸液など，医療行為の結果として起こるものに関しては特に敏感になり，しっかり認識しておく習慣をつけたい．

文献・参考文献

1) Boscoe A, et al：Cost of illness of hyponatremia in the United States. Cost Eff Resour Alloc, 4：10, 2006
2) Tachi T, et al：Hyponatremia and hypokalemia as risk factors for falls. Eur J Clin Nutr, 69：205-210, 2015
　↑低ナトリウム血症が転倒のリスクになるという報告は他にも多い．
3) Diagnosis and treatment of hyponatremia：a systematic review of clinical practice guidelines and consensus statements. BMC Med, 12：1, 2014
　↑低ナトリウム血症のガイドラインのレビュー．ガイドラインごとに差がある部分もある．
4) Liamis G, et al：Therapeutic approach in patients with dysnatraemias. Nephrol Dial Transplant, 21：1564-1569, 2006
　↑Adrogue-Medias式の信頼性が高いことを報告している．
5) 「より理解を深める！体液電解質異常と輸液 改訂3版」（深川雅史/監，柴垣有吾/著），中外医学社，2007
　↑非常にわかりやすい名著．詳しく知りたい人はぜひ！
6) Yancy CW, et al：2013 ACCF/AHA guideline for the management of heart failure：a report of the American College of Cardiology Foundation/American Heart Association Task Force on practice guidelines. Circulation, 128：e240-327, 2013
　↑AHAの心不全ガイドラインの紹介

プロフィール

片岡　祐（Yu Kataoka）
市立福知山市民病院総合内科
2010年大阪大学卒．ホスピタリストを主にして，家庭医療・在宅診療・臨床研究など幅広く活動しています．切磋琢磨できる仲間を募集中です．ぜひいっしょにがんばりましょう！

川島篤志（Atsushi Kawashima）
市立福知山市民病院総合内科/研究研修センター長
1997年筑波大学卒．米国Johns Hopkins大学にて公衆衛生学修士取得．2008年秋より当院赴任し，総合内科臨床・研修医教育に従事．2015年春からは大江分院も含めて「研修機能をもつ地域基幹病院の総合内科からの地域医療への貢献」を，ワークライフバランスと興味（臨床研究）を共有する仲間と全国に発信しています！〔Blog（http://fukugim.blogspot.jp/）もご笑覧ください！〕

第3章 電解質異常を治療する輸液戦略

3. 高カルシウム血症

橋本修嗣

Point

- 血清アルブミン濃度が低下している際には，血清総Ca濃度の補正を行い評価する
- 治療と並行して，高カルシウム血症の原因疾患を鑑別し介入する
- 重篤な高カルシウム血症に対しては，適切な水分バランスと尿量を保つことを意識して生理食塩水の投与を開始する
- 効果発現にかかる時間と効果の持続時間を意識して各治療法を選択する

はじめに

　重篤な高カルシウム血症では，嘔気や便秘といった消化器症状のほか，傾眠，昏睡などの精神神経症状が出現する．また，尿濃縮能が低下し脱水による腎不全を伴いやすい．本稿では高カルシウム血症に遭遇した際の対応法に関し概要を解説する．

症例

　80代女性．3カ月ほど前から湿性咳嗽と食欲不振が出現し，2週間前からつじつまの合わない言動が多くなった．来院当日の朝から呼びかけに応答がないため受診した．身体所見：血圧106/58 mmHg，脈拍110回/分・整，GCS E2V2M5．検査所見：Glu 126 mg/dL，BUN 48.6 mg/dL，Cr 2.8 mg/dL，Alb 2.3 g/dL，Ca 13.5 mg/dL，胸部X線では右中肺野に5 cm大の腫瘤影を認めた．intact-PTH正常，PTHrPの上昇を認め，悪性腫瘍に伴う高カルシウム血症と診断した．

本症例に対する処方例を本文中に示す．

1. 高カルシウム血症の評価

1 体内でのCa分布

　ヒトの体内の総Ca量は約1 kgで，その99％は骨に存在している．約1％は細胞内に存在し，血液を含めた細胞外のCa量はわずか0.1％ほどとされる．そのため腸管からのCa吸収や尿からのCa排泄だけでなく，骨からのCa動態も血清総Ca濃度に大きく影響する．

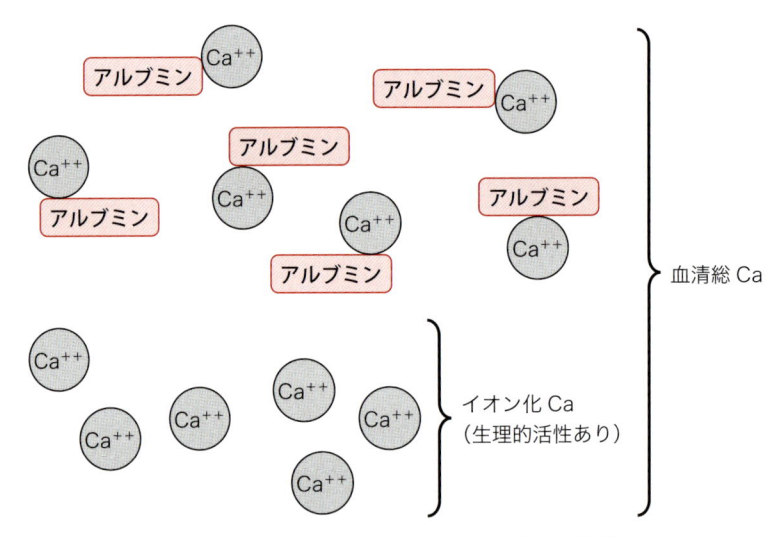

図1 血清総Ca値とイオン化Ca値との関係

2 血清総Ca濃度の補正，イオン化Ca

　血清総Caのうち約50%はアルブミンを中心としたタンパク質などと結合し，残り約50%が遊離イオン化Caとして存在している（図1）．血清アルブミン値が低下している際には，タンパク質と結合したCa量も減少しているため，イオン化Ca濃度が正常であっても血清総Ca値は低下する．生理的活性を有しているのは遊離イオン化Caであるため，**低アルブミン症例で高カルシウム血症を評価する際には，血清総Ca濃度をアルブミン濃度で補正するか，イオン化Ca濃度を測定する必要がある**．一般的な補正式を以下に示す．

補正Ca濃度（mg/dL）＝実測Ca濃度（mg/dL）＋〔4－血清アルブミン濃度（g/dL）〕

　またCaイオンは2価イオンであるため，イオン化Ca濃度を評価する際には単位に注意が必要である．

●Ca濃度の正常値
血清総Ca濃度（補正値）：8.4～10.2 mg/dL
イオン化Ca濃度：1.1～1.3 mmol/L，2.2～2.6 mEq/L，4.6～5.2 mg/dL

　血液のpHが変化すると，Caとタンパク質との結合率が変化するため，血清総Ca濃度は変化しないが，イオン化Ca濃度が変化する．過換気症候群で呼吸性アルカローシスが生じると低カルシウム血症の症状が出現するのは，このためである．

2. 高カルシウム血症の臨床症状と鑑別診断

1 Ca値と臨床症状

　高カルシウム血症における主な臨床症状を（表1）に示す．血清Ca濃度が上昇すると細胞内

表1　高カルシウム血症における主な臨床症状

全身症状	易疲労感，脱水症状，口渇多飲
脳神経系	頭痛，集中力低下，記憶障害，抑うつ，傾眠，錯乱，昏睡
消化器系	便秘，嘔気・嘔吐，食欲不振，消化性潰瘍，膵炎
泌尿器系	尿濃縮力低下，多尿，尿路結石，遠位尿細管性アシドーシス，腎不全
心血管系	高血圧，QT短縮，不整脈，ジギタリス中毒の閾値低下
筋骨格系	筋力低下，骨粗しょう症，骨痛

　Ca濃度も上昇するため，シグナル伝達が障害され精神神経症状が出現しやすい．また腎尿細管における尿濃縮能が低下するため多尿傾向となり，血管内脱水が生じ腎不全を引き起こすことも多い．血清総Ca濃度が12 mg/dL程度までは，便秘や倦怠感，抑うつ気分などの非特異的な症状を認めることもあるが，明らかな症状を認めないこともある．血清総Ca濃度が12〜14 mg/dL程度となると，多飲・多尿，嘔気や食欲不振，うつ・不眠などの精神症状が出現しやすい．血清Ca濃度が14 mg/dLを超えるとほぼ全例で明らかな症状が出現し，意識障害や腎障害で致死的となるケースもある．

　これらの臨床症状は血清Ca濃度の値だけでなく，Ca値上昇のスピードが急速であるほど出現しやすくなる．Na，Kなどと異なり，Caはルーチンには測定されないこともあるが，口渇や多尿，非特異的な消化器症状や精神症状を訴える症例では高カルシウム血症を鑑別に含め，一度評価することが望ましい．ビタミンD製剤やCa製剤を処方している患者には，定期的なCa濃度測定が重要となる．また，高カルシウム血症はジギタリス中毒を助長しやすいことにも留意すべきである．

2 高カルシウム血症の原因疾患

　高カルシウム血症に限らず電解質異常を認めた際には，電解質の補正と並行して原因となっている背景疾患を鑑別し治療介入を行う必要がある．血清Ca濃度の上昇は，骨からのCa再吸収（放出）の増加，尿中Ca排泄の低下，消化管からのCa吸収の増加のいずれかにより生じる．疾患としては，原発性副甲状腺機能亢進症（primary hyperparathyroidism：PHP）と悪性腫瘍に伴う高カルシウム血症（malignancy-associated hypercalcemia：MAH）の両者で約90％を占めるとされる．特にMAHはPHPと比較して血清Ca値の上昇が急速で，異常高値となることが多いため重篤な症状をきたしやすく，入院を要する高カルシウム血症の原因疾患として重要である．他の原因疾患として家族性低カルシウム尿性高カルシウム血症（familial hypocalciuric hypercalcemia：FHH），サルコイドーシスなどの肉芽腫性疾患，悪性リンパ腫などがあげられる．また，薬剤性の高カルシウム血症の原因としてビタミンD製剤，サイアザイド利尿薬，リチウム製剤などが重要である．高カルシウム血症の原因となる疾患を（表2）に示す．

3 高カルシウム血症の原因疾患の鑑別の進め方

　高カルシウム血症の原因疾患の確定には，後述のホルモン測定などが必須であるが，いずれも結果が判明するまでに時間を要することが多い．Ca代謝はリン代謝と密接に関与しているため，血清リン値も異常値を示している場合，高カルシウム血症の原因疾患を大まかに鑑別することが可能となる．血清Caが高値でかつ血清リン値が高値の場合，PHPやPTHrP（parathyroid hor-

表2　高カルシウム血症の主な原因疾患

原発性副甲状腺機能亢進症	
悪性腫瘍関連　骨融解性 　　　　　　　液性因子	転移性骨腫瘍，多発性骨髄腫 PTHrP産生腫瘍，異所性PTH産生腫瘍
1.25（OH）₂ビタミンD過剰産生	肉芽腫性疾患，悪性リンパ腫
家族性低カルシウム尿性高カルシウム血症	
他の内分泌疾患に合併	甲状腺機能亢進症，副腎不全
薬剤性	サイアザイド利尿薬，リチウム製剤 ビタミンD製剤，カルシウム製剤 ビタミンA製剤，テオフィリン中毒 テリパラチド
臥床に伴う骨再吸収	
Caの過剰摂取	ミルクアルカリ症候群

mone-related protein）などの副甲状腺ホルモン亢進様の病態は否定的で，ビタミンDもしくはビタミンD代謝産物が強く作用している可能性が高くなる．血清リン値が低値の場合，その逆となる．

　原因疾患確定の手順として，まずintact-PTHの測定を行う．高カルシウム血症の存在下でintact-PTHが抑制されていなければ，多くはPHPであるが，FHHの可能性は残る．両者の鑑別は尿中Ca排泄率（fractional excretion of calcium：FECa）を測定し，FECaが0.01未満であれば尿中へのCa排泄が抑制されておりFHHと診断できる．

FECa＝（尿中Ca濃度×血清Cr濃度）÷（血清Ca濃度×尿中Cr濃度）

　intact-PTHが抑制されている場合，PTHrPやビタミンDの活性代謝産物である1.25（OH）₂ビタミンD（calcitriol）を測定し鑑別を進めていく．鑑別のフローチャートを（図2）に示す．

3. 高カルシウム血症の治療法

　血清総Ca値が11〜12 mg/dL程度までの高カルシウム血症の場合は，症状に乏しいことも多く，緊急でCa値を下げる治療は不要であり，原因疾患の鑑別と治療に努める．血清総Ca値が上昇するほど，症状が重篤になりやすく，迅速にCa値を下げる必要性が増す．高カルシウム血症に対する代表的な治療法として，生理食塩水による補液，カルシトニン製剤，ビスホスホネート製剤があげられる．その他，病態に合わせて副腎皮質ステロイド，血液透析などを選択する．おのおのの治療法の特徴を述べる．

1 生理食塩水による補液

　重篤な高カルシウム血症患者では尿濃縮能障害による多尿，食欲不振や嘔気による水分摂取不足により血管内脱水を生じていることが多い．そのため，**初期治療として生理食塩水の補液を行い，血管内脱水を補正し，さらには適切な尿量を維持して尿中Ca排泄を促す必要がある．**重篤な血管内脱水を生じている場合では，生理食塩水の投与により，希釈性に血清総Ca濃度が1〜2 mg/dL程度低下することもある．

```
                          ┌─────────────┐
                          │ 血清総Ca高値 │
                          └──────┬──────┘
                                 ↓
                  ┌──────────────────────────────┐
                  │ アルブミン値で補正 or イオン化Caを測定 │
                  └──────────────┬───────────────┘
                                 ↓
                  ┌──────────────────────────┐
                  │ 薬剤性高カルシウム血症を除外 │
                  └──────────────┬───────────┘
                                 ↓
                          ┌──────────────┐
                          │ intact-PTH 測定 │
                          └──────┬───────┘
```

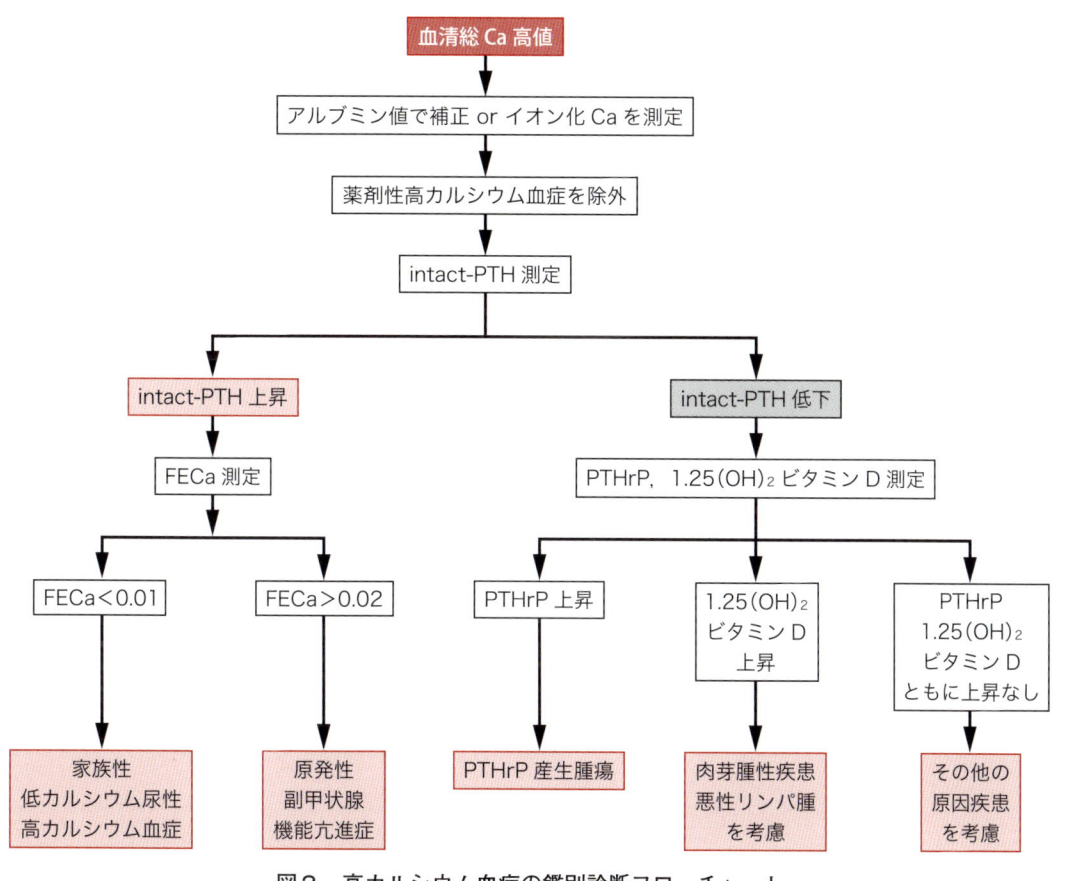

図2 高カルシウム血症の鑑別診断フローチャート

 生理食塩水の投与量は，血管内脱水の程度や患者の心機能，腎機能などを考慮しつつ決定する．200〜300 mL/時で投与を開始し，以後は尿量を100〜150 mL/時に保つように調整するのが一般的とされるが，重要なのはongoingで適切な血管内水分量を保つこと，患者の心機能や腎機能が許容できる範囲で十分な尿量を維持することである．輸液過多となるリスクもあるため血管内水分量，心不全徴候や浮腫の有無などを注意深くモニタリングする必要がある．輸液過多が疑われた際には，補液を減量しフロセミドなどの利尿薬の投与を考慮する．

●処方例
　生理食塩水を250 mL/時で点滴静注開始．4時間後に100 mL/時に減量して持続投与（注：血管内水分量と尿量を評価しながら調整）．

> **●ここがポイント！**
> **生理食塩水の補液とともにフロセミドを投与すべきか**
> 尿中のCa排泄を強制的に増加させる目的で，大量の生理食塩水とともにフロセミドを投与する治療法が推奨されてきた．しかしながら，①フロセミドそのものに血清Ca値を低下させるエビデンスが乏しいこと，②血管内脱水の補正が不十分でも強制利尿がなされ，血管内脱水を助長する危険性があること，③後述するビスホスホネート製剤やカルシトニン製剤などの登場により，血清Ca値を低下させる他の治療法が確立してきたことなどから，ルーチンでのフロセミド投与は推奨されなくなってきている[3]．

2 カルシトニン製剤

カルシトニン製剤は破骨細胞による骨吸収の抑制と尿中Ca排泄の促進により血清Caを低下させる．比較的安全性が高く，効果発現が数時間以内と早いのが利点であるが，脱感作によるエスケープ現象が出現するためくり返し投与しても48時間程度で効果が減弱する．そのため重篤な高カルシウム血症に対して，治療初期に限定して他の治療法と併用して使用する．

> **●処方例**
> エルカトニン（エルシトニン®）40単位筋注 単回投与もしくは12時間後に2回目の投与を行い投与終了．

3 ビスホスホネート製剤

破骨細胞の活動を阻害し骨吸収を抑制することで血清中のCa値を低下させる．**血清Caを低下させる作用が強く2〜4週間と長期間にわたって効果が持続するのが利点であるが，効果発現にまで24〜72時間程度を要する．**そのため，生理食塩水による補液やカルシトニン製剤による初期治療と併用する必要がある．本邦では，高カルシウム血症に対するビスホスホネート製剤の使用は，悪性腫瘍による高カルシウム血症のみ適応がある（骨粗しょう症に対しては，複数の製剤に適応がある）．2016年2月時点では悪性腫瘍による高カルシウム血症に対して，ゾレドロン酸（ゾメタ®），アレンドロン酸（テイロック®），パミドロン酸（アレディア®）が使用可能である．なかでもゾレドロン酸は他のビスホスホネート製剤と比較して血清Ca低下効果が強く，また投与に要する時間が15分と他の製剤よりも短時間での投与が可能である．

ビスホスホネート製剤の重篤な副作用として腎障害，顎骨壊死が代表的であり，腎機能が低下している患者には慎重に投与する必要がある．顎骨壊死の出現は1年を超える長期投与患者と口腔内疾患を有する症例に多い．しかしながら，悪性腫瘍による高カルシウム血症を生じている患者では予後が短いことも多く，重篤な症状を呈している際には，ビスホスホネート製剤を積極的に使用すべきと考えられる．

> ●処方例
> ゾレドロン酸（ゾメタ®）4 mgを生理食塩水100 mLに溶解し15分以上かけて点滴静注Ca値の推移を見て2〜4週間後の再投与を検討．

4 その他

　サルコイドーシスなどの肉芽腫性疾患や悪性リンパ腫では，活性化された単核球による1.25(OH)$_2$ビタミンD（calcitriol）の産生が増加し高カルシウム血症の原因となっていることがある．このような事例では，ステロイドの投与による血清Ca値の低下が期待できる．

　また極度に腎機能が低下した症例ではCaフリーの透析液を使用した血液透析を選択することもある．

おわりに

　重篤な高カルシウム血症に対する輸液戦略の第一歩は血管内脱水を補正することである．血管内volumeの適切な評価は，あらゆる疾患に対する全身管理の基本であり，しっかり身につけてほしい技術である．

文献・参考文献

1) Maier JD & Levine SN：Hypercalcemia in the Intensive Care Unit：A Review of Pathophysiology, Diagnosis, and Modern Therapy. J Intensive Care Med, 30：235-252, 2015
   ↑ICU患者を中心とした高カルシウム血症に関するマネージメントの総説．病態生理から診断，治療法まで幅広くまとまっている．
2) Elizabeth S & James RB：Treatment of Hypercalcemia. UpToDate, 2015
3) LeGrand SB, et al：Narrative review：furosemide for hypercalcemia：an unproven yet common practice. Ann Intern Med, 149：259-263, 2008

プロフィール

橋本修嗣（Shuji Hashimoto）
三重大学家庭医療学プログラム/三重県立一志病院 家庭医療科
救急医療，総合内科，家庭医療のハイブリッド医めざして日々修行中です．

第3章 電解質異常を治療する輸液戦略

4. 低カリウム血症

成宮博理

● Point ●

- 低カリウム血症の治療は，さらなるKの喪失を最小にして，Kの補充を行うことである
- 治療初期には必ず心電図モニターでの監視を行う
- 補正する輸液のKは原則として40 mEq/L，20 mEq/時以下，輸液ルートにも注意する
- 可能であれば，経口でのK補正を検討すべき

はじめに

　低カリウム血症は，心疾患を合併した入院患者の予後規定因子の1つであり[1]，またその補正は高カリウム血症，致死的不整脈や静脈炎などの合併症をきたす危険もある．しかし，治療開始基準や補正方法などについて一定見解が得られておらず，各施設，各医師の基準や経験による治療が行われているのが現状である．本稿では低カリウム血症の補正において重要なポイントを解説する．ただし，ここでは低カリウム血症の鑑別についてはあまり触れないため，成書や参考文献の参照をお願いしたい．

症例

　65歳 男性．主訴は下痢．陳旧性心筋梗塞によるうっ血性心不全，慢性腎臓病などのため，近医に通院中の患者である．数日前から水様性の下痢を十数回くり返しており，受診した．意識は清明，全身の脱力があり歩行は困難．脈拍は70回/分，血圧は130/60 mmHgであった．血液検査で血清Na^+は145 mEq/L，K^+は2.5 mEq/L，Cl^- 98 mEq/Lであった．血液ガス分析では，pH 7.30，HCO_3^- 12 mmol/L，尿中Cl^-は8 mEq/L．

1. アプローチ：K^+欠乏量の評価

　体内総K量は約3,500 mEqと考えられ，その約98％は細胞内に分布する．細胞外には体内Kのわずか2％程度しか存在しないため，血清K濃度が必ずしも体内K量を反映するとは限らない[2]．血清K濃度が3 mEq/Lではすでに体内K量は100〜200 mEqの欠乏があり，さらに血清K濃度が1 mEq/L低下すれば200〜400 mEqのKが欠乏しているといわれている．また，pHが0.1低下すると，細胞外への移動により血清K濃度は0.6 mEq/L上昇するため，アシデミアを合併して

食事による摂取
80〜100 mEq/日

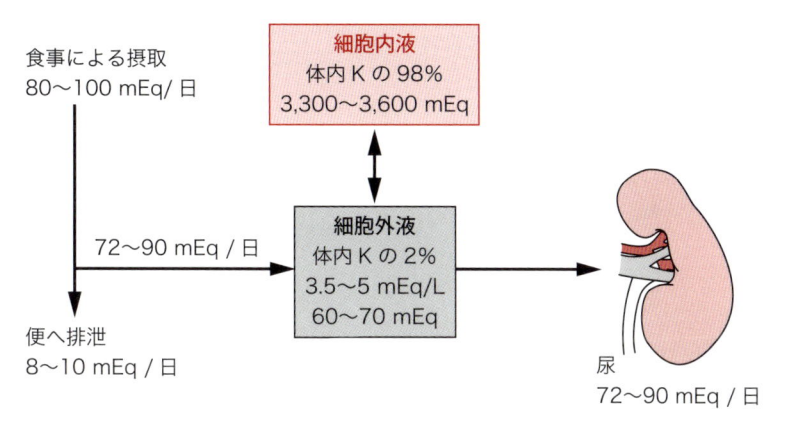

細胞内液
体内Kの98%
3,300〜3,600 mEq

72〜90 mEq/日

便へ排泄
8〜10 mEq/日

細胞外液
体内Kの2%
3.5〜5 mEq/L
60〜70 mEq

尿
72〜90 mEq/日

図1　カリウムの体内バランス
文献1，2を参考に作成

いる低カリウム血症での総K欠乏量は非常に大きくなる（図1）．したがってこの症例では少なく見積もっても300 mEq，最大700 mEqものKが欠乏していると想像される．

●ここが重要
アシデミアの補正とKの補正，どちらを優先するか
アシデミアを合併した低カリウム血症では，アシデミアの補正を先に行うとその改善に伴い血清K濃度はさらに低下する．それぞれの病態の程度にもよるが，必ず低カリウム血症の補正を優先して行い，アシデミアの補正を並行して行う．

●ここがピットフォール
甲状腺中毒性周期性四肢麻痺での低カリウム血症
低カリウム血症でのK欠乏量の推定は，体内でのK分布が正常であることが前提である．つまり甲状腺機能亢進症に伴う周期性四肢麻痺などの細胞内外移動が主病態のときには当てはまらない．甲状腺機能亢進症では，甲状腺ホルモン自体が直接的に Na^+-K^+ ATPaseを活性化させ，さらに過剰なアドレナリンの β_2 刺激により筋細胞でKの取り込みの亢進が起こっている（図2）．また，甲状腺ホルモン自体が β_2 受容体の発現を誘導し感受性を高めている[3]．こうした細胞内へのK分布に伴う低カリウム血症では，K負荷により"rebound hyperkalemia"をきたすリスクが高いため注意が必要である．Shiangらの報告[4]では，6時間で60 mEqのK投与により59％の患者に 5.0 mEq/L 以上の高カリウム血症をきたしている．

2. 低カリウム血症の補正

　低カリウム血症の治療は，いち早く安全な血清K濃度まで上昇させ，数日から数週間かけてゆっくりと体内欠乏K量を補充していくことになる．しかし，その補正速度や安全とされる血清K濃度について一定の見解は得られておらず，さらに急激なKの投与はきわめて危険であるため，初期治療においては必ず心電図モニターを装着したうえで行うべきである．

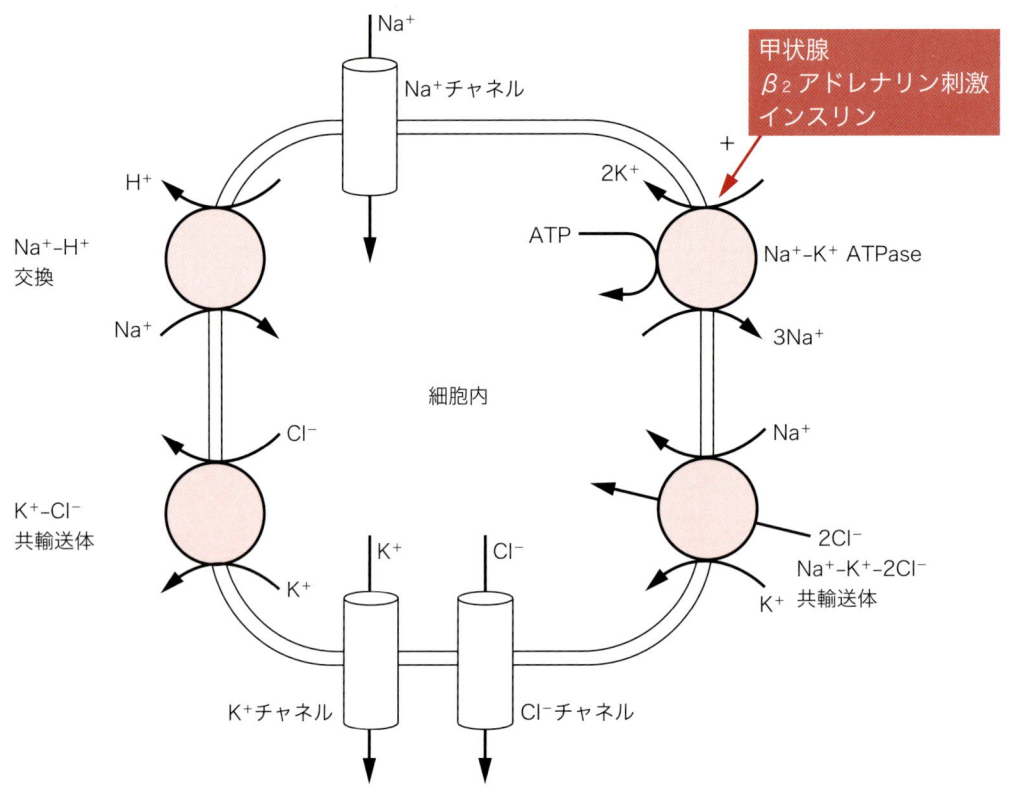

図2 カリウムの細胞内外シフトにかかわる因子
文献1, 2を参考に作成

　Kを投与する方法には次の3通りが存在する．しかしいずれの投与を行ってもKは細胞内へ徐々に取り込まれてしまうため，血清K濃度の上昇は一時的であり，血清K濃度のモニターを行いながらくり返し投与することが必要である．

●ここがピットフォール
嘔吐や胃液吸引，Cl^-喪失性下痢による腎外性NaCl喪失，過去のサイアザイドやループ利尿薬投与など，皮質集合管のHCO_3^-が増加することでNa^+の皮質集合管到達量が増加し，アルドステロン作用が増強され低カリウム血症をきたすことがある．
このような病態ではKCl負荷のみでは不十分であり，生理食塩水での細胞外液量の是正が重要である．

　ここからはカリウムの投与方法ごとに注意すべきポイントを解説する．
① 経口でのK投与
② 末梢静脈からのK投与
③ 中心静脈など太い静脈からのK投与

1 経口でのK投与

最も安全で大量のKを投与できる方法である[5]．ただし，経口で投与したKはすみやかに細胞内へ取り込まれてしまうと考えられ，血清K濃度の上昇は一過性である．健常人においてK 75 mEqの経口投与で血清K⁺濃度は1時間後から2時間後に0.7 mEq/L程度上昇するが，投与から6時間後には元の値まで戻るという報告がある[6]．したがって，致死的不整脈や麻痺，ジギタリス中毒など重篤な病態での投与は勧められない．また当然のことであるが，腸管からの吸収が期待できない状態での投与は意味がない．

表1 内服・カリウム製剤

製品名	一般名	成分量	K含有量	1日量（処方例）
塩化カリウム	KCl		13.4 mEq/1 g	3 g～10 g（1回1g～3g　1日1回～3回）
スローケー®	KCl	600 mg/1錠	8 mEq/1錠	4錠（1回1錠～2錠　1日2回～3回）
アスパラ®カリウム散	Lアスパラギン酸カリウム	500 mg/1 g	2.9 mEq/1 g	1.8 g～5.4 g（1回0.6g～1.8g　1日1回～3回）
アスパラ®カリウム錠	Lアスパラギン酸カリウム	300 mg/1錠	1.8 mEq/1錠	3錠～9錠（1回1錠～9錠　1日1回～3回）
グルコンサンK細粒	グルコン酸カリウム	937 mg/g	4 mEq/g	7.5 g～10 g（1回2.5g　1日3回～4回）
グルコンサンK錠	グルコン酸カリウム	585 mg/1錠	2.5 mEq/1錠	12錠～16錠（1回4錠　1日3回～4回）

処方についてはあくまで例であり，必ず症状や血清K値，薬剤への反応などにより適時調整することが重要である

カリウム製剤は表1に示すものがある．どの製剤を用いるかは，投与したKが細胞内に分布するのか，細胞外液中に分布するのかを考えなければならない．グルコン酸カリウム，アスパラギン酸カリウムなどの有機酸塩は細胞内に取り込まれやすいと考えられ，また有機酸は–COOH基をもつため，代謝性アルカローシスには適さない．したがって有機酸塩を使用することがある病態は，細胞内K欠乏（飢餓など）が明らかな場合や遠位型尿細管性アシドーシスなどに限られる．ちなみにKCl粉末は食塩と同じ味がする．

2 末梢静脈からのK投与

末梢静脈からのK投与は，経口投与が困難である場合や不整脈が存在するか，低カリウム血症が重篤の場合（目安は血清K濃度が2.5 mEq/L未満）など，患者が不安定な場合に適応となる．激しい血管痛を訴えることが多いことや，急速に投与されることにより急激に血清K⁺濃度が上昇することを避けるため，点滴のK⁺濃度を40 mEq/L以下，投与速度は20 mEq/時以下にすることが求められる．すでに開始されている点滴本体にカリウム製剤を加注する場合にも注意が必要である．よく混和されずに高濃度のKClが一時的に投与されたり，計算上の点滴内K濃度が基準を超えることがしばしばみられる．下記に示す通り希釈するため，大量のKを投与する際には大量の補液が必要となり，大量輸液に耐えられない患者には投与が困難になる．また経口投与と同様に原則としてKClを用い，有機酸塩は使用しない．

> ●KCl投与に用いる点滴
> 　生理食塩水などにKClを加えて40 mEq/L以下の点滴を作製して投与する.
> 　・末梢点滴処方例1：生理食塩水500 mL＋KCl 20 mEq/20 mL
> 　　　　　　　　　　最も簡便であるが，浸透圧がやや高い.
> 　・点滴処方例2：蒸留水500 mL＋KCl 20 mEq/20 mL＋10％NaCl 40 mL
> 　　　　　　　　浸透圧がほぼ1になる．K^+は最大濃度ではない（35.7 mEq/L）.
> 　　　　　　　　2時間以上かけて点滴（脱水がなければ通常は4時間から8時間程度の投与になる.

　欧米の成書[7]やUpToData® などには，「血清K濃度が2.5 mEq/L以下であれば80 mEq/L, 40 mEq/時以下で投与する」と記載がある．しかしこれは医療安全上の問題であり，点滴のK^+濃度と投与速度については上級医の指示を必ず仰ぐことが必要である．KClの希釈に用いる本体の点滴にも注意が必要である．ブドウ糖を含む点滴では，インスリンの分泌が亢進し細胞内へKが取り込まれてしまうため，ブドウ糖は含まないほうが望ましい[8]．また，代謝性アシドーシスを合併していない場合はリン酸や酢酸を含む点滴は避けたほうがよい.

3 中心静脈からのK投与

　中心静脈などの太い静脈からKを投与する場合には，血管痛を考慮する必要はないが，急激な血清K濃度の上昇には注意が必要であるため，添付文書では末梢静脈からのK投与と同じ濃度での希釈が求められている．これまでKClの急速静注による事故が多発したため，日本でのKCl製剤はプレフィルドシリンジ型製剤になっており，直接点滴のルートに接続することができなくなっている．ここから注射器に吸いとることは原則として認められない．しかし，患者の状態が不安定で，輸液量に制限のある場合などのやむをえない状況では，しばしば高濃度でのKCl投与が行われている．各医療機関において高濃度KClの中心静脈からの投与を許容するルールを作成したうえで，リスクを十分に把握して投与を行うかどうか判断すべきである．したがって研修医が1人で行うことは決してないと考えるが，1つの例として示す.

> ●ルールの例
> ①KClを40 mEq/L以上の濃度で投与できる場所は，手術室とICUに限る.
> ②中心静脈ルートの先端が心臓内にないことを確認する.
> ③シリンジポンプの扱いに関する講習会を受講している.
> ④2人以上の医療スタッフの立会いでシリンジへ装着する.
> ⑤決して急速投与することのない（フラッシュしない）ラインを使用する.

> ●中心静脈などからの高濃度KCl投与例
> 　①KCl（塩化カリウム）20 mEq/20 mL＋生理食塩水30 mL　2時間で投与
> 　②KCl（塩化カリウム）20 mEq/20 mL　そのまま希釈せず2時間で投与

> **Column**
>
> ### Kの急速投与
>
> かつて，「低カリウム血症による心停止が切迫している場合（例えば悪性心室性不整脈が存在する場合）5分かけて10 mEqを静注し，必要ならくり返す．患者のカルテには，『致命的低カリウム血症であったので，急速静注を行った』と記載する」ということがAHA G2005に記載され，それに基づいた症例報告も行われたが，2010年にはその記載は削除され，AHA G2015ではClass Ⅲとされている[9]．一方でERCガイドラインでは，心停止に至るような不整脈がある場合に「毎分2 mmolのスピードで10分間を投与」という記載がある（クラスやエビデンスレベルの記載なし）[10]．日本蘇生協議会（JRC）が発行するガイドラインには急速投与の記載はない．

4 経口投与と末梢静脈内投与の併用

末梢静脈からの投与では大量輸液が必要となり，中心静脈からの高濃度KClの投与ができない場合は，経口での投与と末梢静脈からの投与を併用することがより安全で望ましい．

● 経口投与と末梢静脈内投与の併用
　KCl（塩化カリウム）3 gを1日3〜4回投与
　＋生理食塩水500 mL＋KCl 20 mEq　60〜80 mL/時

● ここがピットフォール

低マグネシウム血症に注意

低カリウム血症の原因である下痢や利尿薬使用，腎臓からの排泄亢進などの病態に低マグネシウム血症が伴うことがしばしばみられる[11]．低マグネシウム血症により尿細管細胞内Mgが低下し，ROMK（renal outer medullary K channel）の抑制が解除され，尿中のK排泄が亢進する．低カリウム血症においては，血清Mg濃度の補正も忘れないように．

3. 治療のモニタリング

細胞内Kが補正されると血清K濃度は指数関数的に増加する．低カリウム血症の治療にあたり高カリウム血症に注意しなければならないのはこのためである．明確なモニタリングの基準はないが，筋力低下などの自覚症状や心電図変化などとともに，2〜4時間ごとの血清K濃度測定を推奨している[5,7]．

Advanced Lecture

■ 特殊な治療法

　低カリウム血症の患者に対して透析液と補液のK濃度を4 mEq/LにしたCHDF（continuous hemodiafiltration：持続的血液透析濾過）を用いることで，すみやかに低カリウム血症が補正される．血液浄化法は高カリウム血症だけではなく，低カリウム血症にも応用できる．経験上，急速に補正されることが多いので30分から1時間おきでの血清K濃度測定が必要と考えている．

●まとめ
低カリウム血症への治療を概説した．投与方法や投与量などについては，症例ごとに十分に検討し，事故のないように補正を試みていただきたい．

引用文献

1) Goyal A, et al：Serum Potassium Levels and Mortality in Acute Myocardial Infarction. JAMA, 307：157-164, 2012
2) Sterns RH, et al：Internal potassium balance and the control of the plasma potassium concentration. Medicine（Baltimore）, 60：339-354, 1981
3) Lin SH & Huang CL：Mechanism of thyrotoxic periodic paralysis. J Am Soc Nephrol, 23：985-988, 2012
4) Shiang JC, et al：Therapeutic analysis in Chinese patients with thyrotoxic periodic paralysis over 6 years. Eur J Endocrinol, 161：911-916, 2009
5) Kim GH & Han JS：Therapeutic approach to hypokalemia. Nephron, 92 Suppl 1：28-32, 2002
6) Rabelink TJ, et al：Early and late adjustment to potassium loading in humans. Kidney Int, 38：942-947, 1990
7) Rose BD & Post TW：Hypokalemia.「Clinical Physiology of Acid-Base and Electrolyte Disorders. 5th ed.」（Rose BD & Post TW）, pp836-838, McGraw-Hill, 2001
　↑2016年1月にsixth editionが出版された．
8) Agarwal A & Wingo CS：Treatment of hypokalemia. N Engl J Med, 340：154-5；author reply 155, 1999
9) Hazinski MF, et al：Part 1：Executive Summary：2015 International Consensus on Cardiopulmonary Resuscitation and Emergency Cardiovascular Care Science With Treatment Recommendations. Circulation, 132：S2-S39, 2015
10) Truhlář A, et al：European Resuscitation Council Guidelines for Resuscitation 2015：Section 4. Cardiac arrest in special circumstances. Resuscitation, 95：148-201, 2015

参考文献・もっと学びたい人のために

1) Gumz ML, et al：An Integrated View of Potassium Homeostasis. N Engl J Med, 373：60-72, 2015
2) Aronson PS & Giebisch G：Effects of pH on potassium：new explanations for old observations. J Am Soc Nephrol, 22：1981-1989, 2011
　↑前述2編は非常に優れたカリウム代謝に関する総説であり，一読をお勧めする．1）ではK代謝のcircadian rhythmについてまで触れられており，非常に興味深い．
3) Gennari FJ：Hypokalemia. N Engl J Med, 339：451-458, 1998
　↑やや古い総説であるが多くの論文に引用される．Kの点滴による投与を勧めていない．前述引用文献7の背景論文である．

プロフィール

成宮博理（Hiromichi Narumiya）
京都府立医科大学集中治療部
専門：腎臓を中心とした全身管理，救急集中治療
腎臓疾患を専門にトレーニングを受けてきましたが，その経験を活かして救急や集中治療の現場でcritical care nephrologistとして仕事をさせていただいています．
「水・電解質を制する者は，人を制する」と思っています．「水」をうまく調整できるようになれば，患者さんはきっとよくなります．

第3章 電解質異常を治療する輸液戦略

5. 高カリウム血症の緊急対応

三反田拓志, 舩越 拓

> **Point**
> ・心電図変化で高カリウム血症が疑わしければ,採血結果を待たずに治療介入を考慮する
> ・高カリウム治療の3本柱は,心筋細胞の膜電位安定化・細胞内への移行・排泄の促進
> ・緊急治療ではイオン交換樹脂の適応は乏しい
> ・初期治療と並行して原因検索を行うことを忘れない

1. なぜ高カリウムが起こるのか?

血清カリウム値が5.5 mEq/Lを超えると高カリウム血症と定義される.
本来体内の総カリウムの98%は細胞内にあり,そのうち75%は骨格筋細胞内に含まれる[1]. 細胞外は残りのわずか2%のみが存在し,血中のカリウムは3.5〜5 mEq/Lの狭い範囲でコントロールされている. 細胞内外のカリウムはNa-K-ATPaseを介することでバランスがとれている. カリウムの摂取経路は主に経口で,日本人のカリウムの1日食事摂取基準は成人男性で2,500 mg,成人女性で2,000 mgであり,50〜65 mEq/日が入ることになる. 一方で排泄は,90%が腎臓から尿として行われ,10%程度が便から排泄される. 摂取したカリウムの量により腎臓で排泄量が調整される. 尿からの排泄が乏しい腎不全末期の患者では便による排泄が25%まで上昇する. 正常人であれば経口摂取が200 mEq/日程度まで摂取してもすみやかに排泄機能が働き,体内のカリウム量は一定に保たれる.

以上より,**細胞内外のシフト異常と排泄能の低下の双方が起こることで高カリウム血症は生じる**.

2. 症状・心電図変化について

1 高カリウム血症の臨床症状

緊急での治療が必要なケースは,①血清カリウム>6.5 mEq/L,②心電図変化がある,の2つのケースである.
そもそも高カリウム血症に特異的な臨床症状はない. 心臓,消化器,筋肉などすべての臓器へ影響を与えるため,息切れ,動悸,嘔気嘔吐,下痢,全身倦怠感,脱力,意識障害など多彩な症

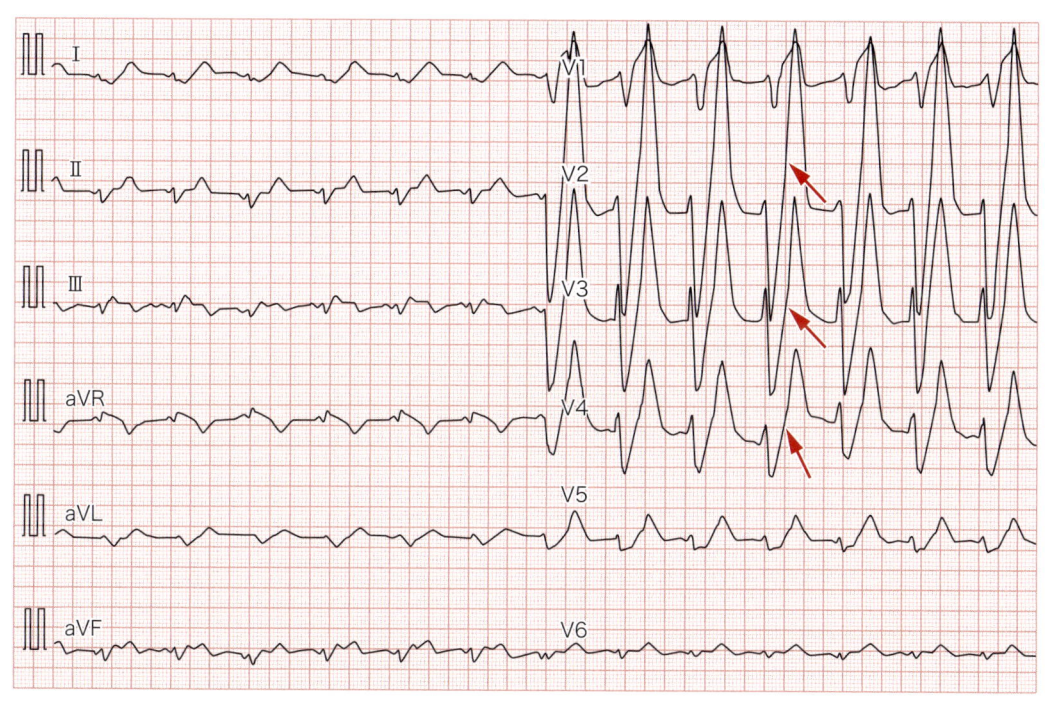

図1 血清カリウム値8.5 mEq/Lでの心電図例
矢印は拡大したQRSが増高したT波と融合したサインカーブを示す

状を呈する．そのため非特異的な症状も多く，高カリウム血症が想起されにくい疾患も多い．例えば，主訴が失神であると，有意に治療介入が遅れたとする報告もある[5]．そのため病歴から積極的に高カリウム血症を疑うのは難しいこともあり，常に可能性を考慮することが重要である．

①は採血ですみやかに判断できるが②の基準はやや曖昧である．そこで出てくる疑問は採血前に心電図だけで高カリウム血症を除外できるのか？ということである．結論からいうと，高カリウム血症全例で心電図変化が起きるわけではなく，逆に心電図変化がなくとも高カリウム血症を否定できない．しかしながらすみやかな治療が必要となる心電図変化があるのも事実である．それがどういったものかみていこう．

2 高カリウム血症の心電図変化

高カリウムでの心電図の典型的変化は①T波の増高（テント状T波），②P波の減弱ないし消失，③QRS拡大の3つである[3]．最終的には拡大したQRSがT波と融合してサインカーブとなり，心室性不整脈をきたす（図1）．

ときに軸偏位や脚ブロック，完全房室ブロック，ST上昇などさまざまな心電図変化を起こすこともある[4]．また，血清カリウムの絶対値と心電図変化が相関しない（血清カリウム値6.0 mEq/L以上でも心電図変化の出現は46％）ことも指摘されている．医師による心電図のみでの高カリウムの予測は感度35～43％，特異度85～86％とする報告もあり，心電図による高カリウムの判断は難しいことがわかる[2]．

以上より**心電図変化や臨床症状のみで高カリウム血症を疑うのは難しく，腎不全の既往や薬剤歴などと合わせて考える必要がある**．高カリウム血症のリスクが高い患者で，かつ高カリウム血症を示唆する心電図変化があれば採血結果を待たずに治療介入を検討してもよいかもしれない．

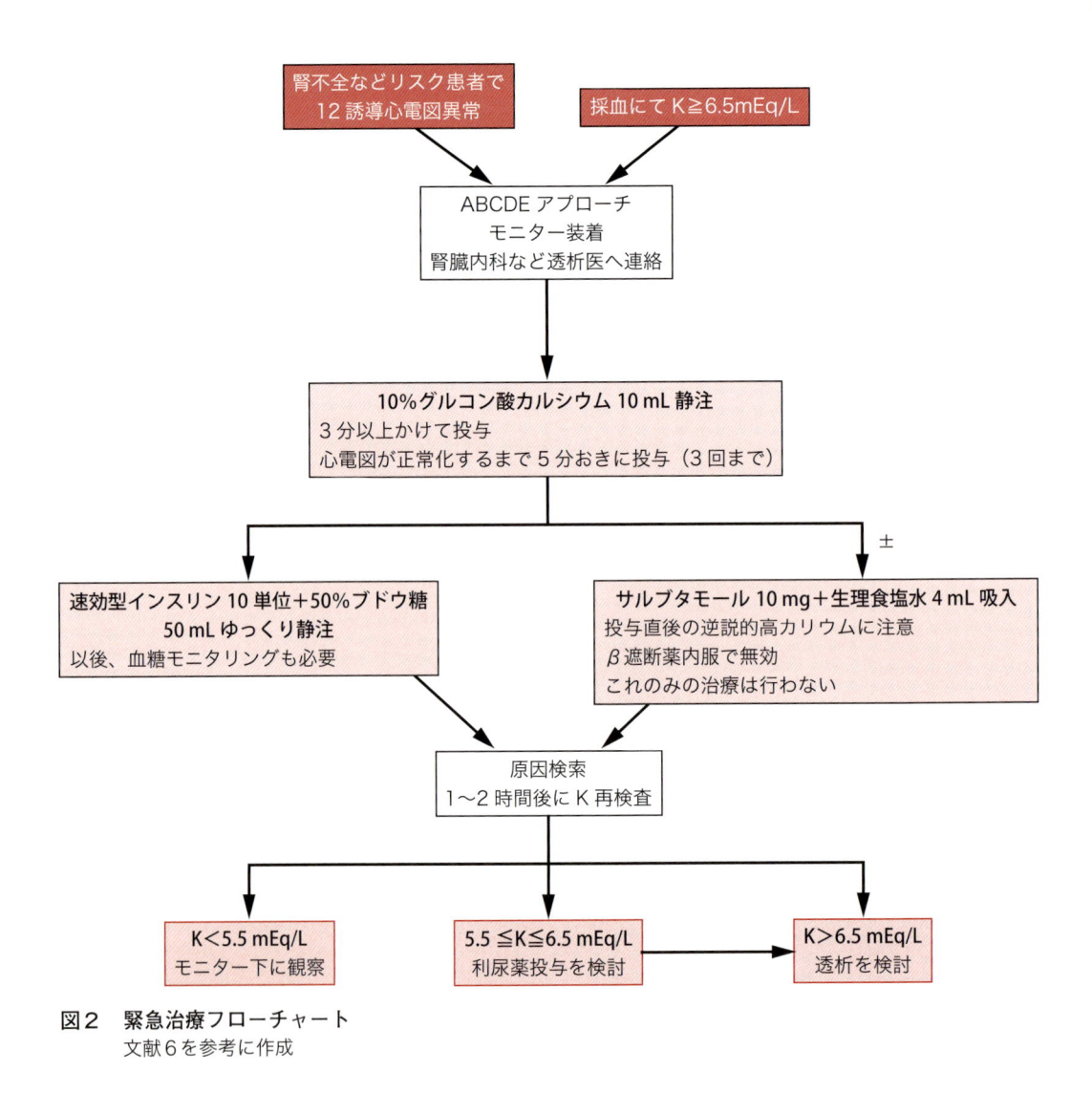

```
                ┌──────────────────┐      ┌──────────────────┐
                │腎不全などリスク患者で│      │採血にてK≧6.5mEq/L│
                │12誘導心電図異常    │      │                  │
                └──────────┬───────┘      └────────┬─────────┘
                           │                       │
                           ▼                       ▼
                        ABCDE アプローチ
                        モニター装着
                        腎臓内科など透析医へ連絡
                                │
                                ▼
                        10%グルコン酸カルシウム 10 mL 静注
                        3分以上かけて投与
                        心電図が正常化するまで5分おきに投与（3回まで）
```

図2 緊急治療フローチャート
文献6を参考に作成

3. 高カリウム血症の緊急対応

1 緊急対応フローチャート

緊急治療時のフローチャートの一例は**図2**の通りである[6]．

治療の3本柱は，

①心筋細胞の膜電位安定化・②細胞内への移行・③排泄の促進．

である．以下に詳細をまとめる[7]．

2 心筋細胞の膜電位安定化
●カルシウム
　心筋細胞の閾値電位を下げる（＝興奮しにくくなる）ことで，心筋の保護作用を示す．血中カリウム値には影響を及ぼさない．グルコン酸カルシウム（カルチコール）10 mLを3分以上かけて静注する．効果は3分以内に出現し，30〜60分持続する．5分経っても心電図変化がない場合や，心電図が改善後に再度悪化する場合には再投与を行う．動物実験ではカルシウム投与によりジギタリス中毒の悪化や心室性不整脈をきたしうる〔カルシウムがCタンパクと結合することで心筋の拡張期弛緩が起きず，非可逆的な収縮不能になってしまう（stone heart theory）こと，カルシウム過剰により後脱分極の遅延により心室性不整脈が誘発されることなどがあるようだ〕ので，ジギタリス製剤内服中の患者に対しては，P波が消失している場合やQRSの拡大がある場合のみに使用する．このときの投与方法はブドウ糖100 mLに混注して30分かけて投与する．

3 細胞内への移行
1）インスリン
　細胞膜のNa-K-ATPaseを活性化することで，細胞内へのカリウムの取り込みを促進する．インスリン10単位を25 gのブドウ糖とともに静注することが標準的に掲載されているがこの投与方法では8％に低血糖を合併したとする報告があり，血糖の綿密なモニタリングが必要である．カリウム値の程度や低血糖を起こしうるリスクによっては，投与するインスリン量を減量してもよいと思われる．
　なお，当院では初回投与にブドウ糖20 g＋速効型インスリン4単位を静注している．効果は15分以内に出現し，単回投与では2〜6時間持続する．0.6〜1.2 mEq/Lの血清カリウム値の低下が起こるといわれている．高カリウムが高血糖によって起きている場合には，ブドウ糖を静注することなくインスリンを投与する．なお，持続投与が単回投与に勝るというデータはない．

2）β2刺激薬
　β受容体の刺激を通して，細胞膜のNa-K-ATPaseを活性化する．サルブタモール（ベネトリン®）10〜20 mgを生理食塩水4 mLとともに10分程度で吸入する．効果は30分程度で出現し，60〜120分ほど持続する．用量依存性に0.6〜1.0 mEq/Lの血清カリウム値低下が起こるといわれている．投与後の短時間は逆説的にカリウム値が上昇する（詳細な機序は不明だが，短時間刺激されるα受容体の効果で肝臓から一時的にカリウムが放出されると考えられている）ため，特に心疾患の既往歴がある患者では不整脈などに注意する必要がある．テルブタリン（ブリカニール®）も有用と考えられるが，心疾患のある患者での研究報告はない．副作用に頻脈，動悸，振戦が起こる．β遮断薬を内服中の患者では効果はない．メカニズムは不明だが健常人でも40％はサルブタモールの効果がないともいわれる．そのため，β2刺激薬のみでの緊急対応は避ける必要がある．

3）重炭酸
　pHが上がることでカリウムの細胞内シフトを起こす．また，尿をアルカリ化することで尿へのカリウム排泄を促進する．しかし，短時間での効果はなく，効果が出るまでに数時間かかる．1時間後では効果がなく，4時間後でようやく，0.6 mEq/L下がったとする報告がある．よって緊急対応での出番はない．代謝性アシドーシスがある場合には，150 mEq/Lの炭酸水素ナトリウム（メイロン®）を2〜4時間かけて投与する．

表1　高カリウム血症で緊急使用する薬剤一覧

薬剤	投与量	発現時間	持続時間	合併症
グルコン酸カルシウム	10〜20 mL（1〜2 g）2〜3分かけて静注	直ちに	30〜60分	ジゴキシン中毒の悪化，高カルシウム血症
インスリン	速効型を10単位＋25 gブドウ糖とともに静注	15分	2〜6時間	低血糖，透析患者で起こりやすい
サルブタモール	10〜20 mgを生理食塩水4 mLとともに10分以上かけて吸入	30分	1〜2時間	動悸，振戦，β遮断薬内服で効果減
フロセミド	20〜40 mgを静注	15分	1〜3時間	脱水，無尿患者には無効
透析		直ちに	2〜6時間	透析中の不整脈の報告あり

4 排泄を促進させる

1）イオン交換樹脂

ポリスチレンスルホン酸ナトリウム（ケイキサレート®）はカリウムとの親和性が高く，腸管内でカリウムを吸着し，ナトリウムを放出する．*in vivo*では1 gにつき0.65 mEq/Lのカリウム吸着が起こるとされるが，体内での効果は予測不能である．内服なので効果発現までに最低2時間はかかり，効果は6時間以上持続するといわれている．海外では注腸も行われる．発現が遅く救急外来での出番はない．なお，便秘の副作用があるので，緩下薬と一緒に投与するのが一般的であるが，ソルビトール（D-ソルビトール）とともに投与すると腸管壊死の合併症（頻度は1.8％とする報告あり）をきたすので併用は禁忌である．

2）利尿薬

ループ利尿薬は遠位尿細管からのカリウム排泄を促進する．腎不全でも低いながら，効果があるという報告もある．無尿の患者だと効果はみられない．投与法はフロセミド（ラシックス®）を20〜40 mg静注する．効果は15分で出現し，1〜3時間持続する．体液貯留傾向であればよい適応だが，遠位ネフロンの血流が低下するとカリウム排泄能が低下しているため，血管内容量減少があれば，カリウムを含まない外液を十分に投与，腎血流を確保する必要がある．

3）透析

血中のカリウムを直接除去する．1時間で1 mEq/Lのカリウムを除去できる．効果は直ちに出現し，2〜6時間持続する．しかしながら，透析は血管内のカリウムにしかアクセスできないため，体内の総カリウム値が高いと，透析を中止した後にリバウンドが起こることがある．透析中止1時間で35％，6時間で70％の患者でリバウンドが起こるといわれている．リバウンドの程度は初期血清カリウム値に依存する．

高カリウム血症で緊急に使用する薬剤を表1にまとめた．

4. 初期治療に成功した後

カリウムチェックの頻度については決まった時間はない[8]．実際には初期治療後1〜2時間で再度チェックを行い，介入の効果判定を行い，初期カリウム値・併存疾患・高カリウムの原因など，患者背景に合わせてその後の頻度を決定する必要がある．英国ガイドラインでは1，2，4，6，24時間後がclass Ⅱcの推奨である[6]．

表2 高カリウム血症をきたしうる薬剤

薬剤名	機序
ARB・ACE阻害薬	アルドステロンの合成量減少，ARBはACEより高カリウム血症をきたしにくい
エプレレノン	アルドステロン受容体への拮抗
スピロノラクトン	尿細管でアルドステロン受容体への結合阻害
ペニシリンG	カリウムを多く含む
アゾール系抗真菌薬	アルドステロンの合成阻害
β遮断薬	ATPase活性を減少
シクロスポリン	レニンの放出を抑制
ジゴキシン	ATPase活性を減少
ヘパリン	アルドステロンの合成阻害
NSAIDs	プロスタグランジン合成阻害による血流減少，レニン・アルドステロンの分泌抑制
濃厚赤血球	溶血により赤血球のカリウムが製剤内で漏出

補液は，カリウムを含まない補液を選択する．病態により輸液量は変わるが，利尿薬を投与する場合には脱水に注意する必要がある．大切なのは，**初期治療で急性期を乗り切った際には原因検索を忘れずに行うことである**．

高カリウム血症の原因となる薬剤は非常に多く[9]，中止可能なものは中止する．被疑薬のリストは表2の通りだが，一部にすぎない．経口摂取量の制限のため，カリウム制限食も考慮する．

Advanced Lecture

1. 偽性高カリウム血症

高カリウム血症をみた場合，偽性高カリウム（pseudo hyperkalemia）の除外が必要となる．ほとんどの原因は検査時の要素が原因（32〜75％）で，最大の要因が溶血である[10]．溶血の起こる原因には，強くターニケットを巻いた，アルコール消毒が乾燥する前の穿刺，採取時の強い陰圧，激しい転倒混和，などにより起こりうる．他にも採取後放置や，低温環境で血球中のカリウムが放出されることでも起こる．手技や環境が疑わしい場合や，LDH上昇など溶血を示唆する所見がある場合には，前述の見直しを行い再検査する必要がある．

2. DKAやHHSに随伴する高カリウム血症

糖尿病性ケトアシドーシス（DKA）や高浸透圧性昏睡（HHS）の1/3で高カリウム血症を認める．DKAやHHSの患者は，体内の総カリウムは低い状態であるため，治療にしたがって血清カリウム値は低下する．そのため，緊急でカリウムを下げる治療を行う必要はない．

3. 高カリウムが原因の心停止

通常のACLSに加えてグルコン酸カルシウム（10〜15分おきにくり返し投与）やインスリンの投与を行う．CPR中の透析導入にて，良好な神経学的予後が得られたという症例報告はあるが，透析導入の確立された基準はない[1]．高カリウムが原因と考えられる心停止であれば，血清カリウム値が補正されるまで心肺蘇生を続ける必要がある．

●まとめ
高カリウム血症の緊急対応ではグルコン酸カルシウムの投与で膜電位の安定化からはじめる．くり返しになるが，原因検索が大切であり，必ず行う．

文献・参考文献

1) Medford-Davis L & Rafique Z：Derangements of potassium. Emerg Med Clin North Am, 32：329-347, 2014
　↑カリウム異常のレビュー．最初の項目で病態生理が概説されている．ポリスチレンスルホン酸ナトリウムについては"Do not give Kayexalate"と手厳しい．

2) Parham WA, et al：Hyperkalemia revisited. Tex Heart Inst J, 33：40-47, 2006
　↑高カリウムについてのレビュー．膜電位の生理学がよくまとまっている．それ以外の部分でも普通のレビューにはあまりない，細かい部分が記載あって勉強になる．

3) Webster A, et al：Recognising signs of danger：ECG changes resulting from an abnormal serum potassium concentration. Emerg Med J, 19：74-77, 2002
　↑カリウム値の上昇と心電図変化についてまとめた短報．

4) Ronny C, et al：Electrocardiogram manifestations in hyperkalemia. World Journal of Cardiovascular Diseases, 2：57-63, 2012
　↑高カリウム血症患者の心電図変化について後ろ向き観察研究．309名を対象にして心電図変化が36名（12％）．症例数が物足りないが，心電図変化がそれだけ出ないこともある，ということであろう．

5) Freeman K, et al：Effects of presentation and electrocardiogram on time to treatment of hyperkalemia. Acad Emerg Med, 15：239-249, 2008
　↑高カリウム血症の治療タイミングにどの患者因子や心電図変化が影響したかについて調べた後ろ向き観察研究．トリアージから治療開始までの平均時間が117分と長い．年間12万8千人受診しているから？　失神以外で治療介入が遅れた因子としては高血圧の既往と救急車を利用せずにER受診したこと．

6) Appendix 5：Algorithm-Management of Hyperkalaemia in Adults
http://www.renal.org/docs/default-source/guidelines-resources/joint-guidelines/treatment-of-acute-hyperkalaemia-in-adults/appendix-4-hyperkalaemia-algorithm---march-2014.doc?sfvrsn=2
　↑英国腎臓学会の高カリウム血症の緊急対応アルゴリズム．

7) Weisberg LS：Management of severe hyperkalemia. Crit Care Med, 36：3246-3251, 2008
　↑治療薬剤のレビュー．参考文献のなかでは最も読む価値が高いと思われる．

8) Elliott MJ, et al：Management of patients with acute hyperkalemia. CMAJ, 182：1631-1635, 2010
　↑治療についてのシステマティックレビュー．アミノフィリンや鉱質コルチコイドについても少しだけ書かれている．いずれも救急で使うことはない．

9) Hollander-Rodriguez JC & Calvert JF Jr：Hyperkalemia. Am Fam Physician, 73：283-290, 2006
　↑高カリウム血症治療のレビュー．長期的治療についても記載あり．

10) Stankovic AK & Smith S：Elevated serum potassium values：the role of preanalytic variables. Am J Clin Pathol, 121 Suppl：S105-S112, 2004
　↑偽性高カリウム血症について．カリウム値が高くなってしまう原因が多いことに驚く．本文にもとりあげなかったものとして患者や検体のとり違え，針のサイズ，スピッツそのものの問題，検体の輸送方法，遠心分離……など．

プロフィール

三反田拓志（Takushi Santanda）
東京ベイ・浦安市川医療センター救急科
九州・関西・関東・東海，各地を修行中．浦安に来て3年，アカデミックな環境＆毎日が新しい発見で楽しいです．将来は（許されれば）鹿児島でおもしろいことをやろうと画策中＆仲間募集中．

舩越　拓（Hiraku Funakoshi）
東京ベイ・浦安市川医療センター救急科　医長
専門：臨床推論 医学教育
救急科専門医 総合内科専門医
ERは救急蘇生のスキル，診断的意思決定力，倫理観など医療の総合力が求められる場です．そこで皆さんも一緒に働いてみませんか．
お待ちしています！！

第4章 病態ごとの輸液療法の考えかた

1. 脱水症の輸液

井上賀元

● Point ●

- 脱水症には dehydration と volume depletion がある
- dehydration には5％ブドウ糖液，volume depletion には生理食塩水の補液が基本となる
- 水分や電解質のおおよその欠乏量を推定して補液を開始するが，バイタルサインや電解質の値を参考に随時修正することが重要

1. 脱水症とは

いわゆる「脱水症」には，dehydration と volume depletion がある（表1）。
脱水症への輸液を考えるにあたって，施行する輸液の種類が全く異なることからこの2つを絶対に混同しないように！

1 dehydration

dehydration は，水が主に失われた状態で，水が細胞内から細胞外へ移動するため，細胞内液量が減少し，口渇が非常に強くなる．高ナトリウム血症を合併していることが多く，細胞外液はそれほど減少していないことが多いため，血圧は正常に保たれる．

2 volume depletion

一方，volume depletion では，Naが主に失われる状態で，水分が細胞内液に移動し，細胞外液が大幅に減少する．そのため，血圧の低下が出現する．血圧低下が明らかでなくても，起立性低血圧や，CRT（capillary refilling time）の延長がみられる．turgor低下も1つの指標であるが，特に高齢者では感度が高くなく，その場合はできるだけ前頭部や手指背側の皮膚を使用し観察する．

●ここがポイント！
dehydration とは，主に細胞内液の減少のこと．
volume depletion とは，主に細胞外液の減少のこと．
実臨床では，この2つが合併することはよくある．

表1　脱水症　dehydrationとvolume depletionの違い

	dehydration	volume depletion
口渇	高度	軽度
血圧	正常	低下
脈拍	正常	頻脈
起立性低血圧・頻脈	なし	あり
Ht，TP	正常	正常〜上昇
血清Na	上昇	正常〜低下
血漿浸透圧	上昇	正常〜低下

表2　代表的な輸液中の電解質濃度

	Na (mEq/L)	K (mEq/L)	ブドウ糖 (g/L)	乳酸 (mEq/L)
生理食塩水	154	0	0	0
乳酸リンゲル	130	4	0	28
1号液	90	0	25	0
3号液	35	20	43	0
5％ブドウ糖液	0	0	50	0

文献1より引用

● tilt test

2分間座位を保ち，さらに1分間立位となってもらう．
血圧が20 mmHg以上低下するか，脈拍数が30回/分以上増加すれば陽性とし，volume depletionに対する感度が高いとされている．

● CRT

中指の爪を5秒間押して，退色した爪の色が回復するまでの時間．通常は2秒以内．高齢者の場合は4秒以上あれば，volume depletionの疑い．災害におけるトリアージ（START法）でも使用される．

2. 輸液製剤の選び方

　5％ブドウ糖液，生理食塩水，リンゲル液，1号輸液，3号輸液 などがある（表2）が，基本は5％ブドウ糖と生理食塩水．どこにどれだけのボリュームを入れたいかを考える．

● ここがポイント！

細胞内液を増やしたい場合（dehydrationのとき）は，5％ブドウ糖液．
細胞外液を増やしたい場合（volume depletionのとき）は，生理食塩水．

・**リンゲル液**は，生理食塩水よりわずかにNaを減らしており，Clの代わりに乳酸で置き換えている．細胞外液を増やしたいときに生理食塩水のみで補充していると，希釈および高クロル

血症のために代謝性アシドーシスに傾く．そこで，代謝されると重炭酸イオンとなる乳酸を加えている**乳酸リンゲル液**が重宝される．なお肝障害の場合は，肝臓で代謝される乳酸のかわりに，筋肉で代謝される**酢酸リンゲル液**がよいとされている．

- **1号輸液**は，生理食塩水と5％ブドウ糖液をちょうど半々で分けたイメージ．Kを含んでいないので，腎不全や高カリウム血症などの前情報がない患者さんに対しての開始液として広く使用されている．
- **3号輸液**は，Naが30〜40 mEq/Lまで薄められている．生理食塩水：5％ブドウ糖＝1：3のイメージ．Kを十分に含んでいるので，尿量が十分確保されていない場合は慎重に使用するのがよい．

3. 必要な水分量

輸液量（mL）は，尿量＋排便量＋発汗量＋不感蒸泄量−代謝水．
尿量：1 mL/時/kg/日であり，50 kgであれば1,200 mL/日が目安．
不感蒸泄量：皮膚や呼吸より蒸発する水分（発汗量は別）．15 mL/kg程度（皮膚：呼吸＝2：1）．
代謝水：5 mL/kg
排便量：100 mL/日
50 kgであれば，1,200＋100＋750−250＝1,800 mL程度が必要水分量となる．

4. 必要な電解質量

- ナトリウム：60〜100 mEq/日
- カリウム：40〜80 mEq/日

5. 脱水のときは？

補液の量決定は，まず，水分量の不足分を推定することにある．体の水分量を最も反映する指標は……体重である！受診時の体重が測定できれば，普段の体重からの差が不足水分量である．
dehydrationの場合，血清Naから推定する式もある．**水分欠乏量＝0.4×体重×（血清Na値/140−1）**で計算する（体内水分量は，体重の40％程度まで欠乏していると仮定した場合）．
不足する水分量は，1日ではなく，2〜3日かけて補正するのが望ましく，1日量としては計算式の1/2〜1/3となる．

◼ 不足Na量の推定

低ナトリウム血症の多くが，水分の過量であることもあり，正確なNaの不足を推測することは困難である．基本的には投与・摂取量と同量が尿から排泄されるため，**尿中のNa量**（1日蓄尿で測定）を測定することである程度の推測は可能．
ただし高齢者，腎不全時，利尿薬投与時は，尿中Na排泄量が増えるため，推定には要注意．

❷ 不足K量の推定

　Kは細胞内≫細胞外に分布するため，血中濃度のみで不足量を推定するのは難しいが，ある程度の予測がたつ．また，pHの値によって細胞内外への移動があるため，**pHにより左右**される．pH 7.40のとき，K 3.0 mEq/Lであれば，200 mEqの不足があると知られている．

　補正時は**最大20 mEq/時**の投与スピードを守る．

> ●ここがピットフォール
> **最後に浸透圧のcheckを！**
> 血清**浸透圧**は280〜310 mOsm/Lで保たれている．つまり，280〜310 mmol/L以上の高浸透圧輸液は避けるべきである．
> 気をつけるべきはブドウ糖補液．ついついカロリーを入れようとして，標準輸液にブドウ糖を追加しがちであるが，1 g投与で5.6 mmol（1 mol＝180 g）であるため，80 kcal（＝20 g）追加しようとすると100 mOsm/Lの浸透圧上昇につながる．
> KClの補充も同様である．500 mLの輸液にKCl 1A（20 mEq）を投与すると，40 mEq/LのK濃度上昇となり，40 mOsm/Lの上昇になる．浸透圧の上昇は，血管痛や末梢血管炎につながる．逆に，生理食塩水を蒸留水にて半分に割るとできるhalf salineは，高ナトリウム血症の治療として紹介されていることもあるが，浸透圧も半分になっているため，大量に投与すると，脳浮腫などにつながることに留意すべきである．

Advanced Lecture

■ 経口脱水補正液（ORS）

　経口脱水補正液（oral rehydration solution：ORS）は，1 Lの水分に，NaCl 3.5 g，KCl 1.5 g，クエン酸Na 2.9 g，ブドウ糖20 gを混合したもの．いわゆるスポーツドリンクよりはNa，K，Clの濃度を倍以上としたもの（生理食塩水よりはNa量が1/2〜1/3程度）．脱水症のときに経口摂取できる場合には摂取するようにWHOが推奨している．一気に飲み干すのではなく，20 mL程度ずつこまめに飲み，1日1Lまでとする．

6. 脱水症の症例

> **症例1**
> 　56歳男性，炎天下で肉体労働をしていた．大量の発汗があり，水分を補給していたが，立っていられなくなって来院．来院時意識清明．血圧100/70 mmHg，脈拍90回/分，CRT 2.5秒，tilt testにて，血圧75/50 mmHg，脈拍120回/分．

→volume depletionであると判断
　体重減少は約3 kg，Na 140 mEq/L，K 4.0 mEq/L

■ 輸液

3Lの水分欠乏量があると推定．細胞外液補充としてまずは生理食塩水を1L投与，以後は高Clを避けるため乳酸リンゲル液2Lを血圧や尿量を参考に，維持輸液量（60 kgで2L/日程度）に加えて2日程度で投与する計画をたてる．

> ### 症例2
> 92歳女性，寝たきり状態でとろみ食などで経口摂取を続けていたが，ここ1週間ほどは意識レベルが悪く，ほとんど摂取できていない．意識レベル：GCS E2V2M5，口腔内（舌下）や腋窩の乾燥が著明．血圧120/60 mmHg，脈拍70回/分．Na 163 mEq/L，K 3.0 mEq/L　pH 7.40　体重40 kg　tilt test陰性

→dehydrationにて高ナトリウム血症を合併していると判断
（血圧は保たれており，volume depletionはないと判断）
不足水分量は，40×0.4×（163/140 − 1）で2.6 L程度　これを2日で補正．

■ 輸液

まずは5％ブドウ糖液60 mL/時で補液を開始．
KClを補充：不足量は200 mEq程度あるが無症候であり，100 mEq/日以下（20 mEq/L/時を超えないように）で補充開始．

※必ずNa値をチェックする．補正スピードが12 mEq/L/日を上回らないように．

> ### 症例3
> 25歳女性，生来健康であるが，子どものノロウイルス性急性胃腸炎が感染し，数日前から嘔吐を頻回にくり返しており，ほとんど食事が摂取できないため当院救急外来を受診した．
> 意識清明，血圧90/60 mmHg，脈拍90回/分．Na 135 mEq/L，Cl 90 mEq/L，K 3.2 mEq/L，pH 7.52　HCO$_3$ 33 mEq/L

→嘔吐が続くと，水と胃液（HCl）が大量に失われることとなる．その結果，volume depletionと代謝性アルカローシス，低クロール血症が生じる．病態的にはClの補充が理にかなっており，NaClの大量投与が有効である．

■ 輸液

生理食塩水の補液を開始．尿中Clを参考に正常化するまで投与継続する．
低カリウム血症については，アルカローシス（pH 7.5なら0.5 mEq/L程度Kが低下すると知られている）補正後に再度評価する．

文献・参考文献

1) 井上賀元：第5章3．輸液療法の基本．「病棟でのあらゆる問題に対応できる！入院患者管理パーフェクト」（石丸裕康/編）レジデントノート増刊，16（5）：194-199，羊土社，2014
2) 「輸液ができる，好きになる 考え方がわかるQ&Aと処方計算ツールで実践力アップ」（今井裕一/著），羊土社，2010
3) 「酸塩基平衡，水・電解質が好きになる 簡単なルールと演習問題で輸液をマスター」（今井裕一/著），羊土社，2007

4)「水・電解質と酸塩基平衡—Step by stepで考える」(黒川清/著), 南江堂, 2004
5)「Generalist Masters 2　腎臓病診療に自信がつく本」(小松康宏/著), カイ書林, 2010

プロフィール

井上賀元（Yoshimoto Inoue）
京都民医連中央病院集中治療科　科長
専門は，総合内科・腎臓内科・血液浄化など．
初期研修プログラム責任者として，常に研修医と対話しながら，よりよいプログラムづくりのため日々努力しています．
指導方針は「ほめてのばす」．「すばらしい！」が口癖です．

第4章 病態ごとの輸液療法の考えかた

2. ショック状態での輸液

花木奈央

●Point●

- バイタルサイン・身体所見からショックを早期に見抜く
- まずは太いゲージで末梢静脈路確保し急速輸液（心原性ショックに要注意！）
- 病態に応じた輸液・治療戦略が重要，治療と同時に原因検索を！

はじめに

　ショックとは「末梢組織への有効な血流量が減少することにより臓器・組織の生理機能が障害される状態」と定義される一連の症候群であり，その病態によって4つに分類される（**表1**）[1]．日本救急医学会からは**表2**のごとくショックの判断基準が示されている．ショックの判断には**低血圧は必ずしも必須ではない**．脈拍・意識レベル・呼吸状態・皮膚所見（蒼白・冷汗）などから**早期にショックを認知することが非常に重要**である．

　ショックに対する治療の基本は呼吸・循環の安定であり，ショックを認知したらすみやかに酸素投与・モニター装着・静脈路確保を行う．本稿では循環動態の維持に関連する輸液療法について解説する．輸液が治療のゴールではなく，**輸液治療と並行し原因検索とその治療を行うことが必須**である．

　ショックを呈するすべての病態について解説できないため，基本的な考え方を解説した後，出血性ショック・敗血症性ショック・心原性ショックについて詳説する．

1. 基本的な考え方

　ショック状態であると判断した場合，可能な限り太いゲージ（16～18G）の血管内留置カテーテルを用い末梢静脈路を確保する．**明らかに心原性ショックが疑われる場合以外は，急速輸液を行う**（心原性ショックについては後述）．心原性ショックか非心原性ショックか判断ができない場合は，急速輸液が優先される．**原因がわからないショックの治療では，酸素投与・急速輸液による呼吸・循環動態の安定化が最優先**される．

　急速輸液を行っても循環状態が改善しない場合は，昇圧薬を開始する．ただし，循環血液量減少性ショックにおいては昇圧薬の使用は推奨されない．

表1　ショックの分類と主な原因疾患

循環血液量減少性ショック
・急性出血：消化管出血，大動脈瘤破裂 ・脱水：下痢，嘔吐，熱中症 ・血管外への体液の移動：熱傷，炎症性疾患
心原性ショック：左心不全・右心不全・不整脈
・心筋障害：心筋梗塞，拡張型心筋症，心筋炎 ・不整脈：洞不全症候群，房室ブロック，心室頻拍
心外閉塞・拘束性ショック
・肺血栓塞栓症，緊張性気胸，心タンポナーデ
血液分布異常性ショック
・神経原性，アナフィラキシー，敗血症性ショック

文献1より改変して転載

表2　ショックの判断基準

大項目
収縮期血圧90 mmHg未満または通常の血圧より30 mmHg以上の血圧下降
小項目（3項目以上を満たす）
（1）心拍数100回/分以上または60回/分以下 （2）微弱な頻脈・徐脈 （3）爪先の毛細血管のrefill遅延（圧迫解除後2秒以上） （4）意識障害（JCS2桁以上またはGCS10点以下，不穏，興奮） （5）乏尿・無尿（0.5 mL/kg/時以下） （6）皮膚蒼白と冷汗，または39℃以上の発熱（感染性ショックの場合）

JCS：japan coma scale，GCS：Glasgow coma scale．文献1より転載

1　初回投与に用いる輸液製剤

　ショック状態の患者に対する初期輸液は晶質液が第一選択である．晶質液と膠質液のどちらが適切かという議論が長年続いているが，現時点では晶質液の方がよいという意見が強くなっている．また，輸液開始時の等張晶質液に関しては，生理食塩水と乳酸リンゲル液のどちらが予後を改善するか議論が続いている．

2　初回投与の輸液量

　輸液開始時は急速輸液が行われる．外傷における出血性ショックでは加温した輸液を急速に投与できる器具を用いることもある．初回投与量に決められた値はないが，通常500 mL〜1,000 mLを投与した時点で，血圧・脈拍の変化などから治療効果を判断する．

●ここがポイント！

輸液の効果判定にエコー検査を使ってみよう！

下大静脈（inferior vena cava：IVC）の前後径は循環血液量の指標であり，循環血液量の低下に関して血圧よりも感度が高いという報告がある[2]．エコー検査はベッドサイドでできる非侵襲的な検査であり，輸液反応性を確認する手法として有用である．

2. 出血性ショック

出血性ショックでは出血源のコントロールが最も重要な治療である．出血性ショックでは他のショックよりも輸液の必要量が多くなることが多い．

1 輸血を考慮するタイミング

輸血を考慮するタイミングに関しては，ヘモグロビン血中濃度7 g/dL維持を目標とし輸血をしたところ輸血量が減少したが在院日数や臨床転帰への影響もなかったという報告がある[3]．ヘモグロビン値が7 g/dLは輸血を考慮する1つの基準であるが，出血量や心疾患などの既往歴なども踏まえて判断する必要がある．

2 使用する輸血製剤について

通常，出血性ショックにおける輸血とは濃厚赤血球輸血のことを意味する．しかし，外傷に伴う出血性ショックでは凝固異常を合併していることが多い．そのため大量出血が予想される場合には，濃厚赤血球に加え新鮮凍結血漿，血小板濃厚液の輸血を早期から開始する必要がある．

●ここがピットフォール

輸血の判断は早期に！
輸液投与が開始されていない出血後早期は循環血液量が減少していても，ヘモグロビン濃度は低下しておらず来院時の採血結果では貧血を認めないこともしばしばある．輸血開始には輸液よりも長時間を要するため，大量の出血が想定される場合は治療開始時に輸血のオーダーも行うなど，早期に輸血の必要性を判断することが重要である．

3 昇圧薬の使用について

出血性ショックではショックの進行により末梢血管が収縮し，追加で昇圧薬を使用すると組織還流を低下させ望ましくないといわれている．特に外傷による出血性ショックでは昇圧薬の使用は有害という臨床研究も複数報告されており[3]，他のショックとは異なるため注意が必要である．

4 トラネキサム酸の使用について

外傷による出血性ショックが疑われた患者で，受傷後3時間以内にトラネキサム酸を投与すると出血死のリスクが減るという臨床研究がある[4]．あくまでも補助治療の1つであり，根本原因の治療が優先される．

3. 敗血症性ショック

敗血症性ショックでは末梢血管の拡張により生じ，血液分布異常性ショックに分類される．急速輸液が基本であり，EGDT（early goal-directed therapy）に則った治療が2012年の国際敗血症診療ガイドライン[5]，日本版敗血症診療ガイドライン[6]で推奨されている．なお，**第4章4．敗血症での輸液**も参考にしてもらいたい．

1 EGDTについて

EGDTでは敗血症の初期蘇生として，①中心静脈圧8～12 mmHg，②平均血圧＞65 mmHg，③尿量≧0.5 mL/kg/時，④上大静脈血・混合静脈血の酸素飽和度それぞれ70％以上・65％以上を，治療開始6時間以内に達成するよう初期輸液を行う[7]．

2 現行ガイドラインで推奨されている輸液治療

初期輸液としては等張晶質液が推奨されている．治療開始から3時間で晶質液30 mL/kgを投与し，代用血漿剤であるHES（hydroxyethyl starch）製剤の使用は推奨されていない．輸液に反応がなくEGDTの④を達成しない場合は，ノルアドレナリン・バソプレシンなどの昇圧薬を適宜使用する．

3 現在の議論と今後

1) EGDTの是非

2014年から2015年にかけて複数の臨床研究において，EGDTが医師の判断で行った治療と比べて死亡率を減らさないという結果が示された[8～10]．しかし，非EGDT群でも初期治療で大量輸液がなされており，**敗血症性ショックでも大量輸液をすることは依然として重要**である．

2) アルブミンの有効性

敗血症性ショック時のアルブミン輸液の有効性については議論があり，近年実施された研究では敗血症ショック患者ではアルブミン輸液はその他の輸液と比べて死亡率に関して有効性が示されていない[11, 12]．

4. 心原性ショック

心原性ショックは，心臓のポンプ機能の低下により循環血液量が十分であるにもかかわらず心拍出量が保たれていない状況である．輸液に対する反応性は乏しく，過剰な輸液により肺水腫となる危険が高い．循環作動薬を適切に利用し，原疾患に対する治療を早期に行う必要がある．

Advanced Lecture

治療開始時の等張晶質液として一般的に生理食塩水もしくはリンゲル液が用いられる．生理食塩水には緩衝液が含まれておらずリンゲル液よりもClの濃度が高いため，大量に輸液すると高Cl性代謝性アシドーシスを生じやすく予後に影響する可能性が示唆されている．リンゲル液を用いる方が予後がよいという報告もあり[13]，今後の研究が注目されている．

おわりに

ショック状態では原因検索と並行して全身状態を安定させるための加療を行う必要がある．すみやかに対応することが重要であり，輸液の判断を迷わずできるように本特集を役立ててもらい

たい．適切な輸液製剤の選択に関しては，近年複数の臨床研究が実施されている．本稿では，2015年12月時点の情報をもとに執筆していることをご了承いただきたい．

引用文献

1) 「救急診療指針 改訂第4版」（日本救急医学会/監，日本救急医学会 専門医認定委員会/編），へるす出版，2011
2) Yanagawa Y, et al：Early diagnosis of hypovolemic shock by sonographic measurement of inferior vena cava in trauma patients. J Trauma, 58：825-829, 2005
3) Carson JL, et al：Transfusion thresholds and other strategies for guiding allogeneic red blood cell transfusion. Cochrane Database of Systematic Reviews. John Wiley & Sons, Ltd, 1996：doi：10.1002/14651858.CD002042.pub3
4) a Roberts I, et al：The importance of early treatment with tranexamic acid in bleeding trauma patients：an exploratory analysis of the CRASH-2 randomised controlled trial. Lancet, 377：1096-101, 1101.e1-2, 2011
5) a Dellinger RP, et al：Surviving sepsis campaign：international guidelines for management of severe sepsis and septic shock：2012. Crit Care Med, 41：580-637, 2013
6) 日本集中治療医学会Sepsis Registry委員会：日本版敗血症診療ガイドライン．日本集中治療医学会雑誌，20：124-173, 2013
7) a Rivers E, et al：Early goal-directed therapy in the treatment of severe sepsis and septic shock. N Engl J Med, 345：1368-1377, 2001
8) Yealy DM, et al：A randomized trial of protocol-based care for early septic shock. N Engl J Med, 370：1683-1693, 2014
9) The ARISE Investigators and the ANZICS Clinical Trials Group：Goal-Directed Resuscitation for Patients with Early Septic Shock. N Engl J Med, 371：1496-1506, 2014
10) Peake SL, et al：Goal-directed resuscitation for patients with early septic shock. N Engl J Med, 371：1496-1506, 2014
11) Caironi P, et al：Albumin replacement in patients with severe sepsis or septic shock. N Engl J Med, 370：1412-1421, 2014
12) Patel A, et al：Randomised trials of human albumin for adults with sepsis：systematic review and meta-analysis with trial sequential analysis of all-cause mortality. BMJ, 349：g4561, 2014
13) Raghunathan K, et al：Association between the choice of IV crystalloid and in-hospital mortality among critically ill adults with sepsis＊. Crit Care Med, 42：1585-1591, 2014

参考文献・もっと学びたい人のために

1) Seymour CW & Rosengart MR：Septic Shock Advances in Diagnosis and Treatment. JAMA, 314：708-717, 2015
   ↑現在の敗血症性ショックの輸液治療についての臨床研究がまとめられている．
2) 林寛之：「Step Beyond Resident（第136回）RUSH⇒BULUE⇒FALLS もぅ勘弁してくれぇ！」．レジデントノート，16：127-136, 2014
   ↑ショックの診療において，鑑別診断や輸液への反応性を確認する際にエコー検査を活用する方法が解説されている．実際の検査方法や，診断アルゴリズムについても解説されている．

プロフィール

花木奈央（Nao Hanaki）
京都大学大学院医学研究科医療経済学分野/初期診療救急科
専門：救急医療 医療政策
総合内科後期研修修了後，名古屋第二赤十字病院救急科で研修をしました．救急医として働くなかで医療システムについて考えることがあり，現在は公衆衛生系の大学院で学んでいます．また，ER型救急医学を志す人で構成される非営利団体EM Allianceの運営のお手伝いもしています．関心のある人はホームページ（URL：www.emalliance.org/wp）をのぞいてみてください．

第4章 病態ごとの輸液療法の考えかた

3. 脳血管障害での輸液

臺野　巧

> **Point**
> ・脳血管障害患者に輸液を行うときは，脳灌流圧を保つために循環血漿量の維持と頭蓋内圧のコントロールを意識する
> ・脳血管障害患者への一般的な輸液療法を行いつつ，脳卒中のタイプに合わせた点滴治療を選択する

はじめに

　脳血管障害での輸液・点滴治療は，脳血管障害に共通の一般的原則と，脳梗塞・高血圧性脳出血・くも膜下出血といった疾患ごとに特有の輸液・点滴治療がある．一般原則を知ったうえで，疾患ごとに対応することがポイントとなる．

1. 脳血管障害患者への一般的な輸液療法

　脳血管障害に対する輸液の基本は，いかに脳血流を維持して脳細胞の損傷を最小限に抑えるか，である．**脳灌流圧**（cerebral perfusion pressure：**CPP**）は，**平均動脈圧**（mean arterial pressure：**MAP**）から**頭蓋内圧**（intracranial pressure：**ICP**）を引いた値になる．したがって，MAPを維持しつつ，ICPを下げることが重要になってくる．

> CPP = MAP − ICP
> CPP：脳灌流圧，MAP：平均動脈圧，ICP：頭蓋内圧
> MAP = 拡張期血圧 + 1/3（収縮期血圧 − 拡張期血圧）

1 循環血漿量の維持

　脳卒中急性期の患者は血管内脱水になっていることが多く，そのことが脳血流をさらに悪くしている．そのため，**乳酸リンゲル液（ラクテック®など）**や**生理食塩水**などの等張液を用いて循環血漿量を十分に維持することが重要となる．低張液（1/2生理食塩水，維持液，5％ブドウ糖液）を用いると脳浮腫を悪化させることになるため，避けるべきである．また，ブドウ糖を含む点滴は高血糖を助長するので基本的に避けるべきである（血糖管理については後述する）．しか

し，等張液のみを長期間投与すると電解質バランスが崩れることがあるので，心機能・電解質バランス・カロリー管理なども考慮し，患者ごとに輸液療法を組み立てる必要がある．

> ●処方例
> 経口摂取ができない脳梗塞患者の初期輸液
> 　ラクテック® または生理食塩水　80〜100 mL/時
> ・血管内脱水の程度，心不全の有無によって輸液量の増減が必要である．
> ・脳卒中治療に使われるその他の点滴製剤の容量を考慮して，1日総輸液量を適切に保つように輸液量を増減する．
> ・翌日以降は，血清電解質の値によって維持輸液を加えていく必要がある．

2 血糖管理

　低血糖になると脳卒中様の症状を呈することがある．また，低血糖が遷延すると新たな神経障害を引き起こす可能性もあるので，60 mg/dL以下のときはすみやかにブドウ糖を投与して低血糖を回避する．

　高血糖も機能予後を悪化させることが指摘されている．American Heart Association/American Stroke Associationのガイドラインおよび脳卒中治療ガイドライン2015は，血漿グルコース濃度を140〜180 mg/dLにコントロールすることを推奨している[1,2]．血糖コントロールの具体的な方法については成書に譲る．

3 脳圧のコントロール

　重症の脳血管障害においては，高浸透圧利尿薬を投与することで頭蓋内圧をコントロールして脳灌流圧の維持に努める．

　グリセロール（グリセオール®など）は，脳卒中一般の急性期の死亡を減らすとされているが，治療効果はそれほど大きいわけではなく，長期的予後や機能予後に関する効果は明らかではないが，脳圧コントロールの目的で投与されることが多い．1回200 mLを1日3〜4回投与するのが一般的である．

> ●処方例
> 　グリセオール®　1回200 mL　1日3〜4回

　マンニトール（マンニットールなど）は脳卒中急性期に有効とする明確な根拠はないが，脳ヘルニアが切迫していて緊急開頭手術まで何とか脳圧を下げてしのぎたいときは，グリセオール®よりも切れ味がよい印象がある．その場合は500 mLを15〜30分程度で急速点滴する．

> ●処方例
> 　脳ヘルニアが切迫しているとき　マンニットール　500 mLを15〜30分で急速点滴

2. 脳梗塞

　前述の「脳血管障害患者への一般的な輸液療法」を行うことが基本となる．発症からの時刻や脳梗塞のタイプによって個別の点滴治療があるが，詳細は成書に譲る．ここでは簡単に記載する．

　脳梗塞急性期において，**組織プラスミノゲン・アクティベーター（rt-PA，アルテプラーゼ）**を用いた血栓溶解療法の適応になるかどうかが大きなポイントになる．発症時刻が明確でその発症時刻から4.5時間以内に治療開始できる可能性がある場合は，血栓溶解療法を意識したマネジメントが必要になる．自施設で治療可能な場合にはすみやかに専門医に連絡をとるべきで，自施設でできない場合は他の専門医療機関への搬送を考慮し連絡をとることになるだろう．適正治療指針第2版に治療決定のための除外項目や慎重投与項目が細かく定められているので（表），これを参考に専門医に相談しながら適応を判断する．投与法などの詳細は省略する．

　以下，rt-PAを用いた血栓溶解療法**以外**の点滴治療について概説する．

　フリーラジカル・スカベンジャーである**エダラボン（ラジカット®）**は発症24時間以内の脳梗塞に対し脳保護作用を期待して使用されることがある．脳卒中治療ガイドライン2015では推奨グレードB（行うように勧められる）となっているが，国際的なエビデンスに乏しい．

●処方例
　ラジカット® 1バイアル　生理食塩水100 mLなどに溶解して2時間で点滴　1日2回

　エダラボンは腎障害・肝障害などを起こすことがあるので，投与中は定期的な血液検査が必要である．高齢者や慢性腎臓病の患者では慎重に適応を判断すべきである．

1 ラクナ梗塞

　発症5日以内のラクナ梗塞の点滴治療として，本邦では**オザグレルナトリウム（キサンボン®，カタクロット®**など）が使われることが多い．しかし，国際的なエビデンスは乏しい．

●処方例
　キサンボン®　80 mgを200 mLの点滴に溶解して2時間で点滴　1日2回

---

2 アテローム血栓性脳梗塞

　アテローム血栓症の点滴治療として，本邦では**アルガトロバン（ノバスタン®**など）が使われることが多い．しかし，国際的なエビデンスは乏しい．オザグレルナトリウムが使われることもある．

●処方例
　最初の2日間ノバスタン®6Vを生理食塩水500 mLなどに溶解して，24時間持続点滴
　次の5日間　ノバスタン®1Vを生理食塩水100 mLなどに溶解して3時間で投与　1日2回

---

3 心原性脳塞栓

　大きな梗塞の場合，出血性梗塞をきたす可能性があるため，早期抗凝固療法は避ける．大梗塞

表　アルテプラーゼ静注療法のチェックリスト

適応外（禁忌）	あり	なし
発症～治療開始時刻4.5時間超 　※発症時刻（最終未発症確認時刻）[　：　] 　※治療開始（予定）時刻[　：　]	☐	☐
既往歴		
非外傷性頭蓋内出血	☐	☐
1カ月以内の脳梗塞（一過性脳虚血発作を含まない）	☐	☐
3カ月以内の重篤な頭部脊髄の外傷あるいは手術	☐	☐
21日以内の消化管あるいは尿路出血	☐	☐
14日以内の大手術あるいは頭部以外の重篤な外傷	☐	☐
治療薬の過敏症	☐	☐
臨床所見		
くも膜下出血（疑）	☐	☐
急性大動脈解離の合併	☐	☐
出血の合併（頭蓋内，消化管，尿路，後腹膜，喀血）	☐	☐
収縮期血圧（降圧療法後も185 mmHg以上）	☐	☐
拡張期血圧（降圧療法後も110 mmHg以上）	☐	☐
重篤な肝障害	☐	☐
急性膵炎	☐	☐
血液所見		
血糖異常（＜50 mg/dL，または＞400 mg/dL）	☐	☐
血小板100,000/mm^{3}以下	☐	☐
血液所見：抗凝固療法中ないし凝固異常症において		
PT-INR＞1.7	☐	☐
aPTTの延長（前値の1.5倍［目安として約40秒］を超える）	☐	☐
CT/MR所見		
広汎な早期虚血性変化	☐	☐
圧排所見（正中構造偏位）	☐	☐

慎重投与（適応の可否を慎重に検討する）	あり	なし
年齢　81歳以上	☐	☐
既往歴		
10日以内の生検・外傷	☐	☐
10日以内の分娩・流早産	☐	☐
1カ月以上経過した脳梗塞（とくに糖尿病合併例）	☐	☐
3カ月以内の心筋梗塞	☐	☐
蛋白製剤アレルギー	☐	☐
神経症候		
NIHSS値26以上	☐	☐
軽症	☐	☐
症候の急速な軽症化	☐	☐
痙攣（既往歴などからてんかんの可能性が高ければ適応外）	☐	☐
臨床所見		
脳動脈瘤・頭蓋内腫瘍・脳動静脈奇形・もやもや病	☐	☐
胸部大動脈瘤	☐	☐
消化管潰瘍・憩室炎，大腸炎	☐	☐
活動性結核	☐	☐
糖尿病性出血性網膜症・出血性眼症	☐	☐
血栓溶解薬，抗血栓薬投与中（とくに経口抗凝固薬投与中） 　※抗Xa薬やダビガトランの服薬患者への本治療の有効性と安全性は確立しておらず，治療の適否を慎重に判断せねばならない．	☐	☐
月経期間中	☐	☐
重篤な腎障害	☐	☐
コントロール不良の糖尿病	☐	☐
感染性心内膜炎	☐	☐

＜注意事項＞
1. 一項目でも「適応外」に該当すれば実施しない．
2. 一項目でも「慎重投与」に該当すれば，適応の可否を慎重に検討し，治療を実施する場合は患者本人・家族に正確に説明し同意を得る必要がある．
3. 「慎重投与」のうち，下線をつけた4項目に該当する患者に対して発症3時間以降に投与する場合は，個々の症例ごとに適応の可否を慎重に検討する必要がある．

文献3より引用

ではない場合，急性期にヘパリンによる抗凝固療法が行われることがある．しかし，現時点で脳梗塞急性期におけるヘパリンの有効性を示す明確な根拠はない．出血合併症のリスクもあるため，適応は慎重に判断するべある．

3. 高血圧性脳出血

前述の「脳血管障害患者への一般的な輸液療法」を行うことが基本となるが，高血圧性脳出血の場合は血腫の増大を防ぐため血圧のコントロールが重要となる．**ニカルジピン（ペルジピン®）**や**ジルチアゼム（ヘルベッサー®）**を用いて血圧をコントロールする．

> ●処方例
> ペルジピン®原液をシリンジポンプで投与する．1〜15 mL/時
> ヘルベッサー®150 mgを生理食塩水で50 mLとして，シリンジポンプで1〜15 mL/時

血圧コントロールにおける至適血圧管理目標についてはさまざまな議論があり，確立されていない．以前は一律に収縮期血圧140 mmHg以下を目標としていたが，過度な降圧は脳灌流圧の低下をきたすことも指摘されている．脳卒中治療ガイドライン2015では，できるだけ早期に収縮期血圧を140 mmHg未満に降下させ7日間維持することを考慮してもよい（グレードC1，行うことを考慮してもよいが十分な科学的根拠がない），と記載されている．患者の背景や出血量によって個々に目標を設定すべきだが，目標収縮期血圧を140〜160 mmHg未満に設定するのが一般的と思われる．

> ● Advanced Lecture
> これまで本邦ではニカルジピンは「頭蓋内出血で止血が完成していないと推定される患者，脳卒中急性期で頭蓋内圧が亢進している患者」には使用禁忌とされていた．しかし，2011年6月の添付文書改訂でこの内容が禁忌項目から削除された（慎重投与に変更）．

4. くも膜下出血

前述の「脳血管障害患者への一般的な輸液療法」を行うことが基本となるが，くも膜下出血の予後を大きく左右するものが再出血である．開頭手術による脳動脈瘤頸部クリッピング術または血管内治療によるコイル塞栓術などの再出血予防処置が施されるまでは，とにかく**再出血を予防することが重要である**．高血圧性脳出血と同様に，**ニカルジピン（ペルジピン®）**や**ジルチアゼム（ヘルベッサー®）**を用いて血圧をコントロールするが，より積極的な降圧により再出血の予防をはかる．至適目標血圧についての科学的なデータはないが，意識レベルが清明なときは収縮期血圧120 mmHg以下まで下げてもよいだろう．しかし，意識障害をきたしている場合は，頭蓋内圧が亢進している可能性があり，過度の降圧で脳灌流圧の低下をきたすことが予測されるため注意が必要である．しかし，再出血は予後不良因子なので十分な降圧を求める脳神経外科医も多い．専門医に相談しながら目標血圧を決めていく必要がある．

> ●処方例
> 脳動脈瘤頸部クリッピング術またはコイル塞栓術まで下記の輸液療法を行う．
> ペルジピン®原液をシリンジポンプで投与する．1～15 mL/時
> ヘルベッサー®150 mgを生理食塩水で50 mLとして，シリンジポンプで1～15 mL/時

くも膜下出血後第4～14病日に遅発性脳血管攣縮が起こることがある．再出血予防の治療が行われた後，**ファスジル（エリル®）** や **オザグレルナトリウム（キサンボン®，カタクロット®** など）が予防的に投与される．

> ●処方例
> キサンボン®　1日量80 mgを24時間持続点滴　14日間
> エリル®　1回30 mgを100 mLの点滴に溶解して1回30分で点滴　1日2～3回　14日間

遅発性脳血管攣縮が起こったときは，循環血液量増加（hypervolemia）・血液希釈（hemodilution）・人為的高血圧（hypertension）を組合わせた **triple H療法** や，循環血液量を正常に保ち心機能を増強させる **hyperdynamic療法** が行われる．詳細は成書に譲る．

● Advanced Lecture

脳灌流圧を保つために，循環血漿量の維持と頭蓋内圧のコントロール以外に，体位についても意識する必要がある．頭側を挙上しない水平位で脳血流は最大になる．しかし，頭蓋内圧が亢進している状態では，むしろ頭側を挙上したほうが頭蓋内圧を下げることができる．したがって，**大きな脳出血や発症から24時間以上経過した主要血管の脳梗塞** で，頭蓋内圧が亢進している状態のときは30°の頭側挙上が望ましい．しかし，**出血量が多くない脳出血や発症から24時間以内の脳梗塞** の場合は，頭蓋内圧が上がっていないので，水平位から頭側挙上15°程度までにしておいた方が脳血流を保つことができる．水平位は誤嚥を起こしやすく，心不全症状も出やすいので注意が必要である．また，脳血管障害では早期からのリハビリテーションが推奨されているが，座位や立位で脳血流が変化するので症状の変化に注意が必要である．

おわりに

脳血管障害での輸液療法・点滴治療について概説した．この領域はエビデンスとして確立されているものが少なく，また日本と海外のガイドラインでかなり相違がある．今後も内容が変更される可能性があるので，注意が必要である．もし余裕があれば，海外のガイドラインを参照し，脳卒中治療ガイドライン2015との相違を理解し，ガイドラインそのものの批判的吟味をされたい．

文献・参考文献

1) Jauch EC, et al：Guidelines for the early management of patients with acute ischemic stroke：a guideline for healthcare professionals from the American Heart Association/American Stroke Association. Stroke, 44：870-947, 2013
2) 「脳卒中治療ガイドライン2015」（日本脳卒中学会 脳卒中ガイドライン委員会/編），協和企画，2015
3) rt-PA（アルテプラーゼ）静注療法適正治療指針 第二版〔日本脳卒中学会 脳卒中医療向上・社会保険委員会，rt-PA（アルテプラーゼ）静注療法指針改訂部会〕，2012：http://www.jsts.gr.jp/jss19.html

プロフィール

臺野　巧（Takumi Daino）
北海道勤医協　総合診療・家庭医療・医学教育センター
勤医協中央病院　総合診療センター　センター長
専門：総合診療　医学教育
わりと得意な分野：頭痛，腰痛，めまい，しびれ，褥瘡
プライマリ・ケア認定医　家庭医療指導医　総合内科専門医　脳神経外科専門医
脳神経外科専門医から総合診療医に転向した変わり種ですが，転向してもう10年以上経ち，脳外科のキャリアよりも総合診療のキャリアの方が長くなりました．2013年5月に新築移転した病院で多くの患者さん，初期・後期研修医たちと一緒に楽しくやっています．皆さま，北海道に来てみませんか？ プライベートでは旅行とマラソンを趣味にしています．

第4章 病態ごとの輸液療法の考えかた

4. 敗血症での輸液

瀬田公一

> ● Point ●
> ・敗血症の治療においては，早期に敗血症の診断を正しく行い，血液培養を採取し，広域抗菌薬を投与し，1〜2Lの晶質液で補液蘇生を行うことが最も重要である
> ・補液蘇生の第一選択は晶質液であるが，Clの過剰投与は避ける必要がある
> ・過剰補液は死亡や急性腎障害を招く恐れがあるため注意を要する

はじめに

Surviving Sepsis Campaign Guideline（重症敗血症および敗血症性ショックの管理に関する国際ガイドライン，以下，SSCG）が掲げるEGDT（early goal-directed therapy）は，重症敗血症および敗血症性ショックの患者管理の最も標準的な方法である．敗血症での輸液を考える際には，まずSSCGのこころを理解するべきである．そのうえで，最近の新しい考え方を身につけることを勧める．

1. SSCGとは

1 歴史

2001年にRivers.Eらは，死亡率の高い重症敗血症および敗血症性ショックに対して，早期に中心静脈カテーテルを挿入し血行動態と組織低灌流の程度をモニターしながら，6時間以内に達成すべき数値目標に向けて治療を行う（EGDT）ことで，死亡率を46.5%から30.5%に減少させられたことを報告した[1]．その結果をもとに，2004年に，目標数値に向けて治療を行うためのガイドライン（SSCG2004）が提唱され，現在，改訂第3版であるSSCG2012年版が普及している[2]．

2 SSCG2012

1）概要

SSCG2012によると，敗血症は感染の存在（推定もしくは実証）と感染による全身症状を有する状態，重症敗血症は敗血症に加えて敗血症により引き起こされた臓器不全もしくは組織低灌流がある状態と，それぞれ定義される．SSCG2012は，蘇生補液のほか，昇圧薬の投与，抗菌薬投

表1　Surviving Sepsis Campaign のケアバンドル

3時間以内に達成すべき項目 　1）乳酸値を測定する 　2）抗菌薬投与前に血液培養を採取する 　3）広域抗菌薬を投与する 　4）低血圧もしくは乳酸値≧4 mmol/L に対して30 mL/kg の晶質液を投与する
6時間以内に達成すべき項目 　5）初期輸液蘇生に反応しない低血圧に対して平均血圧≧65 mmHg を維持するように昇圧薬を投与する 　6）輸液蘇生にもかかわらず低血圧が遷延する（敗血症性ショック）もしくは治療初期の乳酸値が≧4 mmol/L 　　であったとき 　　中心静脈圧*を測定する 　　上大静脈血酸素飽和度*を測定する 　7）治療初期の乳酸値が上昇していた場合は乳酸値*を再測定する

＊ガイドラインに示されている数値目標は，中心静脈圧≧8 mmHg，上大静脈酸素飽和度≧70％，乳酸値の正常化
　特に3時間以内に達成すべき項目は重要と考える．文献2より引用

与前の血液培養の採取，1時間以内の広域抗菌薬の投与，抗菌薬の de-escalation，人工呼吸器の管理方法や血糖管理についても細かく提唱している．

2）EGDTについて

SSCG2012 は敗血症による組織低灌流を初期輸液後も遷延する低血圧，または血中尿酸値が 4 mmol/L 以上と定義し，そのような患者に対しては，数値目標を掲げたプロトコール化された蘇生法を推奨している．組織低灌流が認められた後できるだけ早期に開始し，6時間以内に以下の目標を達成すべきとしている．

a）中心静脈圧（CVP）8〜12 mmHg
b）平均動脈圧（MAP）≧65 mmHg
c）尿量≧0.5 mL/kg/hr
d）上大静脈酸素飽和度（ScvO$_2$）≧70％，または混合静脈血酸素飽和度≧65％

　蘇生時の初期輸液としては晶質液を用い，循環血液量減少が疑われる患者に対しては少なくとも 30 mL/kg の輸液負荷を行う．また，上大静脈酸素飽和度が測定できない場合には乳酸値の正常化を目標とすることも提唱されている．

　まとめると SSCG2012 による EGDT とは，低血圧，組織低灌流，臓器障害を早期に改善するために，前負荷の指標として CVP，組織低灌流の指標として ScvO$_2$ あるいは乳酸値，後負荷の指標として平均動脈圧，臓器障害の指標として尿量をモニターして，6時間で達成すべき数値目標を掲げて治療することである．

3 EGDTと数値目標についての最近の反論

　SSCG が出て10年ほど経ち2014年になって，EGDT で掲げられている CVP や ScvO$_2$ を目標とする必要がないとする研究が次々と報告されている．ProCESS研究[3]，ARISE研究[4]，ProMISe研究[5] では，いずれも EGDT を厳守した治療と厳守しない一般的治療とで，生命予後などに差がないことが示された．しかしながら，これらの研究では，両群とも多くの症例で割り付け時にすでに敗血症の診断がつけられ，1 L 程度の補液蘇生がなされ，抗菌薬も投与されており，そのために両群に差がなかったと考えられる．つまり SSCGバンドルの3時間以内に達成すべき目標（表1）を達成することが，最も重要であることが再確認されたともいえる．したがって，必ずしも全例で CVP や ScvO$_2$ を測定するためのデバイスを挿入して治療する必要はないが，SSCG のこ

ころは大切であることがわかる．つまり，**早期に敗血症の診断を正しく行い，血液培養を採取し，広域抗菌薬を投与し，1〜2Lの晶質液で補液蘇生を行うことが重要である．**

2. 補液のメニューについて

1 生理食塩水

大量の補液をする際は，生理食塩水のようにNaとClのイオン濃度の差がゼロの補液より，強い陽イオンと強い陰イオンの差がプラスの補液の方が好ましい．SIRSや敗血症に対する輸液蘇生において，**生理食塩水投与などでCl投与量が増えると急性腎不全，代謝性アシドーシス，死亡率が上昇する**ことが示されている[6〜9]．Clの負荷で急性腎不全を招くのは，尿細管糸球体フィードバックによって腎血流量と糸球体濾過量が低下するためと考えられる[10]．代謝性アシドーシスになる理由は重炭酸イオンの濃度は強い陽イオンと強い陰イオンの差で決定されるというStewart Approachの考えかたで説明できる[11]．ちなみに軽症重症問わず全ICU入室患者でみれば，1日2L程度の生理食塩水であれば投与しても問題ないかもしれない[12]．

2 アルブミン

理論上晶質液よりコロイドの方が血管内に留まるため，蘇生補液にはアルブミン製剤の投与がよいのではと考えられ，RCTが行われてきた．しかしながらSAFE試験[13]やALBIOS試験[14]において，晶質液よりもアルブミン製剤の方が勝るというデータは得られなかった．さらにメタ解析においても，いかなる重症度の敗血症においても，アルブミン製剤の優越性は証明されなかった[15, 16]．アルブミンが無効である理由として考えられるのは，敗血症やSIRSの状態では血管内皮の糖衣の層が破壊され，血管内皮にもともとある"窓"から間質にアルブミンが漏れ出てしまうためかもしれない[17]．最近，コロイドが血管内に留まり間質から水分を引き寄せるというStarlingの法則が見直されている[18]．**輸液蘇生においては，より安価な晶質液を第一選択とすべきだろう．**

3 HES製剤

アルブミンに替わる安価なコロイド製剤としてヒドロキシエチルデンプン（hydroxyethyl starch：HES）製剤があるが，**HES製剤による輸液蘇生は，AKIの発症，腎代替療法の必要度，死亡を増加させることが報告されており，使用は避けるべきである**[19〜28]．

3. 過剰補液について

重症敗血症および敗血症性ショックの早期には十分な補液が必要である一方で，**過剰補液は死亡やAKIの発生と関連する**こともわかっている[29〜31]．心臓カテーテル検査を行ったさまざまな心疾患患者において**GFRを規定している因子はCVPである**（図1）との報告[32]や，心不全患者における**腎機能悪化と関連する因子は心機能ではなくCVPである**（図2）との報告[33]，さらにICU入室患者において**腹腔内圧上昇がAKIの最も優れた予測因子**となった（図3）との報告[34]から，**過剰補液はCVPや腹腔内圧上昇を招き，"うっ血性腎不全"によるAKIを発症させる**と考え

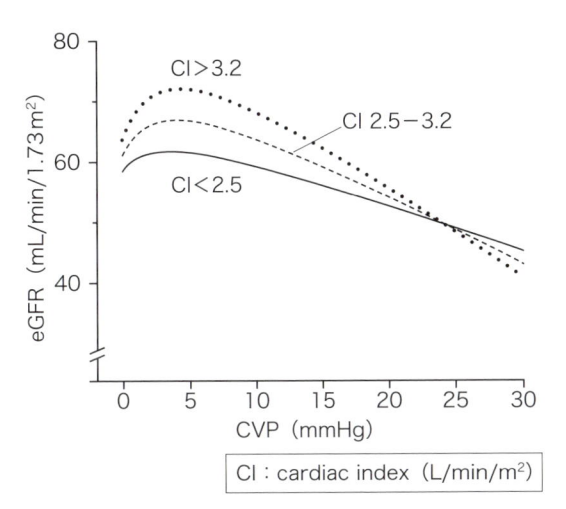

図1 心係数別にみたCVPとeGFRの関係
心機能にかかわらず，CVPが高いほどGFRは低くなる．つまりCVPが腎機能を規定している．文献32より引用

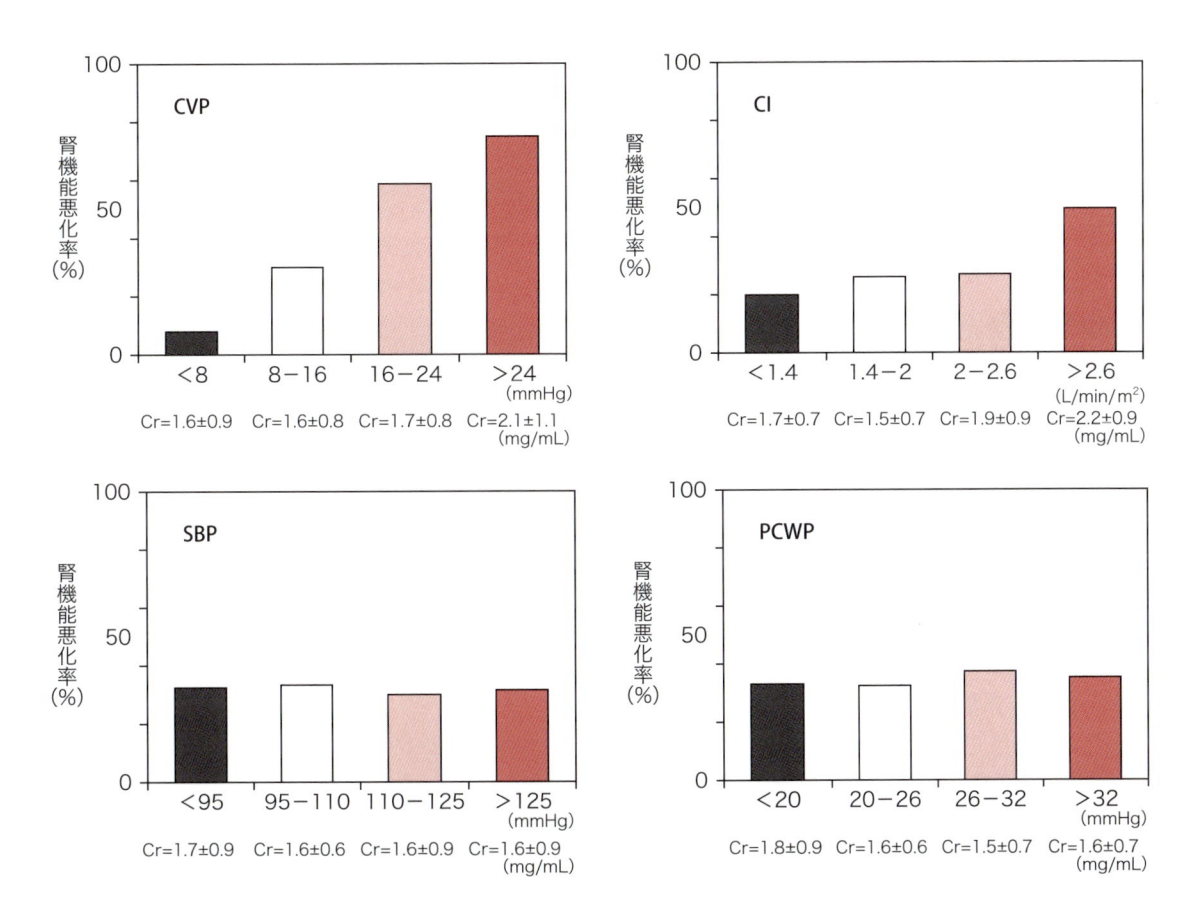

図2 重症心不全でAKI発症を規定する因子は何か？
重症心不全において，腎機能の悪化を規定する因子は，心係数（CI）でも収縮期血圧（SBP）でも肺静脈楔入圧（PCWP）でもない．中心静脈圧（CVP）が高いことが腎機能の悪化と関係がある．文献33より引用

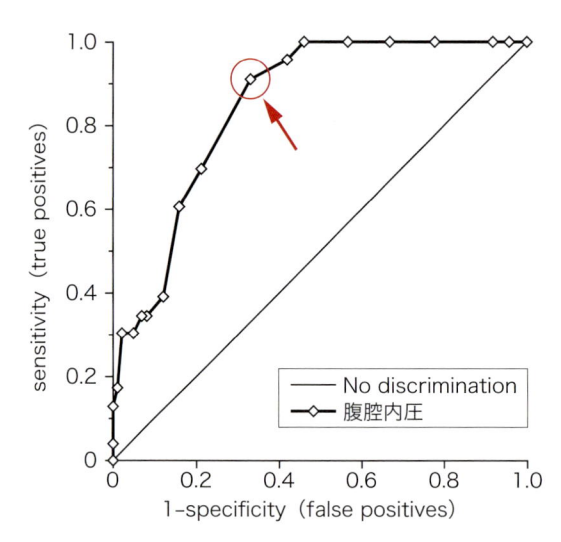

図3　ICU入室患者の腹腔内圧とAKIの関係（ROCカーブ）
腹腔内圧≧12 mmHgで切ると感度91.3％，特異度67％で，AKIとなる（→：筆者が付記）．文献34より引用

られる[35, 36]．SSCGのこころを実践する際に重要なことは，早期（おそらく3時間以内）に輸液蘇生を行うことであって，だらだらと補液を続けることではないと肝に銘じておくべきである[37]．

おわりに

　SSCG2012で推奨されている蘇生補液について，その基本と最近の反論について述べた．このガイドラインのこころともいえるバンドル（表1）の3時間以内に達成すべき項目，すなわち1）乳酸値を測定する，2）抗菌薬投与前に血液培養を採取する，3）広域抗菌薬を投与する，4）低血圧もしくは乳酸値≧4 mmol/Lに対して30 mL/kgの晶質液を投与する，の重要性はこれからも否定されることはないだろう．ただし補液は3時間以内に行うべきで，6時間以上経ってからの過剰補液はかえって予後を悪くする可能性がある．

文献・参考文献

1) Rivers E, et al：Early goal-directed therapy in the treatment of severe sepsis and septic shock. N Engl J Med, 345：1368-1377, 2001
2) Dellinger RP, et al：Surviving sepsis campaign：international guidelines for management of severe sepsis and septic shock：2012. Crit Care Med, 41：580-637, 2013
3) The ProCESS Investigators, et al：A randomized trial of protocol-based care for early septic shock. N Engl J Med, 370：1683-1693, 2014
4) The ARISE Investigators & the ANZICS Clinical Trials Group：Goal-directed resuscitation for patients with early septic shock. N Engl J Med, 371：1496-1506, 2014
5) Mouncey PR, et al：Trial of early, goal-directed resuscitation for septic shock. N Engl J Med, 372：1301-1311, 2015

6) Shaw AD, et al：Association between intravenous chloride load during resuscitation and in-hospital mortality among patients with SIRS. Intensive Care Med, 40：1897-1905, 2014

7) Raghunathan K, et al：Association between the choice of IV crystalloid and in-hospital mortality among critically ill adults with sepsis＊. Crit Care Med, 42：1585-1591, 2014

8) Yunos NM, et al：Association between a chloride-liberal vs chloride-restrictive intravenous fluid administration strategy and kidney injury in critically ill adults. JAMA, 308：1566-1572, 2012

9) Krajewski ML, et al：Meta-analysis of high- versus low-chloride content in perioperative and critical care fluid resuscitation. Br J Surg, 102：24-36, 2015

10) Wilcox CS：Regulation of renal blood flow by plasma chloride. J Clin Invest, 71：726-735, 1983

11) Seifter JL：Integration of acid-base and electrolyte disorders. N Engl J Med, 371：1821-1831, 2014

12) Young P, et al：Effect of a Buffered Crystalloid Solution vs Saline on Acute Kidney Injury Among Patients in the Intensive Care Unit：The SPLIT Randomized Clinical Trial. JAMA, 314：1701-1710, 2015

13) Finfer S, et al：A comparison of albumin and saline for fluid resuscitation in the intensive care unit. N Engl J Med, 350：2247-2256, 2004

14) Caironi P, et al：Albumin replacement in patients with severe sepsis or septic shock. N Engl J Med, 370：1412-1421, 2014

15) Patel A, et al：Randomised trials of human albumin for adults with sepsis：systematic review and meta-analysis with trial sequential analysis of all-cause mortality. BMJ, 349：g4561, 2014

16) Jiang L, et al：Albumin versus other fluids for fluid resuscitation in patients with sepsis：a meta-analysis. PLoS One, 9：e114666, 2014

17) Woodcock TE & Woodcock TM：Revised Starling equation and the glycocalyx model of transvascular fluid exchange：an improved paradigm for prescribing intravenous fluid therapy. Br J Anaesth, 108：384-394, 2012

18) Levick JR & Michel CC：Microvascular fluid exchange and the revised Starling principle. Cardiovasc Res, 87：198-210, 2010

19) Schortgen F, et al：Effects of hydroxyethylstarch and gelatin on renal function in severe sepsis：a multicentre randomised study. Lancet, 357：911-916, 2001

20) Brunkhorst FM, et al：Intensive insulin therapy and pentastarch resuscitation in severe sepsis. N Engl J Med, 358：125-139, 2008

21) Sprung CL, et al：Hydrocortisone therapy for patients with septic shock. N Engl J Med, 358：111-124, 2008

22) Perner A, et al：Hydroxyethyl starch 130/0.42 versus Ringer's acetate in severe sepsis. N Engl J Med, 367：124-134, 2012

23) Myburgh, JA, et al.：Hydroxyethyl starch or saline for fluid resuscitation in intensive care. N Engl J Med, 367：1901-1911, 2012

24) Mutter TC, et al：Hydroxyethyl starch (HES) versus other fluid therapies：effects on kidney function. Cochrane Database Syst Rev, 7：CD007594, 2013

25) Serpa Neto A, et al：Fluid resuscitation with hydroxyethyl starches in patients with sepsis is associated with an increased incidence of acute kidney injury and use of renal replacement therapy：a systematic review and meta-analysis of the literature. J Crit Care, 29：185.e1-185.e7, 2014

26) Zarychanski R, et al：Association of hydroxyethyl starch administration with mortality and acute kidney injury in critically ill patients requiring volume resuscitation：a systematic review and meta-analysis. JAMA, 309：678-688, 2013

27) Perner A, et al：Hydroxyethyl starch 130/0.42 versus Ringer's acetate in severe sepsis. N Engl J Med, 367：124-134, 2012

28) Shaw AD & Kellum JA：The risk of AKI in patients treated with intravenous solutions containing hydroxyethyl starch. Clin J Am Soc Nephrol, 8：497-503, 2013

29) Vaara ST, et al：Fluid overload is associated with an increased risk for 90-day mortality in critically ill patients with renal replacement therapy：data from the prospective FINNAKI study. Crit Care, 16：R197, 2012

30) Bouchard J, et al：Fluid accumulation, survival and recovery of kidney function in critically ill patients with acute kidney injury. Kidney Int, 76：422-427, 2009

31) Acheampong A & Vincent, JL：A positive fluid balance is an independent prognostic factor in patients with sepsis. Crit Care, 19：251, 2015

32) Damman K, et al：Increased central venous pressure is associated with impaired renal function and mortality in a broad spectrum of patients with cardiovascular disease. J Am Coll Cardiol, 53：582-588, 2009

33) Mullens W, et al：Importance of venous congestion for worsening of renal function in advanced decompensated heart failure. J Am Coll Cardiol, 53：589-596, 2009

34) Dalfino L, et al：Intra-abdominal hypertension and acute renal failure in critically ill patients. Intensive Care Med, 34：707-713, 2008
35) Wauters J, et al：Pathophysiology of renal hemodynamics and renal cortical microcirculation in a porcine model of elevated intra-abdominal pressure. J Trauma, 66：713-719, 2009
36) Schrier RW：Fluid administration in critically ill patients with acute kidney injury. Clin J Am Soc Nephrol, 5：733-739, 2010
37) Lee SJ, et al：Increased fluid administration in the first three hours of sepsis resuscitation is associated with reduced mortality：a retrospective cohort study. Chest, 146：908-915, 2014

プロフィール

瀬田公一（Koichi Seta）
国立病院機構京都医療センター腎臓内科　医長
専門領域：腎臓内科, Critical Care Nephrology, 急性血液浄化療法
日本腎臓学会　専門医・指導医
日本透析医学会　専門医・指導医
日本高血圧学会　専門医・指導医
日本内科学会　総合内科専門医・JMECCインストラクター
日本集中治療医学会　専門医
日本急性血液浄化学会認定指導者
日本救急医学会ICLSインストラクター
ICD制度協議会認定インフェクションコントロールドクター

第4章 病態ごとの輸液療法の考えかた

5. 心不全での輸液
～心不全の輸液は初期評価＋再評価

望月宏樹, 水野 篤

Point

- まず理論ベースの輸液ばかりで, 基本的にはほとんどエビデンスはない
- 心不全はhydrationとdehydrationがどのように心不全治療に影響するかを考えよ！
- たかが電解質, されど電解質

では一般的な心不全の輸液のdiscussionから入ろう. 特殊な状況（大動脈弁狭窄症・左室流出路狭窄）は後で少し述べるが, まず一般的な高齢者の心不全ということで, 以下触れていきたいと思う.

症例

75歳男性. 陳旧性心筋梗塞による慢性心不全の既往あり, 循環器内科外来通院中. 来院1週間前より労作時の呼吸困難あり, 来院前日には夜間の呼吸困難も認めるようになり, 来院当日, 救急外来受診となった. 食思不振もあり, ここ数日は経口摂取量も落ちていた.
体温 36.0℃, 血圧 110/80 mmHg, 脈拍 90回/分, 呼吸 22回/分, SpO₂ 90 %
身体診察では頸静脈の怒張あり, 聴診上, Ⅲ音聴取, 両側下腿にpitting edemaを認めた.

血液データ	
Alb	3.4 mg/dL
BUN	24 mg/dL
Cr	1.5 mg/dL
Na	140 mEq/L
K	4.2 mEq/L
Cl	110 mEq/L

尿データ	
尿比重	1.020
尿タンパク	―
尿潜血	―
尿糖	―
尿Na	20 mEq/L

1. 心不全の輸液に関係した病態生理～初期輸液量に関して

本症例では慢性心不全の既往のある患者が心不全急性増悪であることはよいだろう. 身体診察にてpitting edemaを認める. pitting edemaのみでは非特異的な所見であるが, 本症例では頸静脈の怒張を伴い, さらに心不全における血管内容量過剰：volume overloadの状態を身体診察か

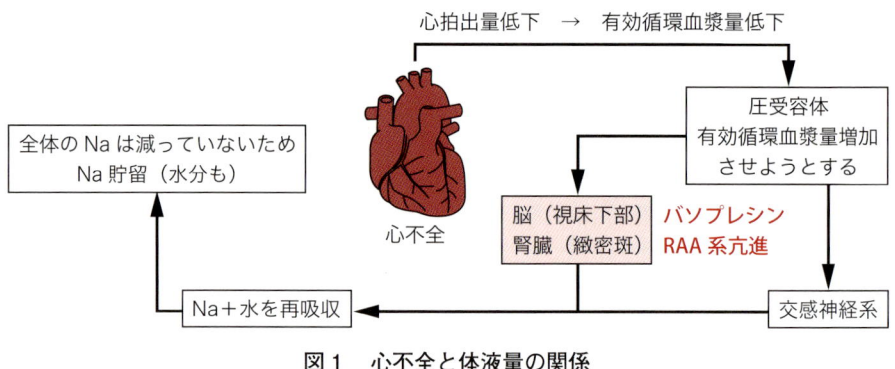

図1　心不全と体液量の関係

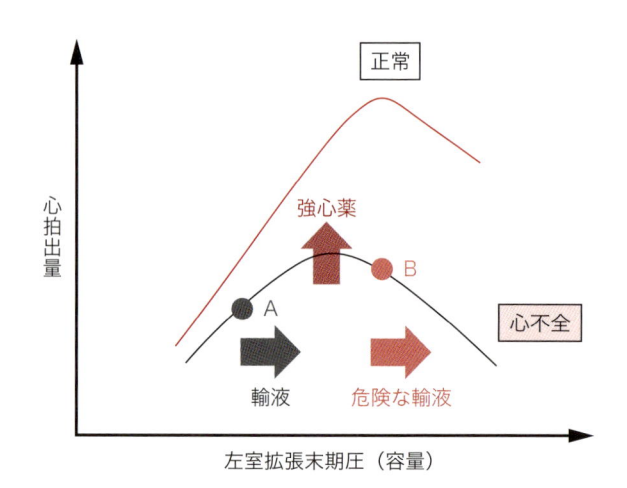

図2　心不全における輸液とフランクスターリングの法則

ら理解できる．

　病態生理の教科書において，心不全では体液量貯留はあるものの，心拍出量が低下することにより，有効循環血液量が低下しているとされているのは覚えているだろうか？循環血漿量低下を圧受容体などで感知することにより，レニン-アンジオテンシン-アルドステロン（RAA）系や交感神経系が賦活され，Na吸収が亢進し，さらなるNa貯留をきたす（図1．もちろん水分も貯留する）．

　一部の病態においては，このような悪循環は輸液などで，さらに無理やり有効循環血漿量を増加させる（フランクスターリングの法則．図2のAの部分）ことができるかもしれないが，体液量が増加するという結果に陥り，拡張末期圧や浮腫が強くなる可能性がある（図2参照）．心不全はさまざまな状況があるが，基本はここだけ押さえておく必要がある．

　心拍出量が必要な低心拍出（low output syndrome：LOSと言う）の状況であれば，心拍出量を増やすことが重要だが，輸液をしても心拍出量が増加しない状況も考える必要がある（図2のB）．このような場合には同じ拡張末期圧で心拍出量を増加させるカテコラミンなどが必要になる．図2のAやBなどの状態を判断するのに，スワンガンツカテーテルを用いるが，今はルーチンで使用するのではなく，Nohria-Stevenson分類（図3）などを用いて臨床所見で判断するのが基本であることはいうまでもない．

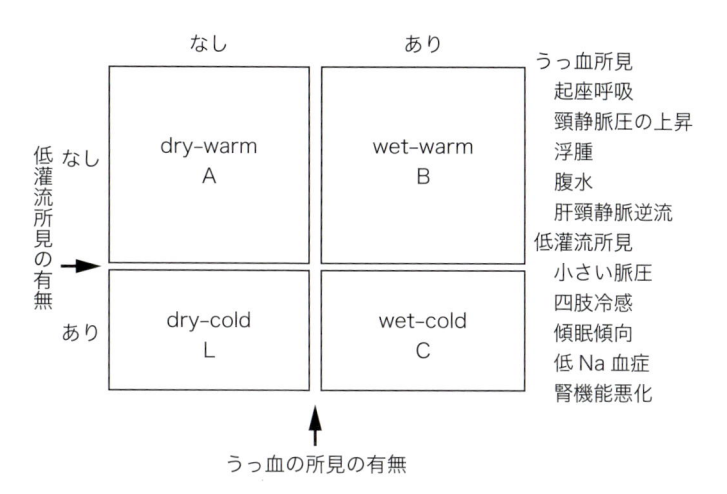

図3　Nohria-Stevenson の分類
急性心不全治療ガイドライン（2011年改訂版）．循環器病の診断と治療に関するガイドライン（2010年度合同研究班報告），
http://www.j-circ.or.jp/guideline/pdf/JCS2011_izumi_h.pdf
（2016年1月閲覧）

　以上の観点から初期輸液量に関しては，現状評価＋再評価することが重要である．心不全の輸液におけるエビデンスはきわめて少ないが，最近のノースカロライナからの後ろ向き解析では，なんとわずか11％しか初期輸液は行っていなかったうえ，輸液を入院最初の2日間に500 mL/日以上輸液している場合の方が，予後不良である可能性が示唆されている[2]．彼らの報告においても使用されていた輸液は生理食塩水が8割，1割が1/2生理食塩水つまり1号液となっていた．データはあくまで現実や理想をすべてあらわしているわけではないので，決して輸液を禁止するわけではない．心不全の多様な病態を考慮して決めていただきたいが，**安易な初期輸液は病態を増悪させる可能性に注意してほしい**．

●ここが注意
病態を理解しないで，何も考えずに1,000 mL/日をつなげていないか？
現状評価と再評価！

2. 輸液ではなくて，利尿かけるんですか？

　心不全では一般的には体液過剰の状態であり，利尿薬の投与が有効である．ここから一般的な書籍では利尿薬の作用に関して触れていくことだろう．利尿薬の作用機序は基本的には尿細管でのNaの再吸収阻害であり……フロセミドによる利尿ではおおよそ1/2生理食塩水と同等の尿が排泄される……さらには口渇中枢機能の低下した高齢者などは高ナトリウム血症を引き起こす可能性があるため，尿量の半量を自由水（5％ブドウ糖液）として補充する必要があるなどといったところだろうか．
　もう少し臨床面に踏み込んでおこう．上記であげたフランクスターリングの図2で輸液と利尿

図4　心不全における利尿とフランクスターリングの法則

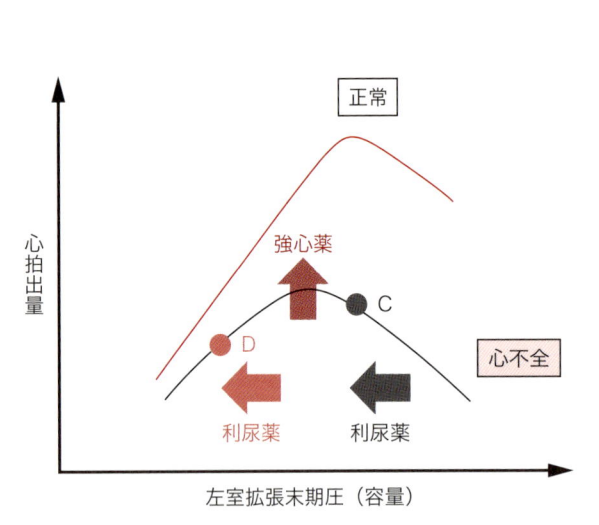

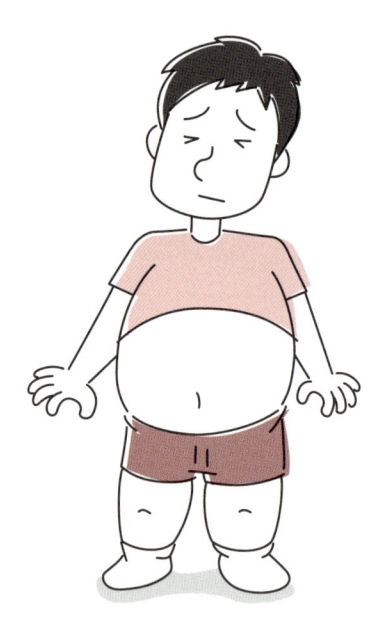

図5　dropsyのイメージ

　薬は逆方向である．ただし注意すべきは利尿薬では心拍出量の上昇だけではなく，このグラフでは表現されていない，肺うっ血の解除・浮腫改善といった作用も重要であるため，臨床面でどのくらいの心拍出量が許容できるかを判断する（図4のCでは利尿で最大効果が得られる可能性があり，Dも心拍出量が低下するが，酸素化改善などがあればそちらを優先する可能性がある）．さきほどの図2Bでも輸液することで心拍出量を増加できず，肺うっ血が増悪すれば最悪である……心不全で何を優先し治療していくのかということは常に考えておく必要がある．

　利尿薬が重要な心不全の治療であることはいうまでもない．しかし，急性心不全においてはvolume overloadの所見を認めた場合に適切な利尿を行うことが重要だと考えられている．基本，心不全は"dropsy"（図5）と考えられていた時代から体液過剰が少ないような患者においても心不全とされる時代（血行動態学・体液因子の研究）がきたことから，現在，臨床においては水分貯留した患者に利尿薬，血行動態で血圧上昇などのafterload mismatchを認めるような患者に血管拡張薬というのが基本的なスタンスとなってきている．そのため，無意味な利尿薬はむしろ，worsening renal function（入院中の腎機能増悪．一般的に＞0.3 mg/dL以上の上昇）を引き起こすとも考えられている．さらには大動脈弁狭窄症・左室流出路狭窄といった患者においては利尿薬のみではむしろ低血圧を誘発し，血行動態破綻に陥る可能性も高い（これらの病態では図4のDの状況にあり，利尿薬で心拍出量低下さらには血圧低下，腎機能障害となるというイメージが必要だ）．

● ここが注意
心不全の利尿薬は特にvolume overloadの所見を認めた患者に慎重に行うべし！
何を治療しているかという意識をもつべし！！

●ここがポイント！
volume overload?

体液貯留というのは難しい．基本は浮腫など前述の身体所見である．やはり古きよき指標は用いるべきで，それでもわからないならば，やはりスワンガンツカテーテルの所見と自分の身体所見を比較し，訓練するしかないだろう！

結局そうか……と思った体液過剰の評価に自信がない人へ．浮腫や頸静脈怒張などの指標に加え，筆者らの施設においては臨床的に悩ましい症例で，水分量の評価を行いたい場合にはInBody S10を使用し，edema indexを評価している．edema indexは細胞外水分量を総水分量で除した指標であり，通常0.39（39％）が正常と考えられる．これが上昇している場合には体液過剰であり，利尿薬を使用すべき1つの参考所見となりうると考えている．これらはバイオインピーダンス分析（bioelectrical impedance analysis：BIAなどとも）といわれ，簡単に説明すれば，電気を通すことで水とそれ以外の組織での伝導具合の違いをみることで水分量を推定していることとなる．これまでの教科書では50 kgの方で，体液量は60％で30 kg，さらにこれの10 kgが細胞外，20 kgが細胞内といわれてきた．これは10/30＝33％（edema indexでは39％）でやや誤差があるものの（笑）イメージはこのぐらいという感じである．

3. 電解質に想いを馳せる〜輸液は量・電解質・ブドウ糖

1 悩ましいNa値

輸液の基本はNa濃度を考慮することは他の稿でも触れているのでいうまでもないが，心不全では前述の通り，実際の体としてはNa過剰であるため，生理食塩水はさらにNaを増加させてしまう．1号液は開始液とも呼ばれるが，その半分には生理食塩水が含まれているため，それでもやはりNa負荷につながってしまう．主には利尿薬や血管拡張薬を投与するための静脈確保が主な目的であり，輸液をはじめるのであればNa負荷のない5％ブドウ糖液が理論上では望ましいかと考えられるのが通常であろう．しかし，一方で心不全だからといって安易に低張液を多く投与すると低ナトリウム血症を増長させてしまう可能性がある．むしろ，場合によっては高張生理食塩水を投与した方がよいという報告すらある[8]．混乱しやすいが，基本は初期輸液量が重要で，無駄に輸液しすぎなければ問題になることは少ない．

本症例では血清Na値は正常であったが，重症心不全ではしばしば低ナトリウム血症を合併することも少なくない．低ナトリウム血症が予後を悪化させる因子であることも報告されている[6]．前述の通り，心不全では体全体のNaは貯留しているが，RAAや交感神経によりNaをさらに貯留させる方向に進んでいることは述べた．そのような状況で低Naになるということは当然予後不良患者であるということは想像しやすいだろう．では，どのように治療しようか？ これはNaがたまっているのに低Naということであれば自由水だけ体から排出せよ，というのは非常に自然な考え方である．では自由水はどうやって排出するか？ そういえば自由水といえば，生理学でそのようなホルモンを習ったような記憶がないだろうか？ ADH（抗利尿ホルモン）である．

2 ADHによる治療の効果は……

最近流行の（？）トルバプタンはこのADHに関係して，バソプレシンV₂受容体拮抗薬の1つであり，Naなどの電解質排泄には影響せず，集合管での水の再吸収のみを抑制することで水の排

表　聖路加国際病院でのK製剤の使用の方針・手順

濃度/速度	ポンプ	中心静脈		末梢静脈	
一般病棟	濃度：60 mEq/Lを越える輸液製剤の投与は禁止	輸液ポンプ		濃度：60 mEq/L以下（30 mEq/500 mL以下）	輸液ポンプ（シリンジポンプの使用は不可）
	速度：10 mEq/時以下			速度：10 mEq/時以下	
集中治療室手術室	濃度：400 mEq/L以下	原則としてシリンジポンプ	カリウム濃度が400 mEq/Lの場合は，シリンジポンプに限る	濃度：60 mEq/L以下（30 mEq/500 mL以下）	輸液ポンプまたはシリンジポンプ
	速度：20 mEq/時以下			速度：10 mEq/時以下	

聖路加国際病院薬剤部 川名 賢一郎氏作成

泄のみを促進し（水利尿），低ナトリウム血症を改善することが期待される．上記の話では心不全にはかなり効くのではないか！と期待された．しかし，忘れないでほしい．EVEREST試験では利尿はよかったが，トルバプタン使用による心不全の予後改善効果は示されてはいない[9]．われわれは何を治療しようとしているのかを容易に忘れがちになるので……ただ，上記低ナトリウム血症の際には有効に活用できる可能性はある．

3 忘れてはいけないカリウムについて

電解質で触れておくべきところは，もう1つは切っても切れないカリウム（K）だろう．利尿薬などを使用するためK値の低下に注意し，補充を忘れないようにしておくべきであるとこれまで多く語られてきている．後述するように利尿薬を心不全では併用することが多いが，その代表であるフロセミドの副作用として低カリウム血症などの電解質異常がある．アルドステロン拮抗薬は利尿薬としての作用はそれほど強くないものの，K保持性利尿薬としての側面をもち，低カリウム血症を合併する場合にはアルドステロン拮抗薬を併用するのも有効である．RALES試験ではスピロノラクトン（アルダクトン®）による心不全に対する予後改善効果が[3]，EMPHASIS-HF試験ではエプレレノン（セララ®）による予後改善効果がそれぞれ報告されている[4]．エビデンスに基づいてもKにはやっぱり注意である．実臨床においては，低カリウム血症で不整脈というのは，上級医に大目玉をくらわされる1番の原因である．皆さんはぜひK補充を忘れずに輸液すること．ついでで申し訳ないが，高濃度電解質の輸液はハイアラート薬に入るので各病院の投与方法に従って投与しなければならない（表）．本当はもう少し他の電解質にも触れたいところだが，今回はこのあたりで．

ここまでいくつもの理論的観点から心不全輸液に触れてきたが，結局どうするのか？
① 循環血漿量の評価を病歴聴取・身体所見から初期判断し，
② 初期輸液と利尿の反応をみて，（図2，4のA〜Dなど）を判断し
③ 電解質にも想いを馳せておけば，基本はどの輸液でもオッケーと考えてよい．
実際には5％ブドウ糖や糖化リンゲル液などで500 mL/日のようにつなげておくだけという輸液もよく行われている．

● まとめ
・基本は心不全の加療はまず，何を治療しているのか？に注意
・輸液と利尿の反応をみるべし！
・たかが電解質されど電解質．輸液するときには注目すべき

症例の続き

最終的に本症例では，InBodyでも41％であり，全身性のvolume overlaodで利尿薬の使用がよい（図4Cの状況）と考え，利尿薬を使用し，利尿薬投与ルートの確保のみを行った．
フロセミド静脈注射を使用したので翌日はK値の測定を行い，3.0 mEq/Lまで低下していたので経口でのフロセミド内服に加え，スピロノラクトンを追加，さらにK補充とともに，中心静脈がないので，500 mLにKCl 20 mEqを追加し，20 mL/時で追加を行った．

おわりに

心不全輸液はこれだということより，初期評価と再評価が重要である．輸液と利尿の絶妙なバランス感覚を鍛えましょう！

文献・参考文献

1) 急性心不全治療ガイドライン（2011年改訂版）．循環器病の診断と治療に関するガイドライン（2010年度合同研究班報告），http://www.j-circ.or.jp/guideline/pdf/JCS2011_izumi_h.pdf（2016年1月閲覧）
2) Bikdeli B, et al：Intravenous fluids in acute decompensated heart failure. JACC Heart Fail, 3：127-133, 2015
3) Pitt B, et al：The effect of spironolactone on morbidity and mortality in patients with severe heart failure. Randomized Aldactone Evaluation Study Investigators. N Engl J Med, 341：709-717, 1999
4) Zannad F, et al：Eplerenone in patients with systolic heart failure and mild symptoms. N Engl J Med, 364：11-21, 2011
5) Brater DC, et al：Bumetanide and furosemide in heart failure. Kidney Int, 26：183-189, 1984
6) Bettari L, et al：Significance of hyponatremia in heart failure. Heart Fail Rev, 17：17-26, 2012
7) Dunn FL, et al：The role of blood osmolality and volume in regulating vasopressin secretion in the rat. J Clin Invest, 52：3212-3219, 1973
8) Liszkowski M & Nohria A：Rubbing salt into wounds：hypertonic saline to assist with volume removal in heart failure. Curr Heart Fail Rep, 7：134-139, 2010
9) Konstam MA, et al：Effects of oral tolvaptan in patients hospitalized for worsening heart failure：the EVEREST Outcome Trial. JAMA, 297：1319-1331, 2007

プロフィール

望月宏樹（Hiroki Mochizuki）
聖路加国際病院内科
当院では卒後3〜4年目になると病棟長という立場で初期研修医とともに一病棟の患者の管理を任されます．責任は重いですが，輸液を含め，内科の基本的な病棟管理は徹底的に身につけることができます．

水野　篤（Atsushi Mizuno）
聖路加国際病院循環器内科
輸液という基本中の基本ですが，エビデンスは非常に少ないです．エビデンスが少ないなかでどのように行うか，医師の考え方の基本中の基本です．一緒に学んでいけたらと思います．一生勉強です．

第4章　病態ごとの輸液療法の考えかた

6. 多発外傷での輸液

關　匡彦

> ● Point ●
> ・少なくとも2本の径の太い（18 G以上）静脈路を確保する
> ・初期輸液療法はリンゲル液や生理食塩水といった等張電解質輸液を用いる
> ・成人では1～2 Lの急速輸液を行い，輸液に対する反応で治療方針を検討する
> ・輸液量が3 Lを超えるようであれば輸血を開始する

はじめに

　多発外傷とは，身体を頭部・頸部・胸部・腹部・骨盤・四肢などと区分した場合に，各身体部位の解剖学的損傷の程度を評価するAIS（abbreviated injury score）が3以上の損傷が，複数の身体区分に及んだ状態をいう[1]（**表1**）．

　そのため，顔面の擦過傷と膝の打撲の合併といったものは多部位外傷ではあるが多発外傷ではない．TARN（trauma audit and research network）によると多発外傷の30日死亡率は男性19.5 %，女性22.6 %であり，さらに65歳以上の症例では30日死亡率は男性42.7 %，女性35.6 %であった[2]．

　このことより，多発外傷診療には脳神経外科，整形外科，腹部外科といった臓器別の縦割りの診療ではなく，生理学的異常の蘇生を目的とした，横断的な診療を行わなければ救命できた命も救命できない可能性がある（preventable trauma death：**防ぎえた外傷死**）．

> **症例**
> 25歳男性，自動車運転中にカーブを曲がりきれず，ガードレールに衝突し受傷．
> 胸部と臀部の疼痛を訴え，救急搬送される．
> 来院時のバイタルサイン：意識清明，血圧90/50 mmHg，脈拍140回/分，呼吸数30回/分
> 　　　　　　　　　　　　SpO$_2$ 95 %（O$_2$ 10 Lリザーバーマスク），体温 36.2 °C

■ 多発外傷の初期治療

　多発外傷において最優先されるべき治療は呼吸と循環の安定にあり，**初期治療方針**としては下記の3点がある[3]．

① 胸腔内，腹腔内，後腹膜出血の迅速なコントロール
② 生理学的異常の早期認識と蘇生（damage control resuscitation）

表1 AISの例

部位	損傷	AIS
頭部	頭皮裂創	1
	急性硬膜下血腫（厚さ1 cm以下）	4
胸部	肋骨骨折（2～3本）	2
	緊張性気胸を伴う肺裂傷	5
腹部	肝被膜下限局性挫傷	2
	肝裂傷（深さ3 cm以上の多発裂傷）	4
四肢/骨盤	手指切断	2
	大腿骨頸部骨折	3
	骨盤骨折（open book型）	4

③死に至る負のスパイラルからの脱却

②においてショックと認知したら，
　(1) 外出血の止血
　(2) 静脈路確保と初期輸液療法
　(3) ショックの原因検索と処置
を行う．

本稿では以下，**静脈路確保**と**初期輸液療法**について述べる．

1. 静脈路の確保

　ショックと判断すれば，できるだけ早い時点で，少なくとも2本の径の太い（18 G以上）静脈路を確保する．第一選択は上肢の太い静脈路が望ましい（肘正中静脈でよい）．その他の輸液路確保としては下肢末梢静脈路，大腿，鎖骨下，内頸といった中心静脈や骨髄内輸液針を用いた骨髄路などがある．重症外傷患者では観血的動脈圧測定やIABO（intra-aortic balloon occlusion catheter：大動脈遮断カテーテル）用として大腿動脈に動脈ラインを確保することも多いことから，その際に大腿静脈ラインも同時に確保することも多い．

2. 輸液製剤の選択

　初期輸液療法では乳酸もしくは酢酸リンゲル液や生理食塩液などの等張電解質輸液を用いる．なお，輸液は39℃に加温したものを用いる．成人に室温程度の輸液1 Lを投与すると，体温はおよそ0.25℃低下するとされる．アルブミンやHES製剤といった膠質液や高張ナトリウム液も等張電解質輸液に勝るとの証明はない[4, 5]．

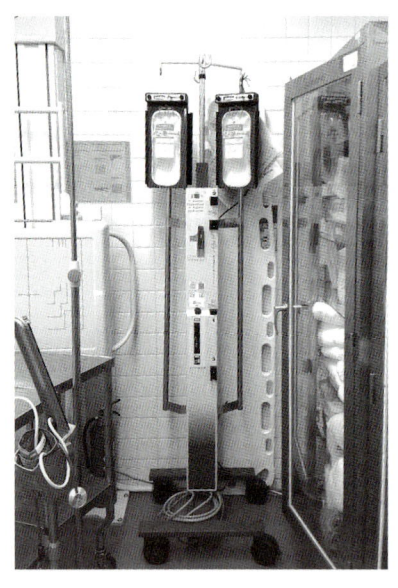

図1　加温しながら急速輸液ができるレベル1システム1000

●ここがピットフォール
糖を含んだ輸液は，急速輸液した際に尿糖による浸透圧利尿をきたすため避ける．

症例の経過1
ショックと認知し，両側肘正中静脈より18G留置針にて末梢静脈路確保．
39℃に加温した乳酸リンゲル（ソルラクト®）500 mLを各ルートより投与開始．

レベル1システム1000という装置があれば加温しながら急速輸液（最大流量30 L/時）および輸血を行うことができる（図1）．

3. 初期輸液療法の反応による治療方針（図2）

成人では1～2 L，小児では20 mL/kg×3回ボーラス投与の急速輸液を行い，循環の反応を観察して今後の治療方針を決定する．一般に輸液量は出血量の3倍程度を要する．

初期輸液療法により循環が安定化したかの判断は，血圧や脈拍数だけでなく皮膚の色調やCRT（capillary refilling time），意識レベル，酸塩基平衡などで総合的に行う．尿量は造影CTや血管撮影検査を施行した際には浸透圧利尿により指標になりにくいこともある．初期輸液療法に対する反応として3つのタイプに分ける[3]．

1 non-responder（安定しない）
初期輸液療法に対して循環が安定しない場合をnon-responderという．血圧が上昇しても頻脈が持続するものや，輸液量を減量すると循環が不安定になるものもnon-responderである．すみやかに輸血を開始し，出血のコントロールを行う．

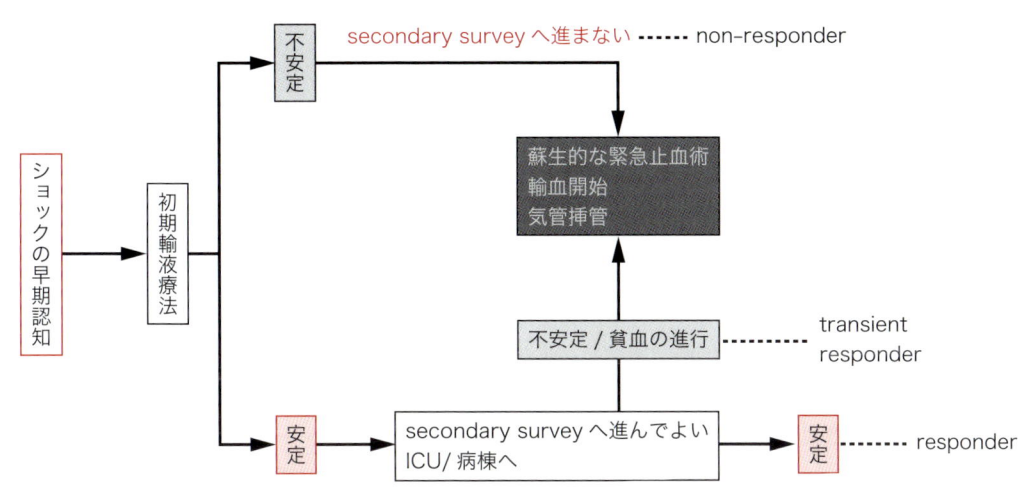

図2　初期輸液療法における循環の反応と治療方針
文献3より引用

2 transient responder（一過性の安定が得られる）

初期輸液療法に対していったん循環が安定した後に，再び循環が悪化するものをいう．初療中に悪化するものだけでなく，数日の経過で悪化するものも含む．輸血と止血処置を要する可能性が高い．

3 responder（安定し，かつ持続する）

初期輸液療法に反応し，その後は循環の悪化や貧血の進行は認めないものをいう．

> **症例の経過2**
> →加温した乳酸リンゲルを急速輸液し計2L投与した．
> 　血圧は100/60 mmHgとやや上昇したが脈拍は130回/分と頻脈は持続．
> 　明らかな外出血認めず．
> 　FAST（focused assessment with sonography for trauma）は陰性．
> 　胸部X線では右多発肋骨骨折，右外傷性血気胸（胸腔ドレナージ施行し，血気胸は中等度）．
> 　骨盤X線にて右恥坐骨・右仙骨骨折を認め，不安定型骨盤骨折に伴う出血性ショックと診断．

4. 輸血の要否の判断

1 輸液の準備

初期輸液療法に反応しない場合には，さらに輸液を継続するとともに輸血の準備を開始する．輸血は総輸液量が3Lを超えるまでに開始できるように準備する（病院前の情報で明らかに輸血が必要と想定される場合は，あらかじめ輸血部にO型赤血球をオーダーしておく）．

2 凝固障害への対応

　重症外傷患者は**凝固障害**をきたしやすいが，その原因として輸液に伴う**希釈性凝固障害**や**低体温**などの二次的な要因によるとされてきたが，それだけではなく，外傷自体が凝固障害の原因であるという報告もあり[6,7]，受傷後早期からの十分量のFFP投与を行い，凝固因子を補充し凝固線溶異常を改善させることで，予後の改善を期待できる[8,9]（hemostatic resuscitation）．

　HolcombらがおこなったPROMMTT studyでは，搬入後6時間までの間に，FFP：RBCの投与比率を1：1～2で投与した群はFFP投与量が少ない群に対して予後の改善を認めたが，6時間以降では，FFP：RBCの比と死亡率は相関を認めなかったと報告しており[10]，受傷後早期のFFP投与が重要であることが示唆される．そのために，輸血投与を判断した際には，すぐにFFPの解凍ができるように，恒温槽の準備を常に行っておく必要がある．

　さらに，近年ではmassive transfusion protocolとしてFFP：RBC：Plt＝1：1：1で投与することで，受傷後24時間以内にRBC10単位以上の大量輸血を要する患者を減らすことができるという報告もあり[11]広まりつつある．

5. 輸液・輸血の目標

　輸液療法の最終的な目標は，臓器・組織灌流を回復，維持することである．

　血液ガスによる**アシドーシス**の程度や**乳酸値**の推移で評価することが望ましい[12]が，血圧を目安とする場合には，90～100 mmHgとするのが一般的である．

　頭部外傷を合併する出血性ショックでは二次性脳損傷を防ぐという目的に脳灌流圧を維持するために，収縮期血圧を120 mmHg以上に保ち，脳灌流圧を60～70 mmHg以上で管理することが推奨されている[13]．

　急性期における輸血は再出血や持続する出血の危険性を考え，血中ヘモグロビン値10 g/dL以上を目標とするが，止血により循環動態安定化後には，血中ヘモグロビン値7 g/dL以上を目標とすればよい[3]．

●ここがピットフォール
尿量は造影CTや血管撮影検査を施行した際には浸透圧利尿により指標になりにくい．

症例の経過3

　収縮期血圧を100 mmHgに指標とし，乳酸リンゲルの輸液および輸血（RBC 4単位，FFP 4単位）を行いながら外傷全身CTを施行．
　→骨盤腔内に造影剤のextravasationを認めた．

　血管造影検査を施行し，右内腸骨動脈の分枝よりextravasationを認め，TAE（transcatheter arterial embolization：経皮的動脈塞栓術）を施行した．TAE後は血圧上昇し，血液ガス検査にてアシドーシスの改善や乳酸値の低下を認め，乳酸リンゲルの輸液量を漸減した．RBC輸血もヘモグロビン値が8 g/dLであり4単位で終了した．

おわりに

　外傷患者でのショックの最大の原因は出血性ショックであり，より早期に認知し対処することが必要である．血圧だけでなく意識レベルや皮膚所見などで，ショックを認知した際には早めに静脈路確保および輸液療法を開始し，不可逆的な状態になるのを避けることが大切である．

文献・参考文献

1) 日本救急医学会・医学用語解説集 2009年10月：http://www.jaam.jp/html/dictionary/dictionary/index.htm
2) Lecky FE, et al：Chapter 2：Epidemiology of Polytrauma.「Damage control Management in Polytrauma Patient」(Pape, H-C, et al eds.), pp13-24, Springer, 2009
3) 「改訂第4版 外傷初期診療ガイドラインJATEC™」（日本外傷学会，日本救急医学会/監，日本外傷学会外傷初期診療ガイドライン改訂第4版編集委員会/編），へるす出版，2012
4) Alam HB：An update on fluid resuscitation. Scand J Surg, 95：136-145, 2006
5) Perel P, et al：Colloids versus crystalloids for fluid resuscitation in critically ill patients. Cochrane Database Syst Rev, 2013
6) Brown MD：Evidence-based emergency medicine. Hypertonic versus isotonic crystalloid for fluid resuscitation in critically ill patients. Ann Emerg Med, 40：113-114, 2002
7) Brohi K, et al：Acute traumatic coagulopathy. J Trauma, 54：1127-1130, 2003
8) Maegele M, et al：Early coagulopathy in multiple injury：an analysis from the German Trauma Registry on 8724 patients. Injury, 38：298-304, 2007
9) Holcomb JB, et al：Damage control resuscitation：directly addressing the early coagulopathy of trauma. J Trauma, 62：307-310, 2007
10) Duchesne JC, et al：Hemostatic resuscitation during surgery improves survival in patients with traumatic-induced coagulopathy. J Trauma, 67：33-37；discussion 37-39, 2009
11) Holcomb JB, et al：The prospective, observational, multicenter, major trauma transfusion (PROMMTT) study：comparative effectiveness of a time-varying treatment with competing risks. JAMA Surg, 148：127-136, 2013
12) Odom SR, et al：Lactate clearance as a predictor of mortality in trauma patients. J Trauma Acute Care Surg, 74：999-1004, 2013
13) 「重症頭部外傷治療・管理のガイドライン 第2版」（日本神経外傷学会/編），医学書院，2007

プロフィール

關　匡彦（Tadahiko Seki）
奈良県総合医療センター救命救急センター
2001年奈良県立医科大学卒
日本救急医学会専門医/指導医
日本熱傷学会専門医
日本集中治療医学会専門医
初療もICUも輸液管理の絶対的な指標となるものはありません．いろんな情報を総合的に評価し，判断していくことが大切と思います．

第4章 病態ごとの輸液療法の考えかた

7. 熱中症・低体温での輸液

服部周平,江原 淳

Point

- 熱中症では冷却が治療の中心であり,輸液自体にも冷却効果があり冷却輸液はより効果が高いため,できれば冷却したものを用いる
- 熱中症では冷却により血管収縮が生じdistributeしていた水分が戻ってくるので,最初から大量補液をする必要はないとされる
- 偶発的低体温症では加温輸液が推奨される.ただ冷めると却って体温を下げる点は要注意.復温時には大量に補液が必要となりやすい

はじめに

　熱中症は簡単にいえば「身体が熱くなりすぎている状態」,偶発的低体温は「冷えすぎている状態」であるため,前者はいかに冷やすか,後者はいかに温めるか,が治療の軸となる.そのなかでの輸液の役割について考えたい.

　冷やすためには冷たい輸液,温めるためには温かい輸液を投与する,というのは誰しも考えるところであり実際こうした治療は行われている.ただ何℃くらいのものをどれくらいの量,速度で入れたらよいのだろうか,実際のところ有効なのだろうか.またどちらの疾患も循環動態の破綻,低血圧をきたしうるがそうした際の循環管理をどうすればよいのだろうか,などの疑問をよく耳にする.本稿ではそうした問いに答えていく.

1. 熱中症[1,2]

1 熱中症とは

　熱中症は暑熱環境における身体適応の障害によって起こる諸症状を総称した概念であり,従来症状から熱失神,熱痙攣,熱疲労などさまざまな表現がなされてきたが近年のガイドラインでは「熱中症」スペクトラムと捉えⅠ度〜Ⅲ度(軽症〜重症)に分類している.暑熱環境にいた後の体調不良はすべて熱中症の可能性があるが,感染症や甲状腺クリーゼなど高体温をきたす他疾患の除外についても念頭におく必要がある.労働やスポーツで生じる労作性熱中症は若年者が多いが,日常生活のなかで起こる非労作性熱中症は高齢者が多くより重症化しやすいとされる.

表1　WMSのガイドライン推奨まとめ　熱中症

Wilderness Medical Society 熱中症ガイドライン推奨	推奨グレード
水分摂取に関して	
経口と経静脈的な水分摂取は同じくらいの有効性である	1C
労作性熱射病では1～2Lの補液が望ましいが肺水腫のリスクより過剰な輸液は避けるべきである	1B
熱中症を疑う患者には補液を理由に全身の冷却を遅らせてはならない	1B
冷却水に浸す方法に関して	
危険な高体温をプレホスピタルで冷却するのに最適な方法である	1A
安全かつ有効な方法だが，モニタリング，蘇生処置の困難さから施行しないこともありうる	1A
水を拭きかけながら扇風機の風を当てる方法に関して	
冷却水に浸す方法が不可能ならば，開始を検討すべきである	1C
冷却水に浸す方法より効果は劣るが古典的熱射病に特に有効な選択肢である	1C
冷水に浸したタオルを体に当てる方法に関して	
冷却水に浸す方法が不可能ならば選択肢としてよい	2B
アイスパックを当てる方法に関して	
頸部，腋窩，鼠径など主要血管に当てるより全身を覆う方が効果的である	1C
薬物療法に関して	
解熱薬は無効であり，使用を避けるべきである	2B
熱中症に有効と証明された薬剤はこれまでにない	1B
冷却輸液に関して	
可能ならば常に行うべき有益な冷却法である	1C
より侵襲的な冷却法に関して	
体腔に冷却水を灌流させる方法，血管内冷却装置はまだ検証中の手法である	2C

文献2を参考に作成

2 予防：経口補水液がオススメ

　熱中症は予防が大切であり，世界保健機構が開発した経口補水液（わが国ではオーエスワン®）が最も適しているとされ，500 mL～1,000 mL/日の摂取が推奨されている．市販のスポーツドリンクをたくさん飲むことでも代替してもよいが，経口補水液に比べ塩分が少なく糖分が多い点は知っておきたい．事前の脱水を避けることは発汗停止を回避し熱中症の予防に有用とされるが，事前のhyperhydrationは特に熱中症予防効果は高まらなかった．

3 治療：冷却が最も大事

1）さまざまな冷却法

　熱中症の治療で最も大切なのは，早期の冷却である．冷却法としては，ぬるま湯を吹きかけながら扇風機で冷やす方法，冷却水に浸す方法，アイスパックを腋窩，頸部，鼠径など主要血管の部位に当てる方法，冷水での胸腔，腹腔洗浄などがある．日本のガイドラインは特に特定の冷却法を推奨していない．海外ガイドラインの推奨を**表1**[2]に示す．冷却水に浸す方法がグレード1A，ぬるま湯散布と扇風機での冷却法はグレード1Cで，主に古典的熱射病へ推奨されている．

2）冷却速度と目標

　冷却の目標，速度に関する推奨だが，日本のガイドラインは「**深部体温が38℃台になるまで**」を目標としている（グレード1C）．速度に関しては，国内の熱射病に伴う後遺症が残った群が対

照群と比べ冷却時間が遅かったことをあげ，「**可能な限り早期の目標達成**」を推奨している（グレード1C）．海外のガイドラインでも**39℃未満**を目標とすれば，合併症や「冷やし過ぎ」による低体温なく冷却できたとの報告から，これをグレード1Cで推奨している．

3）熱中症における輸液の考え方

熱中症においては脱水を伴うことが多く，脱水は発汗を抑制し深部体温上昇から病状悪化をきたす要因となるため診断したならば補液を行うよう推奨されている．しかし，**治療の主眼はあくまで冷却**であり補液を行うため冷却が遅れることがないようにすべきとされている．軽症で意識障害がなく経口補水ができるのであれば，前述の予防で述べた通り経口で補液を行ってもよくそうしたケースでは経静脈輸液と効果は変わらない，との報告もあるが意識障害があるなど重症例では経静脈輸液が推奨されており病院に搬送される例ではひとまず細胞外液を点滴する，という考え方でもよいだろう．

> **Column**
> **冷却輸液について**
> 欧米のガイドラインでは，経静脈輸液をするのであればなるべく冷却輸液（4℃）を用いるよう勧めている．根拠としては16人の健常人に常温輸液（23℃）と冷温輸液（4℃）を点滴し，深部体温をフォローした研究で冷却輸液は1℃/30分と常温輸液0.5℃/30分に比べて倍速の冷却効果があった[3]という研究結果をもとにしている．

熱中症では循環血漿量低下もあるが，SIRSの病態を呈し血管拡張に伴うdistributive shockを生じうる．その際も冷却を行うことで血管収縮から循環血漿量の再分布が起き，それにより循環動態が回復することが期待できるとされ，初期にいわゆる大量補液を行うことは肺水腫を招きうるため避けるべき，といわれている．ノルアドレナリンのようなα作用の強い昇圧薬についても血管収縮により深部体温の冷却が滞ってしまう懸念からできるだけ使用を避けるべきとする意見もある．場合によってはCVPをモニターしながらの慎重なボーラスによるvolume適正化が必要となる[4]．その他，合併症として，電解質異常，低血糖，AKI，DIC，横紋筋融解などの可能性があり電解質，血液ガス，腎機能，凝固機能などをフォローし，適宜補正することも大切な輸液療法の一部である．

2. 偶発的低体温症[5,6]

1 偶発的低体温症とは

「偶発的低体温症」とは意図せずに体温が35℃を下回った状態を指す．通常意図して体温を下げるのは蘇生後に主に用いられる「低体温療法」のときくらいであるので，それ以外の低体温を総称した言葉である．

寒冷曝露後により生じたものを原発性，さまざまな疾患により結果として低体温になったものを続発性として分類する．続発性は原因疾患は敗血症，頭部外傷，副腎不全など多岐にわたるが，この場合復温のみならず原疾患を治療することが大切であることはいうまでもない．

軽症は32～35℃，中等症が28～32℃，重症が28℃以下というヨーロッパ蘇生学会で使用されている分類[7]が一般的である．

表2　WMSのガイドライン推奨まとめ　低体温症

Wilderness Medical Society偶発的低体温症ガイドライン	推奨グレード
心室細動（VF）の誘発を防ぐため，患者は水平のまま慎重に搬送する	1B
震えており誤嚥のリスクがない患者には炭水化物に富んだ温かい飲食物を与える	1C
低体温の患者には立位や歩行は治療初期はさせない方がよい	1C
電気毛布などでまず胸部を多い，腋窩や背部へと巻き込むべきである	1B
電気毛布などで次に覆うべきは頸部である	1B
四肢を積極的に温めるのは避けた方がよい	1B
加温酸素は他の方法とあわせて用いてよいが，単独で復温に用いるべきではない	1B
軽症の低体温症でも温かいシャワーや浴槽での復温はしてはいけない	1C
軽症の低体温症ならば肘先，膝下を42〜45℃のお湯で温めてもよい	1C
低体温症に対する補液は40〜42℃に加温した生理食塩水で行い，過剰補液を避けるべきである	1B
点滴は持続ではなくボーラス投与で行う	1C
体温に応じた末梢灌流を保てる収縮期血圧を考え，それをめざして補液量を決める	1C

文献6を参考に作成

2 復温

1）復温法の選択肢

再加温の方法はブランケットによる保温から侵襲的な加温法までさまざまであり，これらを，低体温の重症度に応じて使い分けることになる．

受動的な保温法として，ブランケット，暖房がある．また，温かい飲物を飲んだり，活発に体を動かしてもらうことも治療法となる．軽症の患者ではこれで十分だが，敗血症，血管内脱水，高齢などの患者さんではグリコーゲン貯留の欠乏，熱産生の不足や循環不全のために復温できないことがある．

中等症〜重症の低体温症や，前述の方法で復温しない症例では温風式加温装置（ベアーハガー™など），電気毛布などの加温機器，加温浴槽に浸す方法など積極的な加温法を使用する．

それでも復温しない症例，重症の低体温症では，内部から暖める加温方法が検討される．加温輸液，加温加湿酸素投与，腹腔，胸腔への加温輸液灌流，体外循環での血液加温がこれにあたる．

2）加温輸液のガイドラインと推奨

偶発的低体温症に関しては，日本にはガイドラインがない．欧米では，心肺蘇生のガイドラインに一部簡素な記載があるほか，Wilderness Medical Societyが具体的なガイドラインを出している．それを参照すると，加温輸液の投与に関しては，40〜42℃の生理食塩水による補液を，溢水に注意しながら行うことが推奨されている（グレード1B）．また，速度に関しては，輸液が冷めるのを防ぐため**単回ボーラス投与をくり返す**方法が推奨されている（グレード1C）．量については「**体温ごとに収縮期血圧が保てるだけの量**」という推奨になっている（グレード1C）．熱中症と異なり，特に，加温終了の目安は明確に決まっていない．むしろ，temperature afterdropという，寒冷環境を離脱しても深部体温の冷却効果が残る現象が有名であり，「温めすぎ」が問題になるケースは少ないようである（表2）[6]．

3）加温輸液・その他の侵襲的加温方法の効果，方法と注意点

加温輸液の方法に関しては，実際の方法はガイドラインが推奨する通りである．効果に関しては，加温輸液単独の効果を評価したデータは見つけられなかった．ただ，後述の通り，大量輸液

表3　加温効果

加温方法	復温速度（℃/時）
暖房・衣服による保温，温かい飲物，活発な運動	2（代謝の速度に依存）
暖房，ヒートパック，電気毛布，加温輸液	0.1〜3.4
腹腔内加温輸液灌流	1〜3
透析	2〜4
胸腔内加温輸液灌流	3
V-V ECMO	4
V-A ECMO	6
人工心肺	9

文献5より

が必要となることが多いため，効果は無視できない．また，高体温に対する冷却輸液と異なり加温輸液が冷めて室温に近づくと「加温効果の減弱」だけではすまず，「冷却」となりうるため注意が必要である．その他，腹腔内の加温生理食塩水灌流は42℃の生理食塩水を20分腹腔に貯めた後回収することをくり返す．1回量は10〜20 mL/kg（500〜1,500 mL程度）が目安である．胸腔の灌流は，40〜42℃の加温生理食塩水を200〜300 mLを胸腔に注入し回収することで行う[8]．胸腔灌流は侵襲が大きいため，重症例に限定すべきである．その他，大腿静脈にヒーターを留置する機器も最近開発されている．

そして，これまで述べた何より最も効率よく加温が実現できるのが体外式循環による加温である．透析，CPB，ECMOなどがこれにあたる．特にCPB，ECMOでは循環補助ができるため，循環が不安定な症例によい適応となる[8]．表3の通り，加温効率はよいが，低体温での出血や血栓傾向のことを考えると，低侵襲で復温できるならばそれに越したことはない[5]．

3 血管内容量の維持のための輸液

低体温からの復温時には，大量の輸液が必要となることが多い．理由は低体温に伴い腎臓で利尿が起こること，もう1つは加温に伴い末梢血管が開くことである．すべて生理食塩水で輸液をすると高Cl性アシドーシスをきたしやすいため，注意が必要である．ただし，乳酸リンゲル液は，低体温では肝臓が乳酸を代謝できないことから避けるべきだといわれている．輸液ルートとして，太めの末梢ラインを2本確保することが望ましく，それが困難な場合は，骨髄内投与のラインもよい選択肢である．中心静脈ラインもしばしば必要となるが，低体温では不整脈が起こりやすいため右心房を刺激しないよう内頸静脈ではなく大腿静脈での確保が望ましく，内頸静脈を選択する際もガイドワイヤーを右房まで先進させることを極力避けるべきとされている．

4 合併症からの輸液の必要性

その他，合併症として電解質異常，高血糖，横紋筋融解症，出血傾向，感染などがあるため，血算，電解質，血液ガス，腎機能，凝固機能などのフォローがこちらも欠かせない．

表4 WMSの輸液に関する推奨

	Wilderness Medical Societyのガイドラインの輸液に関する推奨	推奨グレード
熱中症	冷却輸液は可能ならば有益である	1C
	体腔への冷却等張液の注入，血管内冷却装置は有益かもしれないが追加の検証が必要	2C
低体温	40〜42℃の生理食塩水でvolume overloadを避けつつ補液する	1B
	体温に応じて末梢灌流を保てる収縮期血圧を維持するようにボーラスで補液する	1C
	末梢ラインがとれなかったら骨髄ラインを確保する	1C

おわりに

　熱中症と偶発的低体温症に関して，輸液療法の位置づけと効果，実際の方法をレビュー，ガイドラインを参考に概説した．冷却輸液，加温輸液は体温管理に関して効果は限定的であり「行えるに越したことはない」という位置づけである（表4）．重症例の復温にどのような「奥の手」があり，現実問題，自施設の救急外来，病棟でどれが可能な選択肢なのか確認しておきたい．できたら，それら可能な選択肢を確実に行うプロトコールを作成できれば一番よい．

文献・参考文献

1) 「熱中症診療ガイドライン2015」（一般社団法人日本救急医学会 熱中症に関する委員会）：http://www.jaam.jp/html/info/2015/info-20150413.htm
2) Lipman GS, et al：Wilderness Medical Society practice guidelines for the prevention and treatment of heat-related illness：2014 update. Wilderness Environ Med, 25：S55-S65, 2014
3) Moore TM, et al：Core temperature cooling in healthy volunteers after rapid intravenous infusion of cold and room temperature saline solution. Ann Emerg Med, 51：153-159, 2008
4) Atha WF：Heat-related illness. Emerg Med Clin North Am, 31：1097-1108, 2013
5) Brown DJ, et al：Accidental hypothermia. N Engl J Med, 367：1930-1938, 2012
6) Zafren K, et al：Wilderness Medical Society practice guidelines for the out-of-hospital evaluation and treatment of accidental hypothermia：2014 update. Wilderness Environ Med, 25：S66-S85, 2014
7) Soar J, et al：European Resuscitation Council Guidelines for Resuscitation 2010 Section 8. Cardiac arrest in special circumstances：Electrolyte abnormalities, poisoning, drowning, accidental hypothermia, hyperthermia, asthma, anaphylaxis, cardiac surgery, trauma, pregnancy, electrocution. Resuscitation, 81：1400-1433, 2010
8) Danzl DF & Pozos RS：Accidental hypothermia. N Engl J Med, 331：1756-1760, 1994

↑文献2，4（熱中症），5，6（低体温）はそれぞれよくまとまったreviewですのでさらに深く知りたい方は読んでみてください．

プロフィール

服部周平（Shuhei Hattori）
東京ベイ・浦安市川医療センター総合内科
北米型GIMシステムのなかで，忙しくも学び多い充実した日々を過ごしています．GIMに興味がある皆さんはディズニーついでに（？）是非一度見学に来てみてください．

江原　淳（Jun Ehara）
東京ベイ・浦安市川医療センター総合内科
関西から千葉へきてもうすぐ4年目です．今年は現在7カ月の息子と千葉マリンスタジアムに応援に行きたいと思っています．

第4章 病態ごとの輸液療法の考えかた

8. 肝硬変での輸液

片村嘉男

● Point

- 肝硬変では種々の要因により水・ナトリウムが貯留し，希釈性低ナトリウム血症をきたす
- 体内総水量は増加するが，体内での分布異常により有効循環血液量は低下する
- 安易な補液による水・ナトリウム負荷は，病態を増悪させる可能性がある
- 腹水・希釈性低ナトリウム血症に対する治療手段として，2013年バソプレシンV_2受容体拮抗薬：トルバプタンが肝硬変症例に使用可能となった

はじめに

　肝硬変症例では脱水傾向と腹水などの水貯留が併存しており，ボリュームを入れるべきか，制限すべきか迷うことがある．肝硬変での水・電解質異常の成因・病態を示し，それに応じた輸液の考え方について解説する．

> **症例**
> 73歳 女性 C型肝硬変
> 現病歴：生来健康であったが1カ月前より腹部膨満を認め近医受診，腹水を伴うC型肝硬変と診断され当科紹介．
> 152 cm，63 kg
> 血圧110/70 mmHg，脈拍100回/分，体温36.7°C
> 腹部：膨満＋＋，下腿浮腫＋
> 腹部エコー：肝硬変，腹水大量
> WBC 2,300/μL，Hb 12.0 g/dL，Plt 5.6×10^4/μL，PT 58％，T-Bil 1.8 mg/dL，AST 56 IU/mL，ALT 38 IU/mL，TP 6.0 g/dL，Alb 2.5 g/dL，BUN 40 mg/dL，Cr 1.4 mg/dL，Na 126 mEq/L，K 3.3 mEq/L，Cl 90 mEq/L，NH$_3$ 23 μg/dL
> 腹水加療，循環動態改善目的に入院とした．

〈第1病日〉
- 点滴処方
  点滴で水・ナトリウム負荷を行うと腹水を助長し，循環血液量を増加させる効果は乏しいため，補液は行わないこととする．
  循環血液量増加目的に，25％アルブミナー®100 mLを2日間投与した．
- 内服処方
  アルダクトンA®（50 mg）1錠，ラシックス®（20 mg）1回1錠 1日1回 朝開始．
  リーバクト顆粒®3包，ウルソ®（100 mg）1回2錠 1日3回 毎食後開始．
- 食事，飲水
  厳しすぎる塩分制限は食事摂取低下を招く恐れがあり，塩分を5 g/日とした．1日1Lの水分制限とした．

〈第5病日〉
血圧128/80 mmHg，脈拍80回/分，体重60 kg
Alb 3.2 g/dL，BUN 25 mg/dL，Cr 1.1 mg/dL，Na 128 mEq/L，K 3.8 mEq/L
血管内脱水は改善傾向．アルブミナー®投与中は1日尿量2,000 mLであったが第3病日より1,000 mLに減少し体重減少も停滞．低ナトリウム血症によりラシックス®増量の効果は乏しいため，サムスカ®（7.5 mg）1回1錠 1日1回 朝開始．急激な水利尿により血管内脱水，高ナトリウム血症を生じる可能性があるため，飲水制限を解除し，サムスカ®開始6時間後，2日後，4日後に血清ナトリウムを測定した．

〈第9病日〉
血圧132/82 mmHg，脈拍80回/分，体重58 kg
Alb 2.9 g/dL，BUN 20 mg/dL，Cr 0.9 mg/dL，Na 135 mEq/L，K 4.0 mEq/L
サムスカ®開始後1日尿量2,000 mL/日に増加，飲水量も開始前より500 mL/日増加したが体重は1日あたり0.5 kgずつ減少．血管内脱水は生じず，希釈性低ナトリウム血症の補正を得られた．

1. 肝硬変における水・電解質異常

1 体内水分布

体重の60％を占める体内の水分量は，40％が細胞内液，20％が細胞外液に存在する．さらに細胞外液は15％が血管外にある間質液，5％が血管内の血漿に分けられる．間質液が過剰となると，腹水や胸水，下腿浮腫として現れる．

肝硬変では間質液増加を認めるが，体内水分総量の増加と，水分の分布異常の2つから説明される．

2 体内水の分布異常 間質–血漿間

血漿と間質液の分配は，Starlingの法則により膠質浸透圧の圧較差と毛細血管の静水圧によって規定される．膠質浸透圧は主にアルブミンの濃度によって生じる浸透圧である．血漿と間質液

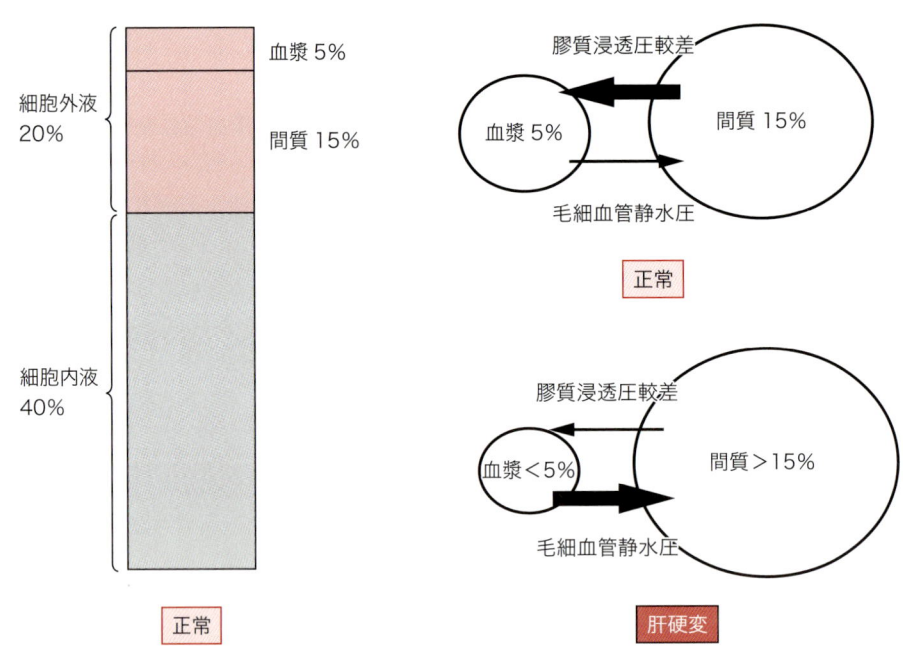

図1　体内の水分布

のアルブミン濃度の差により，血漿の浸透圧は間質液より約20 mmHg高くなっており，この浸透圧較差により血漿内に水が引き込まれ血漿容量が保たれる．**肝硬変では低アルブミン血症により血漿浸透圧の低下，門脈圧亢進による毛細血管静水圧上昇によって水が間質に流出し，腹水や浮腫の原因となる**（図1）[1]．

3 体内水分，ナトリウム貯留

肝硬変では体内総水分量，ナトリウム量が増加し，腹水の原因となる．この機序には3つの仮説が存在する．underfilling説では，肝線維化による肝静脈流出障害から類洞内静水圧が亢進し，肝でのリンパ生成が増加，余剰したリンパ液が腹水として貯留する．この結果有効循環血液量が減少し，腎尿細管での水およびナトリウム再吸収亢進をきたす[2]．一方overflow説では一次性に腎での水・ナトリウム再吸収が亢進し，増加した血漿が腹水として出現するとされる[3]．peripheral arterial vasodilatation（末梢動脈拡張）説では，シャントの形成や種々のケミカルメディエーターの作用により末梢血管の拡張をきたし，循環血液が静脈・門脈系に偏在し，動脈系＝有効循環血液量が相対的に減少するため，腎での水・ナトリウム再吸収が生じるとされる[4]．**1**．**2**で間質・血漿間での水分布異常が腹水の原因となると述べたが，この末梢動脈拡張説では静脈系・動脈系での水分布異常から水貯留・腹水が生じることを示している．**いずれの説によっても，腎交感神経系の亢進，レニン・アンジオテンシン・アルドステロン系（RAAS）の活性化によりナトリウム再吸収，アルギニンバソプレシン（AVP）の分泌により集合管での水再吸収が亢進する**（図2）．**水貯留がナトリウム貯留を上回るため希釈性低ナトリウム血症を呈すが，体内総Na量は増加している**（図3）．

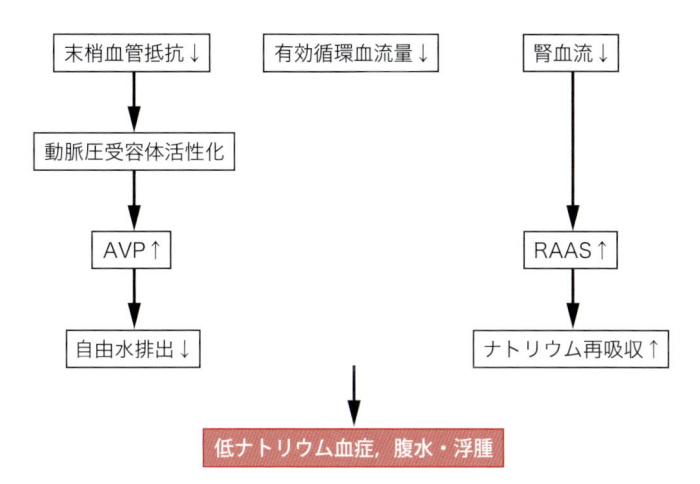

図2 肝硬変でのRAAS，AVPの役割
文献5を参考に作成

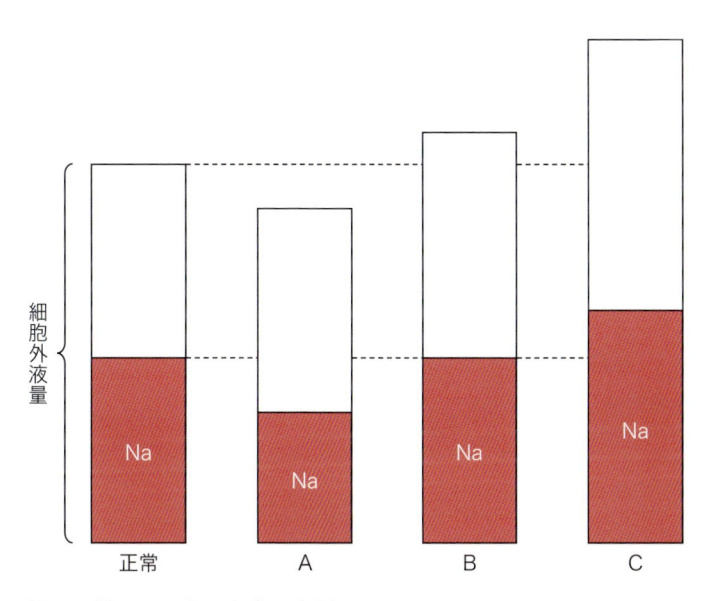

図3 低ナトリウム血症の病型
A：hypovolemic hyponatremia（加齢），B：euvolemic hyponatremia（SIADH，下垂体前葉機能低下症，甲状腺機能低下症），
C：hypervolemic hyponatremia（心不全，肝硬変，ネフローゼ症候群）．文献6より

4 アルギニンバソプレシン

　抗利尿ホルモンであるAVPは，視床下部浸透圧受容器で感知される血漿浸透圧の上昇，左心房，肺静脈，頸動脈洞，大動脈弓にある圧受容器で感知される血圧低下により下垂体後葉より分泌される．AVPの生理作用はV_{1a}，V_{1b}，V_2という3種の受容体を介して発揮される．AVPの主な生体での作用はV_{1a}受容体を介した血管平滑筋収縮，腎集合管でのV_2受容体を介した水再吸収であり，循環調整ペプチドとして体液の恒常性維持に重要な役割を果たしている[7]．

2. 肝硬変症例のマネジメント

1 輸液

　有効循環血液量が低下した肝硬変症例に輸液を行うと，膠質浸透圧低下により水は間質へ移動し，末梢血管拡張により血漿内に留まった水も静脈系へ分布してしまい，輸液による有効循環血液量増加に対する効果は乏しい．投与されたナトリウムも多くは間質に分布し，腹水を増悪させる．

　輸液は行わず，アルブミン投与により有効循環血液量確保を図る．

　症例が経口摂取不能の場合でも，治療当初は維持輸液は不要であり，むしろ体液貯留の是正が得られるだろう．輸液が必要となるのは貯留体液の減少ののち，循環血液量の低下が生じてからである．なお，代償性肝硬変で体液分布の異常がなければ，輸液は健常者と同様の扱いでよい．

2 利尿薬

　RAASが亢進する肝硬変では，スピロノラクトン（アルダクトン®A）が第一選択である．スピロノラクトン単剤25 mg〜100 mgで効果不十分であれば，フロセミド（ラシックス®）を20 mgから併用する．添付文書からフロセミド80 mgが上限とされるが，腹水合併肝硬変患者にフロセミド40 mg経口単回投与後に有意に糸球体濾過量が低下する[8]などフロセミドの腎障害について古くから報告されている．

　肝硬変ではAVPが増加し腎集合管でのV₂受容体を介した水再吸収が亢進するが，V₂受容体拮抗剤のトルバプタン（サムスカ®）による血清ナトリウム濃度上昇効果，腹水減少効果が報告され[9,10]，2013年本邦において既存の利尿薬で効果不十分な肝硬変における体液貯留に対し，世界で唯一保険認可された．トルバプタンはスピロノラクトン＋フロセミドで効果不十分の場合追加するが，腎機能保護の観点からフロセミド増量前にトルバプタン開始を検討すべきである．

　トルバプタン投与時には飲水制限は行わず，underfillingと腎障害，高ナトリウム血症に注意し，厳重なモニタリングが必要である．

3 分岐鎖アミノ酸（BCAA）製剤

　食事摂取量が充分であればBCAA顆粒製剤（リーバクト®），不充分であれば肝不全用経腸栄養剤（アミノレバン®EN，ヘパンED®）を選択する．

4 腹水穿刺排液，腹水濾過濃縮再静注法（CART）

　利尿薬治療に抵抗する腹水には穿刺排液が推奨される．5 L以上の大量穿刺排液時には循環不全，低ナトリウム血症を防止するうえでアルブミンの投与が望ましい[11]．腹水濾過濃縮再静注法（CART）は，あらかじめ穿刺腹水をバッグに集め，濾過機を通して除細胞した後，濃縮して点滴静注することにより，腹水中のタンパクを再利用する手技である．効果は腹水全量排液アルブミン静注法と同等で[12]，アルブミンの需要を節減できるというメリットがある．

おわりに

　肝硬変の病態を知れば過剰な輸液を避けることができる．トルバプタンを加えた3種の利尿薬を活かし体液コントロールを行っていただきたい．

文献・参考文献

1) 金沢秀典:肝疾患における浮腫,腹水.診断と治療,95,709-716,2007
2) Witte MH, et al:Progress in liver disease:physiological factors involved in the causation of cirrhotic ascites. Gastroenterology, 61:742-750, 1971
3) Lieberman FL, et al:Effective plasma volume in cirrhosis with ascites. Evidence that a decreased value does not account for renal sodium retention, a spontaneous reduction in glomerular filtration rate (GFR), and a fall in GFR during drug-induced diuresis. J Clin Invest, 48:975-981, 1969
4) Schrier RW, et al:Peripheral arterial vasodilation hypothesis:a proposal for the initiation of renal sodium and water retention in cirrhosis. Hepatology, 8:1151-1157, 1988
5) 髙木章乃夫,白鳥康史:肝疾患と腹水.腎と透析,58:146-149, 2005
6) 石川三衛:水代謝異常.日本内科学会雑誌,95:814-820, 2006
7) Ferguson JW, et al:Therapeutic role of vasopressin receptor antagonism in patients with liver cirrhosis. Clin Sci (Lond), 105:1-8, 2003
8) Bernardi M, et al:Comparative pharmacodynamics of furosemide and muzolimine in cirrhosis. Study on renal sodium and potassium handling and renin-aldosterone axis. Z Kardiol, 74 Suppl 2:129-134, 1985
9) Schrier RW, et al:Tolvaptan, a selective oral vasopressin V2-receptor antagonist, for hyponatremia. N Engl J Med, 355:2099-2112, 2006
10) Okita K, et al:A multicenter, open-label, dose-ranging study to exploratively evaluate the efficacy, safety, and dose-response of tolvaptan in patients with decompensated liver cirrhosis. J Gastroenterol, 45:979-987, 2010
11) Ginès A, et al:Randomized trial comparing albumin, dextran 70, and polygeline in cirrhotic patients with ascites treated by paracentesis. Gastroenterology, 111:1002-1010, 1996
12) Graziotto A, et al:Reinfusion of concentrated ascitic fluid versus total paracentesis. A randomized prospective trial. Dig Dis Sci, 42:1708-1714, 19978

プロフィール

片村嘉男(Yoshio Katamura)
尾道総合病院消化器内科

第4章 病態ごとの輸液療法の考えかた

9. 糖尿病の輸液

西浦香保里

●Point●

- DKAとHHSの共通の病態はインスリン作用不足と高度の脱水で，初療室での対応はほぼ共通している
- 1型糖尿病（インスリン依存状態の2型糖尿病）患者では，絶食時のインスリンとブドウ糖投与を忘れない

はじめに

　日本人の4人に1人が糖尿病もしくはその予備軍という時代が到来し，糖尿病診療はもはや特別なスキルではなく，医師にとって欠かせない基本的なスキルとなっている．糖尿病の合併症のなかでも急性代謝障害，特に糖尿病性ケトアシドーシス（diabetic ketoacidosis：DKA）と高血糖高浸透圧症候群（hyperglycemic hyperosmolar syndrome：HHS）は重症化することが多く，初療室や病棟で研修医が遭遇する機会も決して稀ではない．診断・初期治療の遅れや誤りは命にかかわるため，病態を理解したうえで，その治療方法を頭に入れておくことが重要である．また入院中の糖尿病患者に医原性に急性代謝障害を起こさせないことが重要であることはいうまでもない．

1. DKAの治療

症例1

　生来健康な19歳男性．1週間前から感冒様症状あり．来院前日からの発熱に加え嘔吐，意識障害あり救急搬送．体温37.6℃，血圧100/60 mmHg，脈拍120回/分，呼吸数22回/分（大きくて深い），意識レベルJCS Ⅱ-30．

血液データ			
Na	136 mmol/L	Cr	0.62 mg/dL
K	4.7 mmol/L	グルコース	482 mg/dL
Cl	104 mmol/L		
BUN	12.9 mg/dL		

血液ガス	
pH	6.90
PCO₂	32.3 Torr
HCO₃⁻	5.7 mmol/L

尿検査
ケトン3＋

アニオンギャップ計算
26.3

● **ここがポイント！**

アニオンギャップ（AG）の求め方

AG＝Na⁺－（Cl⁻＋HCO₃⁻）　正常値12±2 mEq/L

　高血糖，AG陽性代謝性アシドーシス，尿ケトン陽性からDKA（糖尿病性ケトアシドーシス）が疑われる症例．明らかな糖尿病の既往はなく，1型糖尿病の発症が疑われるが，2型糖尿病でも清涼飲料水の多量摂取などで起こることがある（清涼飲料水ケトーシス）．

● **ここがピットフォール**

尿中ケトン体の偽陰性

アセトン，アセト酢酸，β-ヒドロキシ酪酸の3種類を総称してケトン体と呼ぶが，通常の尿定性試験紙ではDKAで特に上昇するβ-ヒドロキシ酪酸は測定原理上反応しない．したがって尿中ケトン体の半定量値は必ずしも血中ケトン体上昇を正確には反映しないため，DKAを疑った場合は血中ケトン体の測定が望ましい．最近はベッドサイドですぐに結果が出るPOCT機器がある．

　DKAの病態は，①インスリンの**絶対的な**作用不足によるケトン体産生からの**ケトアシドーシス**と②**浸透圧利尿による高度の脱水**であるため，インスリン投与によるケトアシドーシスの解消と脱水の補正とが治療目標となる．後述のHHSと比較して特にインスリンの投与が重要となり，インスリン投与に伴う低カリウム血症の予防にも注意が必要である．

1 初療室にて

1）DKAの輸液とそのスピード―1，2，3の法則

生理食塩水を，

- 最初の1時間で1,000 mL（1,000 mL/時）
- 次の2時間で1,000 mL（500 mL/時）
- 次の3～4時間で1,000 mL（250～300 mL/時）

2）DKAにおけるインスリン投与

- シリンジポンプを用いた持続静脈内インスリン注入療法〔continuous intravenous insulin infusion（CIVII）〕
- 静脈内に投与できるインスリンは速効型（R）のみ
- 速効型インスリン50単位（ヒューマリン®R 0.5 mL）＋生理食塩水49.5 mL＝1単位/mLで使用
- 0.1 mL/kgボーラス投与後0.1 mL/kg/時で開始（50 kgの人で5単位ボーラス後5 mL/時）（ボーラス投与を行わず0.14 mL/kg/時で投与を開始する方法もある）[1]

- 1時間後に血糖チェックし投与速度を調整．1時間で70〜100 mg/dL程度の低下をめざす

3）DKA加療に伴う低カリウム血症に対する対応

- K≧5.3 mEq/L　　　　　　　K補充せず2時間ごとにチェック
- 5.3 mEq/L＞K≧3.3 mEq　　利尿を確認し，20〜30 mEq/Lの濃度で輸液にKを加える
- K＜3.3 mEq　　　　　　　Kが3.3 mEq/L以上になるまで20〜30 mEq/時のK投与

低カリウム血症がなければ上記1），2）を開始し，低カリウム血症があれば1）と同時に**インスリン投与前にKの補充を開始**する．上記初期治療はHHSともほぼ共通で，頭に入れておけばマニュアルをみなくても，初療室での加療が迅速に開始できる．

2 病棟に入院してから

- 2〜4時間ごとの血糖と電解質，アシドーシスのチェックが必要となるためできればICU入室が望ましい．
- 24時間を目安に脱水が十分補正されるまで輸液を行う（血糖の下がりが悪いときはインスリン投与量の不足だけでなく輸液が不十分なこともある）．
- 血糖値が200 mg/dLまで低下すれば，ブドウ糖を含んだ輸液に変更し（Kも補充できるので3号液が便利）**インスリンを半量に減量する**．
- **血糖値が＜200 mg/dLとなってもケトアシドーシスが存在する間はインスリン持続注射を0.02〜0.05単位/kg/時（50 kgの人で1〜2.5 mL/時）で継続する．**
- ケトアシドーシスが解消し経口摂取が可能になればインスリン皮下注射による強化療法に移行する．その際特に**1型糖尿病では必ず持効型インスリン投与開始後に持続静注を中止する**．
- DKAにおけるアシドーシスでは前述加療にて改善するため原則として重炭酸の投与は行わない．
- アシドーシスのフォローは静脈血ガスで代用可能．

2. HHSの治療

症例2

80歳女性．脳梗塞後遺症，誤嚥性肺炎で入院中，高カロリー輸液が行われていた．数日前から傾眠傾向あり，呼びかけに反応しなくなったためドクターコール．前日まで尿量は確保されていた．体温36.8℃，血圧80/40回/分，脈拍120回/分，意識レベルJCS Ⅲ-200．口腔粘膜，腋窩の乾燥あり．

血液データ	
Na	154 mmol/L
K	5.0 mmol/L
Cl	98 mmol/L
BUN	61.4 mg/dL
Cr	1.38 mg/dL
グルコース	680 mg/dL

血液ガス	
pH	7.43
PCO$_2$	36.6 Torr
HCO$_3^-$	24.5 mmol/L

表　DKAとHHSの違い

	DKA 軽度	DKA 中等度	DKA 高度	HHS
血糖（mg/dL）グルコース	＞250	＞250	＞250	＞600
pH	7.25〜7.30	7.00〜＜7.24	＜7.00	＞7.30
HCO_3^-（mEq/L）	15〜18	10〜＜15	＜10	＞18
尿ケトン体	陽性	陽性	陽性	少量
血清ケトン体	陽性	陽性	陽性	少量
血清浸透圧（mOsm/kg）	さまざま	さまざま	さまざま	＞320
アニオンギャップ	＞10	＞12	＞12	さまざま
意識レベル	清明	清明/傾眠	昏迷/昏睡	昏迷/昏睡

文献1より引用

尿検査	血漿浸透圧計算
ケトン＋	366 mOsm/L

● ここがポイント！

血漿浸透圧の求め方

浸透圧 ≒ 2 × Na ＋ 血糖/18 ＋ BUN/2.8　　正常値 280〜290 mOsm/L

　アシドーシスを伴わない著明な高血糖，脱水所見，意識障害などから高血糖高浸透圧症候群（HHS）が疑われる症例．HHSの病態は，2型糖尿病患者において何らかの誘因による①インスリンの相対的な作用不足による著しい高血糖と，②浸透圧利尿による高度の脱水による高浸透圧血症である．DKA治療ではインスリン投与によるケトアシドーシスの解消が最も重要であることに対して，HHSの治療の目標は脱水の補正による高浸透圧血症の改善である（表）．

　DKAとHHSは全く異なった疾患ではなく，連続性のある病態であり，インスリン依存性の強さにより異なる病像を呈していると考えられる．日常臨床においてもDKAとHHSの双方の特徴をオーバーラップする症例は珍しくない．共通の病態として，高血糖による浸透圧利尿に伴う高度の脱水があり，DKAでは体重の5〜10％程度，HHSはより重度の10〜15％に及ぶ水分喪失があるとされる．いずれにおいても高度の脱水に伴うvolume depletion（細胞外液の喪失）が存在すると考えられるが，特にHHSでは高ナトリウム血症を認めることも多く，その臨床像にはdehydration（細胞内液の喪失）の理解も必要である．

　実際の初期治療ではDKAでもHHSでも最も優先されるべきはvolume depletionによる循環不全の改善である．HHSでは高ナトリウム血症を伴うことが多く0.45％生理食塩水をすすめるマニュアルもあるため，生理食塩水を選択することに躊躇するかもしれないが，①まずは細胞外液の投与で循環動態を安定させ循環不全を改善することを最優先にすること，②生理食塩水でもHHSの患者の血漿浸透圧に対しては低張であること，③低張液を急速に大量投与することによる急激な張力変化による脳浮腫の予防，④初療室での輸液指示の単純化によるリスクマネージメントなどを考慮して，初療室での最初の1〜2時間はHHSにおいてもDKAと同様の治療を開始する．ただしHHSでは十分な輸液を行うことで血糖値は低下し，低カリウム血症のリスクもありインスリンのボーラス投与は不要である（図）．

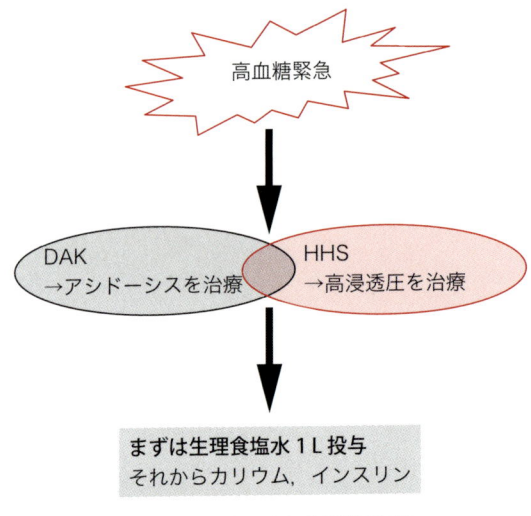

```
         高血糖緊急
            ↓
    ┌─────────────┬─────────────┐
    │   DAK       │    HHS      │
    │ →アシドーシスを治療│ →高浸透圧を治療│
    └─────────────┴─────────────┘
            ↓
     まずは生理食塩水1L投与
     それからカリウム，インスリン
```

図　DAKとHSSの初期治療

1 初療室にて

DKAの場合と同じ（インスリンのボーラス投与は不要）．

2 病棟に入院してから

- 誘因にもよるが循環動態が安定するまではICU入室が望ましい．
- DKAより水分喪失量は多いが，高齢であることが多く，脱水補正は心機能をみながらDKAより時間をかけて行うほうが無難．
- 循環動態が安定しても高Naが悪化するようなら0.45％生理食塩水に変更（0.45％生理食塩水は生理食塩水と5％ブドウ糖液を1：1で混合すればつくれる．筆者は1号液で代用）．
- 血糖値が300 mg/dLまで低下すれば，ブドウ糖を含んだ輸液に変更する．
- 経口摂取が可能になればインスリン皮下注射による強化療法に移行する．インスリン依存状態でなければ最終的に離脱できるものも多い．

3. 絶食時の治療

> **症例3**
> 54歳男性．2型糖尿病で他院通院中．胃潰瘍による上部消化管出血で消化器内科に入院し絶食中．血糖コントロールに関してコンサルトあり．

絶食で末梢静脈栄養（peripheral parenteral nutrition：PPN）を行う際のインスリン投与経路は静脈投与が基本となるが，実際にはしばしば皮下注射も併用され，以下の方法を前治療に応じて組合わせて行う．急性期の入院中の目標血糖は140 mg/dL〜200 mg/dLを目安とする．

① シリンジポンプによる持続静脈内インスリン注入療法（CIVII）
② 静脈栄養輸液内へのインスリン投与

③ 速効型，超速効型インスリンをスライディングスケールにより皮下注射
④ 持効型（もしくは中間型）インスリンの定時皮下注射の継続

1 前治療が食事療法のみの場合

入院前コントロールが良好でも，輸液や疾患や手術のストレスなどにより血糖上昇の可能性があり，③のスライディングスケールをおいて観察する．高血糖が持続しインスリン皮下注回数や単位数が多ければ②輸液へのインスリン混注を併用する．

2 前治療が経口血糖降下薬，GLP-1受容体作動薬の場合

絶食時には経口血糖降下薬，GLP-1受容体作動薬は中止し，インスリンでのコントロールを行う．②を基本として高血糖に対し③を併用する．

● ここがポイント！
ブドウ糖輸液へのインスリン投与
静脈輸液内へのインスリン投与量はブドウ糖5～10gあたり1単位の速効型インスリン（ヒューマリン®R）を点滴バッグに注入する．
例：5％ブドウ糖液（500 mL）＝ブドウ糖25 g　　→ヒューマリン®R 2～5単位
　　フィジオゾール®3号（500 mL）＝ブドウ糖50 g　→ヒューマリン®R 5～10単位
　　ビーフリード®（500 mL）＝ブドウ糖37 g　　→ヒューマリン®R 4～8単位

糖尿病のタイプ（1型か2型か），体格やインスリン抵抗性，感染や手術侵襲などのストレスによりインスリン感受性は異なり，インスリンの点滴バックやルートへの吸着による作用の減弱もあるため，混注するインスリンは少なめからはじめて効果をみながら日々増量していく．

3 前治療がインスリン療法の場合

1）2型糖尿病でインスリン非依存状態のとき
定期注射は中止し②輸液へのインスリン混注＋③スライディングスケールを併用

2）1型糖尿病および2型糖尿病でインスリン依存状態のとき
i　①CIVII
ii　④で基礎分泌を補充しながら②と③を併用

● ここがピットフォール
1．1型糖尿病およびインスリン依存状態の2型糖尿病患者では，ケトーシス予防のため**絶食時にも絶対にインスリンを中断しない**．
2．1型糖尿病およびインスリン依存状態の2型糖尿病患者では，ケトーシス予防のため**絶食時にもブドウ糖の投与を忘れない**．

1型糖尿病およびインスリン依存状態の2型糖尿病患者では，インスリンの中断により脂肪分解によるケトアシドーシスを引き起こすため，①インスリン持続静注CIVIIか②インスリン混点輸液の持続点滴，④持効型（もしくは中間型）インスリン投与により絶対にインスリンが途切れないようにする．点滴トラブルによるインスリン中断リスクを考慮すると④持効型（中間型）イ

ンスリンの継続が無難．また1型糖尿病およびインスリン依存状態の2型糖尿病患者では，絶食中の輸液のブドウ糖量が少ないと脂肪分解が進み，血糖上昇が軽度でもケトアシドーシスを引き起こすため，最低でも150 g/日程度のブドウ糖の投与を行う．

Advanced Lecture

　DKAの治療といえば歴史的に生理食塩水の大量投与であったが，近年生理食塩水の大量投与に伴う高クロール血症の弊害として，高Cl性代謝性アシドーシスや急性腎障害が報告されている[3]．DKAにおいても生理食塩水に代わって乳酸リンゲルの投与の有用性を検討された報告はある[4]が，今のところ明らかな優位性は証明されていない．

文献・参考文献

1) Kitabchi AE, et al：Hyperglycemic crises in adult patients with diabetes. Diabetes Care, 32：1335-1343, 2009
2) Savage MW, et al：Joint British Diabetes Societies guideline for the management of diabetic ketoacidosis. Diabet Med, 28：508-515, 2011
3) Yunos NM, et al：Bench-to-bedside review：Chloride in critical illness. Crit Care, 14：226, 2010
4) Van Zyl DG, et al：Fluid management in diabetic-acidosis--Ringer's lactate versus normal saline：a randomized controlled trial. QJM, 105：337-343, 2012
5) 「糖尿病治療ガイド2014-2015」（日本糖尿病学会/編著），文光堂，2014
6) 「最新インスリン療法 改訂第2版」（荒木栄一/専門編集，綿田裕孝/編集主幹），中山書店，2015
7) 『別冊「プラクティス」糖尿病コンサルテーションブック』（吉岡成人，森保道/編著），医歯薬出版株式会社，2014
8) 長浜正彦：8．糖尿病の輸液．「輸液スーパー指南塾」（長浜正彦/編）レジデントノート増刊，15（2）：186-194，羊土社，2013
9) 5章 甘いのはお好き？ Part2 〜高血糖緊急のcontroversy〜．「ステップ ビヨンド レジデント6 救急で必ず出合う疾患編 Part 3」（林寛之/著），pp153-174，羊土社，2010

プロフィール

西浦香保里（Kaori Nishiura）
西浦クリニック内科
市立奈良病院糖尿病内科/総合診療科（女性外来）
主に総合診療，救急医療，へき地医療などに携わってきました．
現在は糖尿病の診療をしながら介護支援専門員（ケアマネ）の研修を受け，「かかりつけ医」力Upに励んでいます．医師力だけでなく，人間力もつくように，もっと医療以外の本を読んだり，異業種の人と交わればよかったと思う今日このごろです．余裕はないかもしれませんが，皆さんは是非そのあたりも頑張ってください．

第4章 病態ごとの輸液療法の考えかた

10. 腎不全・透析患者での輸液

酒井佳奈紀

Point

- 慢性腎臓病（CKD）では，体液の量と組成の調整能が落ちているため，輸液に際しても体液量と電解質の慎重なモニタリングと介入が必要である
- 「輸液療法＝初期輸液＋補充輸液＋維持輸液」という原則は変わらない
- 初期輸液が必要な場合は，多くがacute on chronicに急性腎傷害（AKI）をきたしているため，AKIの治療としての輸液療法という側面をもっている．輸液製剤としては晶質液が選択される
- AKI発症時は，脱水も過剰輸液も避け適切な体液バランスを維持し，無尿期（乏尿期）→利尿期と各時期にあった輸液を選択する
- 透析患者では，血液透析と腹膜透析で輸液内容は変わる

はじめに

腎臓は体液の量と組成の恒常性を保つ主要な働きをしている．腎不全患者ではその機能が制限されるため，腎機能正常患者と同様に尿量維持のために輸液を続けていると，容易に溢水や脱水などの体液異常，電解質異常をきたす．「不足分を補う目的で輸液を行う」という基本は変わらないが，輸液を行う場合はその安全域が狭くなっているので注意深く病態を判断しなくてはならない．このため，循環血液量・体液量・電解質組成のモニタリングを慎重に行い，そのときどきに応じた輸液メニューに変更する必要がある．

ここでは，慢性腎不全（慢性腎臓病chronic kidney disease：CKD），急性腎傷害（acute kidney injury：AKI），透析患者の輸液について説明する．

まずは具体的な症例をみていこう．

症例

76歳女性．腎硬化症による慢性腎臓病で血清Cr＝2.5 mg/dL前後，eGFR＝15 mL/分/1.73 m²前後と最近は安定して降圧薬・利尿薬を処方されて通院治療されていた．数日前より発熱・下腹部痛・下痢が出現，症状増悪し経口摂取困難となり夕方に救急外来受診となった．

血圧82/50 mmHg，脈拍120回/分，体温38.5℃，体重47 kg（通常は50 kg），呼吸

回数24回/分，口腔粘膜乾燥著名，腹部はやや固いが板状硬なし，下腹部に圧痛あり，腸蠕動は亢進．エコー検査では水腎症の所見なく膀胱内容量は少なく，IVCも呼吸性変動著しく虚脱していた．会話は可能で失見当識もないが，立位歩行困難でややdrowsyであった．無尿の訴えあり尿道バルーン挿入，濃縮尿30 mL程度認めた．

　病歴とバイタル，身体所見から，患者は下痢による脱水の進行でvolume depletionの状態と考えられる．おそらくacute on chronicにAKIをきたしている．電解質の情報のない今は，末梢ルートをキープし，細胞外液製剤として生理食塩水または1号液を輸液する．500 mL/時で開始し，培養検体など採取したところで，採血結果がでてきた．

救急外来受診時の検査結果

血液検査：WBC＝18,000/μL，Hb＝13.1 g/dL，Ht＝40.5％，CRP＝16.8 mg/dL，
生化学検査：Na＝152 mEq/L，K＝4.6 mEq/L，Cl＝118 mEq/L，Ca＝8.7 mg/dL，iP＝6.5 mg/dL，TP＝7.6 g/dL，Alb＝4.5 g/dL，Glu＝148 mg/dL，UN＝123 mg/dL，Cr＝6.7 mg/dL
動脈血液ガス：pH＝7.236，$PaCO_2$＝32.6 Torr，PaO_2＝88.9 Torr，HCO_3^-＝14.0 mmol/L
尿検査：尿比重1.020，尿pH＝5.0，尿タンパク（＋），尿潜血（－），尿中Na＝15 mEq/L，K＝28 mEq/L，Cl＝12 mEq/L．尿沈渣で円柱像なし，白血球・細菌は認めない．

　予想通り，AKIを発症していた．Na，Clともに高く，Kは正常範囲内で，AG＝20と上昇しており代謝性アシドーシスがある．生理食塩水を投与継続するのはあまり適切とはいえない．次の補液は酢酸リンゲル液に変更することにした．Ca，Pに関しては，今は補正は必要なさそうである．炎症反応も高値であるため，CTRX 2 g/日の投与を開始した．

　3時間ほど経過した時点で，血圧110/60 mmHg，脈拍90回/分と改善し，尿量も100 mL程度認め，呼吸状態も安定している．3 kgの体重減少で下痢は持続しているので，輸液流量を200 mL/時に落として翌朝までみることにした．定期処方の降圧薬・利尿薬は一時中止とした．

　翌日には意識レベルも改善し立位歩行問題なし，下痢は持続するものの回数は減っていた．尿量は50 mL/時程度に増加傾向にある．血圧128/70 mmHg，脈拍80 mL/分，呼吸回数14回/分，体重49.0 kg，浮腫はなくエコー検査でIVCは呼吸性変動あるものの虚脱所見はない．以下，検査結果である．

翌日の検査結果

血液検査：WBC＝12,000/μL，Hb＝10.5 g/dL，Ht＝32.5％，CRP＝13.5 mg/dL，
生化学検査：Na＝145 mEq/L，K＝4.9 mEq/L，Cl＝110 mEq/L，Ca＝8.0 mg/dL，iP＝5.5 mg/dL，TP＝6.7 g/dL，Alb＝3.3 g/dL，Glu＝88 mg/dL，UN＝80 mg/dL，Cr＝5.9 mg/dL
動脈血液ガス：pH＝7.389，$PaCO_2$＝38.7 Torr，PaO_2＝98.5 Torr，HCO_3^-＝20.3 mmol/L
尿検査：尿比重1.012，尿pH＝5.0，尿タンパク（＋），尿潜血（－），尿中Na＝40 mEq/L，K＝20 mEq/L，Cl＝25 mEq/L．尿沈渣で円柱像なし

表1　AKIでのDO NO HARM

常にすること	RAS阻害薬・NSAIDsの中止 腎後性AKIの除外のための腹部超音波 「正常な」血圧（患者によって異なる）の維持 「適切な」輸液（過剰は害である） 薬剤投与量の見直し
よくすること	利尿薬の中止
しないこと	尿タンパク/クレアチニン比の測定（タンパク尿は蓄尿で評価する）

文献2より引用

炎症反応は改善し，尿量も得られ腎機能も改善，電解質も正常値に近づいてきた．細胞外液製剤中心の輸液から維持輸液へ移行し，引き続き体液量モニタリングを行いながら治療継続した．

1. 慢性腎臓病（CKD）と急性腎傷害（AKI）に対する輸液

CKDでは，stageの進行に伴い腎臓での排泄の予備能が低下する．特にGFR30 mL/分以下のレベルでは，体液バランスの異常や，Na, K, Cl, Ca, P, Mgなどの電解質異常，代謝性アシドーシスなどの酸塩基平衡異常を容易にきたす．また，ベースにネフローゼ症候群や心不全，肝不全など体液貯留をきたしやすい疾患がある場合，血清Cr値から推測されたeGFRがある程度維持されているようにみえても，容易に溢水に陥る．**基礎疾患を把握して輸液プランをたて，必要時には利尿薬や血管作動薬を用いつつ，慎重にモニタリングを行いながら輸液を行う必要がある．**とはいえ，腎不全存在下でも，「輸液療法＝初期輸液＋補充輸液＋維持輸液」という原則は変わらない．

1 初期輸液とAKI対策

CKD患者で初期輸液が必要な場合，それは脱水の存在，volume depletionとdehydrationの存在があり，volume depletionの重症例であれば敗血症や急性心不全，出血などによるショック状態が想定される．**輸液の目的は有効循環血漿量の確保であり，循環動態を安定させ臓器障害の進行を抑えることにある．**

基礎にCKDがある患者はacute on chronicにAKIをきたしている場合が多く，AKIの治療としての輸液療法，という側面ももっている．CKDはAKIのリスクファクターであり，また，AKIの遷延によりCKDの発症・増悪も認められる．AKI発症時には，現時点では根本的な治療法や特効薬はないため，これ以上腎機能が悪化しないように全身管理を行う必要がある．表1にAKI治療時のポイントをあげる[1, 2]．

1）輸液製剤として何を選択するか？

脱水・ショック状態での輸液療法についての詳細は他稿（第4章1．と第4章2．を参照）に譲るが，細胞外液が不足している血管内脱水であり，初期輸液製剤の選択もその病態にあったものを選択する．

初期輸液の選択にはさまざまな研究がなされており，大きく分けて膠質液か晶質液か？，膠質液ならアルブミン製剤かHES製剤か？，などが検討されている（表2）．現時点では膠質液を推

表2 初期輸液としての輸液製剤選択による生命予後・腎予後の比較

HES製剤 vs. 晶質液	
VISEP研究（2008年）	
対象	成人敗血症患者537人
輸液	10％HES200/0.5 vs. 乳酸リンゲル液
結果	28日死亡率は両群で有意差なし，HES群でAKI発症頻度，CRRT施行頻度は有意に上昇
6S研究（2012年）	
対象	成人敗血症患者804人
輸液	6％HES130/0.4 vs. 酢酸リンゲル液
結果	HES群で90日死亡率，CRRT施行率ともに有意に上昇
CHEST研究（2012年）	
対象	成人ICU入室患者7,000人
輸液	6％HES130/0.4 vs. 生理食塩水
結果	90日死亡率は両群で有意差なし，HES群でCRRT施行率は有意に上昇
アルブミン製剤 vs. 晶質液	
SAFE研究（2004年）	
対象	輸液蘇生を必要としたICU入室患者6,997人
輸液	4％アルブミン製剤 vs. 生理食塩水
結果	28日死亡率，腎代替療法施行期間に両群で有意差なし

奨する報告は乏しく，HES製剤は明らかに腎毒性が強く腎予後が悪いことが報告されており，第一選択とはされない．一般には細胞外液製剤としての晶質液は，生理食塩水または乳酸リンゲル液・酢酸リンゲル液などが選択される．

CKD患者は高カリウム血症をきたしやすいため，電解質の情報が得られるまではKフリーの輸液である1号液や生理食塩水が望ましい．ショックなどで大量補液が必要な場合，漫然とNa濃度の低い低張液を継続すると低ナトリウム血症をきたすため，1号液を使用した場合は電解質組成をモニタリングしながら輸液製剤変更も念頭に慎重に行う．生理食塩水はCl濃度が高いため高Cl性代謝性アシドーシスをきたしやすく，注意が必要である．これらから，乳酸リンゲル液，酢酸リンゲル液，重炭酸リンゲル液は無難で第一選択として推奨されるが，重度のAKIで高カリウム血症をきたしている場合は，少量のK負荷も問題になることがあるので注意が必要である．

> ●ここがポイント！
> ・電解質の情報がない段階での初期輸液製剤は，Kフリーの1号液や生理食塩水が望ましい．
> ・低張液を漫然と使用すると低ナトリウム血症に陥るため注意！
> ・生理食塩水も，大量投与により代謝性アシドーシスをきたすため注意！

● **Advanced Lecture**

過剰なCl負荷は腎臓に悪い？

近年，生理食塩水中の非生理的なCl濃度が注目されている．Cl負荷により代謝性アシドーシスをきたすことは従来から指摘されていたが，Clそのものが糸球体輸入細動脈を収縮させ，糸球体濾過量GFRを低下させることが動物実験レベルで指摘されている[3]．2012年に発表された前後比較試験では，ICU入室成人患者を対象に，生理食塩水と乳酸リンゲル液を投与比較したところ，乳酸リンゲル液群でCl投与量が少なく，AKIの発症頻度が有意に減少し，腎代替療法施行率も減少したとの報告がなされた[4]．その後もこれを示唆する研究が報告されたが，最新の二重盲目無作為化試験では，生理食塩水群と緩衝液負荷リンゲル液群では腎予後に有意差はないという結果だった[5]．今後もさらなる研究の結果が待たれる．

2）体液不足量の判断，補正方法

体液量のモニタリングについての詳細については他稿（**第1章3．体液バランスの把握のしかた・必要な検査**を参照）に譲るが，身体所見や静的パラメーター，動的パラメーターをうまく組合わせて判断する必要がある．実際のところ，これが臨床現場では悩ましく，判断が難しい問題となっている．

hypovolemiaを示唆する身体所見としては，毛細血管再充満時間延長，口腔粘膜乾燥，腋下乾燥，眼球陥没，血圧低下・脈拍上昇などがある．尿中電解質所見は腎不全患者では定期処方されている利尿薬などの影響を受けるので注意が必要となる．また，AKIをきたしている場合，腎性と腎前性の鑑別にFE_{Na}はよく利用されるが，CKD存在下ではFE_{Na}がもともと上昇していることが多く，厳密には健常時との比較が必要である．ワンポイントしか測定していないのであれば，参考程度にすべきだろう．

外来や一般病棟で利用可能なパラメーターは，静的パラメーターとしては中心静脈カテーテルが挿入されている場合はCVP，動的パラメーターとしてはエコー検査での下大静脈IVC径の虚脱率，受動的下肢挙上試験などがある．集中治療管理で動脈ラインや肺動脈カテーテルが挿入されていれば，平均血圧や脈圧の変動，1回心拍出量変動なども参考にする．

volume depletionに陥っている場合は，循環動態が安定するまで初期輸液で迅速に対応する必要がある．生理食塩水またはリンゲル液を全開投与することも多く，敗血症性ショックでは最初の3時間で30 mL/kgの投与が推奨されている[6]．しかし，腎不全患者に対してこのペースで輸液を行うと溢水・肺水腫に陥ってしまうこともあるため，重篤なショック状態を除き，だいたい100〜200 mL/時間，多くても500 mL/時間程度にとどめておく方が無難である．

健常時体重の情報があり，体重測定が可能なら，急性期の体液欠乏量の目安としては，「水分欠乏量（L）＝健常時体重（kg）－現在の体重（kg）」で推測できる．次式も利用されるが，これも参考程度にすぎない[2]．

血漿欠乏量＝体重×0.2×〔（測定ヘマトクリット値／通常ヘマトクリット値）－1〕
自由水欠乏量＝体重×0.6×〔（測定血清Na濃度／140）－1〕

体重は毎日測定し，健常時体重を目安にコントロールすることが多いが，治療が長期にわたる場合や絶食状態・担癌患者などでは，筋萎縮や低栄養の影響を受け体重が低下するので，注意が必要である．

循環動態が不安定なら，尿道カテーテルを留置し尿量をモニタリングする．hypovolemiaから

脱し，尿量が0.5〜1 mL/kg/時を超えるようであれば，輸液量は抑える方向にする．昔は，腎不全存在下では「腎血流を維持するため」と称して輸液は過剰気味にする傾向にあった．しかし最近は，**過剰輸液はむしろ臓器障害を進行させ，呼吸状態も悪化し，生命予後を悪化させる可能性がある**ことが示唆されている[7]．腎予後の悪化との関連も指摘されており[8]，また，EGDTにおける初期大量輸液に対する批判もまとめたレビューもでている[9]．過剰輸液に陥らないよう，なるべく利尿薬も使わず，輸液量を調整しながら最適な体液バランスを保つことが理想的である．多くのAKIの症例では，volume depletionから脱すれば尿量が得られ，利尿期に入る．

ただし，敗血症や心不全では輸液負荷だけでは循環維持が困難なことも多いため，適時血管作動薬も用いる．腎機能が正常であれば，有効循環血漿量が維持できれば尿量も十分維持できるが，基礎にCKDがある場合は適時利尿薬が必要なこともある．

本来利尿薬にAKI予防効果はなく，安易な尿量維持のための利尿薬投与はすべきではなく，KDIGOのAKI治療ガイドラインにもその旨が明記されている．しかし，明らかに体液過剰で尿量が維持できない場合は，体液コントロール目的として利尿薬を投与する．急性期には即効性のあるループ系利尿薬が選択され，フロセミド（ラシックス®など）のボーラス投与→適時持続投与が検討される．CKDが基礎にある場合は，より大量の利尿薬が必要であることが多く，だいたい20 mg×血清Cr値のボーラス投与，持続で行う場合は200〜300 mg/日程度まで増量することもある．

明らかに体液過剰であるのに利尿薬の反応が悪い場合は，いたずらに利尿薬の大量投与を持続しても長期的な腎予後は悪くなるため，CHDFやHDなどの腎代替療法の導入を検討しよう[10]．

> ●ここがポイント！
> ・身体所見や動的パラメーター，静的パラメーターを駆使し，体液モニタリングをまめに行う．
> ・体液過剰は予後を悪化させる．過剰輸液にならないよう，適正な体液バランスを保つ．
> ・利尿薬にAKI予防効果はない．体液コントロール以外の目的で利尿薬は使用しない．

2 維持輸液

維持輸液量＝尿量＋糞便中水分量＋不感蒸泄量－代謝水

成人の糞便中水分量は約100 mL，不感蒸泄量は15 mL/kg/日で体温が1℃上昇するごとに15％増加し，代謝水は5 mL/kg/日程度である．つまり，平熱で下痢嘔吐などの体液喪失のない成人60 kgの患者では，「**維持輸液量＝尿量＋700 mL**」と予想される．尿量はだいたい1,000〜1,500 mL/日なので，だいたい2,000 mL/日の輸液量となる．

維持輸液として選択される輸液製剤は一般にはソリタ®-T 3号などの3号液だが，これは腎不全患者には不適切な場合が多い．まず，Na＝35 mEq/Lと低張なので，低ナトリウム血症をきたす．また，K＝20 mEq/Lが過剰となって，高カリウム血症となることもある．

3 電解質補正

絶食状態であれば，電解質の維持量の目安は，Na＝50〜120 mEq/日程度，Kは原則投与しないが，K低下がみられたら20 mEq/日程度から開始し，モニタリングしながら増減する．

Caは，大量輸血のときは低カルシウム血症となり，CKD-MBDのコントロールの一環としてビタミンDやCa製剤が投与されている場合は高カルシウム血症となることもあるため，適時補

正が必要である．

　Pに関しては，腎不全患者の多くは正常〜高値を呈するため基本はPフリーの輸液を行うが，絶食期間が長期にわたる場合や，低栄養状態のrefeeding症候群，腎代替療法として24時間CHDFを施行している場合などは低リン血症となり，モニタリングを怠ると昏睡や心不全，横紋筋融解など重篤な合併症を認めるレベルまで低下していることもあるため注意が必要である．

　Mgも変動しやすいため，モニタリングする．

4 代謝性アシドーシス

　CKD患者では，ベースに慢性の代謝性アシドーシスが存在することも多く重炭酸が内服の形で定期投与されている症例もある．血清HCO_3^-濃度が低いほど腎機能低下の進行が速いという報告もあり[11]，過剰投与によるアルカレミアは避けるべきであるが，一般には血清HCO_3^-＝22 mEq/L程度になるようにコントロールされる．

　volume depletionを呈している場合はその影響もあり，アシドーシスはさらに増悪している．急性期の代謝性アシドーシスへの重炭酸（メイロン®）投与は議論のあるところであり，まずは代謝性アシドーシスをきたしている原疾患の治療が重要である．すなわち，糖尿病性ケトアシドーシスであれば補液やインスリンによる血糖コントロール，敗血症による乳酸アシドーシスであれば敗血症の治療，ビタミンB_1不足による乳酸アシドーシスであればビタミンB_1を投与する．一見，重炭酸投与は代謝性アシドーシスに対して理にかなった治療のようだが，乳酸アシドーシスやケトアシドーシスに対しては，重炭酸補充療法により死亡率を改善させるなどの良好な結果を得た研究は存在しない．むしろ，重炭酸投与によって乳酸アシドーシスやケトーシスが悪化したとする報告すらある．その理由として，重炭酸投与による，細胞内アシドーシスの進行，体液量過剰・高ナトリウム血症，代謝性アルカローシス，有機酸の産生，イオン化カルシウムの低下による心収縮力低下，などが考えられている．

　一方で，重篤なアシドーシスはカテコラミンの反応を低下させ，心収縮力の低下，不整脈，循環不全をきたす．一般には，pH＜7.2，糖尿病性ケトアシドーシスならpH＜6.9，乳酸アシドーシスではpH＜7.1あたりで重炭酸投与が検討される．

　重炭酸の必要量は以下の式で計算される[12]．

HCO_3^-必要量（mEq）＝（［目標HCO_3^-］－［現在のHCO_3^-］）×HCO_3^-分布容積
HCO_3^-分布容積＝体重×0.5 …通常時
HCO_3^-分布容積＝〔0.4＋（2.6/［HCO_3^-］）×体重〕…アシドーシスが強いとき

---

5 利尿期

　AKIの回復期は利尿期でもある．このphaseに入っても，腎臓自身の自己調節機能はまだ十分には回復していないため，体液量を無視した利尿がかかり循環血液量が急激に低下することもある．実際，1日に5〜6Lもの尿量を認めることもある．この時期は，動的および静的パラメーターを注意深く観察し，体重なども加味しながら，体液管理を行う必要がある．euvolemicであれば，一般には1号液や酢酸リンゲル液などの緩衝液添加リンゲル液を前日尿量×0.8程度で追いかけ補液するが，数日で補液を減量し反応をみることが望ましい．腎機能が回復していれば，尿濃縮力も回復し，尿量も徐々に減少し適切になってくる．また，この時期に漫然と低張輸液を

行うと体液異常や低ナトリウム血症をきたすので，注意してほしい．さらに，この時期はK排泄が多くなされて低カリウム血症となることもあるので，電解質のモニタリングと補正も必要となる．

> ● ここがポイント！
> ・利尿期は，体液過剰状態でなければ，前日尿量×0.8程度の追いかけ輸液を検討する．輸液は適時減量して反応をみる．
> ・低張液を漫然と投与すると低ナトリウム血症に陥るため要注意．K濃度の変動にも注意．

2. 透析患者に対する輸液

　透析には，血液透析と腹膜透析がある．
　日本で大半を占める血液透析患者は，自己の腎機能は廃絶しているので，造影剤やNSAIDsなど腎毒性のある薬剤は問題なく使用できる一方，輸液量や電解質はタイトに管理する必要がある．輸液量は，初期輸液量に関してはCKDの場合とほぼ同じだが，初期から高カリウム血症・代謝性アシドーシスが重篤な症例もあるので注意が必要である．血液透析患者には，ドライウエイト（DW）という，溢水でも脱水でもない適切な体重が設定されている．1回の血液透析で除水できる除水量はDWの5％以内が理想とされているので，補液を行う場合もDW×1.05の体重を超過しないように注意する．ただし，人工呼吸管理を要するような重篤な症例はこれに限らない．
　腹膜透析患者は，日本では透析患者の3％程度しか占めていないが，血液透析患者とは違った管理が必要である．腹膜透析患者は自己の残腎機能を温存しながら溶質管理・体液管理をしている．腹膜透析だけでは透析不足となる症例は，血液透析を併用していることもある．腹膜透析を継続しつつ輸液が必要な場合は，1日の尿量や腹膜透析での1日総除水量を確認して輸液メニューをたてる．一般にKの除去は十分にされるので，通常のK負荷で問題ないが，電解質のモニタリングは必要である．残腎機能維持が重要なので，腎毒性のある薬物の投与は避ける．

Advanced Lecture
造影剤腎症の予防

ヨード造影剤は，画像診断のみならず心臓カテーテル検査などの治療域でも必須のものであるが，腎毒性が強く造影剤腎症（contrast induced nephropathy：CIN）が問題になる．特に，CKDは心血管イベントのハイリスク群だが，同時にCIN発症のハイリスク群でもあり，臨床現場では常にジレンマに悩まされる．CINに関しては，現在ACR，ESUR，KDIGOなどからガイドラインがでており[1]，2012年には日本からガイドラインも発表されている[13]．無料でダウンロードできるので一読を勧める．
CINは，発症後は有効な治療法がなく，その予防が重要である．ハイリスク群に対しては，NSAIDsや利尿薬などの腎毒性のある薬物はなるべく中止し，乳酸アシドーシスのリスクが上昇するためビグアナイド系糖尿病薬は中止する．また，なるべく低浸透圧の造影剤を選択し，投与量は必要最少量とする．脱水は避け，造影剤投与前後の補液が推奨される．選択されるのは0.45％生理食塩水より0.9％の等張性生理食塩水で，補液量と時間に関しては明確なエビデンスはないが，

> KDIGOのガイドラインでは1.0〜1.5 mL/kg/時を造影剤投与前3〜12時間，投与後6〜12時間の輸液を推奨している．一方，等張重曹輸液が生理食塩水より優れている可能性も示唆されている．等張重曹輸液は，1.26％炭酸水素ナトリウム（フソー 152 mEq/L）が販売されているが，入手できない場合は調整しよう．
> 当院集中治療部では，CIN予防として，体液過剰や代謝性アルカローシスが存在するなどの場合を除いて，CINハイリスク群に対しては，造影剤投与数時間前より以下の輸液を行っている．
>
> 7％メイロン® 90〜100 mL＋注射用水500 mL（153〜167 mEq/L）を，3 mL/kg/時で1時間投与後，1 mL/kg/時で在止め

3. 栄養輸液

絶食が続き，経管栄養もできず，末梢静脈からの輸液では栄養管理が困難な場合，中心静脈を確保して，高カロリー輸液を行う．CKDの場合，保存期か透析依存状態か，透析でも血液透析（HD）かCHDFか腹膜透析（PD）か，などによってメニューは変わる．

1 保存期（非透析期）

CKDでは，K排泄やP排泄に制限があり，タンパク質の過剰投与は腎傷害を悪化させ，高尿素窒素血症ともなるため，原則，Kフリー・Pフリー，タンパク質・アミノ酸制限となる．腎不全患者では，窒素カロリー比（窒素1 gに対する非アミノ酸総カロリー量）は200〜300程度，AKIの急性期など異化亢進時は300〜500と高めに設定しておく．Naは50〜100 mEq/日程度にする．輸液量は，尿量＋700 mL程度となり，一般には1,000〜1,500 mL/日程度におさめることが推奨される．目標カロリーは30 kcal/kg/日程度だが，血糖値をモニタリングしながら徐々にUpしていく．

高カロリー輸液処方例

ハイリック®RF	500 mL
ネオアミユー®	200 mL
10％NaCl	10 mL

カロリー：1,000 kcal　アミノ酸：12 g　Cal/N比：625
Na＝42.1 mEq, K＝0 mEq, Ca＝3 mEq, P＝0 mEq, Mg＝3 mEq

ビタジェクト®A・B 1set＋エレメンミック®1A/日
脂質製剤：10％イントラリピッド® 200 mL週3回

35.2％ブドウ糖と同等のブドウ糖負荷になる．これを，30 kcal/kg/日程度を目標に血糖モニタリングしながら30〜60 mL/時で持続与する．KやPが低下するなら，それぞれ20 mEq/日程度から追加投与する．Na濃度もモニタリングし適時10％NaClを増減する．

2 透析依存期

1）間欠血液透析（HD）

血液透析は，一般には週3回，1日ごとまたは2日ごとに4時間施行される．無尿患者の場合はHDをしていない時期は溶質も溶量も蓄積する一方であるから，CKDの保存期と同様，輸液量

もK・P投与量も制限する必要がある．

2）持続血液浄化（CHDFなど）

CRRTとして24時間持続血液浄化を施行する場合は，タンパク質もKもPも除去されるため，制限は不要である．適切な体液バランスを保つ除水が問題なくできる状態なら，あえて輸液量も制限する必要はない．一般の高カロリー製剤（エルネオパ®，フルカリック®など）を用いて問題ない．

3）腹膜透析（PD）

腹膜透析は連日行い，Kやタンパク質も除去されるためそれらを制限する必要はない．タンパク投与量は0.9〜1.2 g/kg/日が目安とされる．ダイアニールなどの浸透圧物質にブドウ糖を用いている腹膜透析液の場合は，腹膜吸収エネルギーを差し引いてカロリー投与する必要がある．輸液量は，尿量＋1日除水量＋500 mL程度の輸液量にする．

文献・参考文献

1) KDIGOのAKIガイドライン：KDIGO Clinical Practice Guideline for Acute Kidney Injury. Kidney Int Suppl, 2：1-138, 2012
   ↑国際的なAKI診療のガイドライン．無料で読めます．一読をお勧めします．
   日本語訳：「急性腎障害のためのKDIGO診療ガイドライン」（日本腎臓学会/KDIGOガイドライン全訳版作成ワーキングチーム/監訳），東京医学社，2014年
2) 「極論で語る腎臓内科」（今井直彦/著，香坂俊/監），丸善出版，2015
   ↑輸液の項目はもちろん，それ以外の項目も非常にわかりやすいです．お勧めです．
3) Wilcox CS：Regulation of renal blood flow by plasma chloride. J Clin Invest, 71：726-735, 1983
4) Yunos NM, et al：Association between a chloride-liberal vs chloride-restrictive intravenous fluid administration strategy and kidney injury in critically ill adults. JAMA, 308：1566-1572, 2012
5) Young P, et al：Effect of a Buffered Crystalloid Solution vs Saline on Acute Kidney Injury Among Patients in the Intensive Care Unit：The SPLIT Randomized Clinical Trial. JAMA, 314：1701-1710, 2015
6) Dellinger RP, et al：Surviving Sepsis Campaign：international guidelines for management of severe sepsis and septic shock, 2012. Intensive Care Med, 39：165-228, 2013
   ↑敗血症に対する国際的な治療ガイドライン．一読をお勧めします．
7) Boyd JH, et al：Fluid resuscitation in septic shock：a positive fluid balance and elevated central venous pressure are associated with increased mortality. Crit Care Med, 39：259-265, 2011
8) Heung M, et al：Fluid overload at initiation of renal replacement therapy is associated with lack of renal recovery in patients with acute kidney injury. Nephrol Dial Transplant, 27：956-961, 2012
9) Hilton AK & Bellomo R：A critique of fluid bolus resuscitation in severe sepsis. Crit Care, 16：302, 2012
10) Mehta RL, et al：Diuretics, mortality, and nonrecovery of renal function in acute renal failure. JAMA, 288：2547-2553, 2002
11) Menon V, et al：Serum bicarbonate and long-term outcomes in CKD. Am J Kidney Dis, 56：907-914, 2010
12) 龍華章裕：酸塩基平衡異常の診断と治療．Hospitalist, 2 (1), 143-168, 2014
    ↑ややこしい酸塩基平衡異常がよくまとまっています．この雑誌は，これ以外の項目もおもしろいです．
13) 「腎障害患者におけるヨード造影剤使用に関するガイドライン2012」（日本腎臓学会，日本医学放射線学会，日本循環器学会/共同編集），東京医学社：http://www.j-circ.or.jp/guideline/pdf/2012iodine_contrast.pdf
    ↑無料でダウンロードでき，ダイジェスト版もでています．一読をお勧めします．
14) 「より理解を深める！体液電解質異常と輸液 改訂3版」（深川雅史/監，柴垣有吾/著），中外医学社，2007
15) 「体液異常と腎臓の病態生理 第3版」（黒川清/監，和田健彦，花房規男/監訳），メディカル・サイエンス・インターナショナル，2015
    ↑14），15）は，すべての医師にお勧めしているテキストです．

プロフィール

酒井佳奈紀（Kanaki Sakai）
大阪大学医学部附属病院集中治療部
2001年大阪大学医学部医学科卒業，関連病院で腎臓内科医として臨床に従事，2012年より集中治療医として現職．
日本の集中治療は麻酔科・外科系が主ですが，内科とは違った考え方のなかでより病態への理解が進んでいることを実感しています．研修医の皆さんもぜひ多様な世界で広い視野をもって勉強してください．

第4章 病態ごとの輸液療法の考えかた

11. 高齢者での輸液

中神太志

> **●Point●**
> ・高齢者では，脱水の身体所見は感度が低い
> ・水分負荷は少なめで
> ・高齢者は転倒・せん妄のリスクが高いため，末梢静脈からの持続輸液は可能な限り避ける
> ・持続投与が必要なケースでは，皮下投与も選択肢の1つとして考える

1. 高齢者の水分コントロール

　高齢者は，肝・腎による代謝機能，心・腎による水分調節能の低下のために，若年者に比べてこれらに対しての予備能が低下している．このために，水分バランス・電解質の異常を容易にきたす．基礎疾患を有する場合には，予備能が著明に低下し，さらに認知機能の低下が加わる場合では，水分・電解質のコントロールが困難となる．特に水分量が適切かどうかについては，苦慮するケースがしばしばである．高齢者の脱水はどのように判断できるのであろうか．

1 脱水の身体所見

　脱水を判断するうえで，身体所見はどの程度有用なのであろうか．脱水の定義は，細胞内脱水と細胞外脱水に分けられるが，実際の臨床上，明確に分ける必要はないため，ここでは区別しないで論じることとする．

　脱水の身体所見として，皮膚のturgor低下や口腔粘膜の乾燥といった身体所見が一般的に知られているが，果たして高齢者の診療においても有効なのか，65歳以上の高齢者において，血清浸透圧上昇をreference standard（脱水の定義）としたメタ解析の結果[1]を抜粋して以下に示す（表）．皮膚のturgor低下については，さまざまな所見のとり方があるが，総じて感度が著しく低く，口腔粘膜の乾燥も感度が24％と低い．CRT（capillary refilling time）は2秒以上では特異度が低く，3秒以上では感度が低い．起立性低血圧も感度が著しく低い．腋窩の乾燥もよく知られている身体所見であるが（おそらくMcGeeの身体診断学の影響かと思われる），感度50％/特異度82％，感度36％/特異度83％，陽性尤度比はそれぞれ2.8，2.1という報告がある．確かに陽性尤度比では悪くないようにみえるが，脱水かどうかの判断を迫られるような実際のケースを想定すると，感度が低いものは有用ではなく，しかも感度が5割程度では用いにくいと考える．結果をまとめると，よく知られている脱水の身体所見は，高齢者においては感度が低く，特異度が高い．この結果の背景としては，これらの身体所見は重度の脱水にならない限りは，顕在化しづ

表 血清浸透圧上昇を脱水の定義としたメタ解析

		感度	特異度	陽性尤度比
口腔粘膜乾燥		0.24	0.96	6
皮膚 turgor	前腕≧3秒	0.46	0.57	1.06976
	大腿≧3秒	0.28	0.84	1.75
	鎖骨下≧3秒	0.39	0.76	1.625
	胸骨≧3秒	0.3	0.75	1.2
	手背≧4秒	0.06	1	N.D.
	手背≧3秒	0.11	0.85	0.73333
	手背≧1秒	0.94	0	0.94
capillary refilling	≧4秒	0.06	1	N.D.
	≧3秒	0.17	0.85	1.13333
		0.22	0.83	1.29411
	≧2秒	0.78	0.38	1.25806
腋窩乾燥		0.5	0.82	2.77777
		0.36	0.83	2.11764
起立性低血圧		0.16	0.83	0.94117
脈拍	>120	0.02	0.98	1
		0.08	0.88	0.66666
		0	1	N.D.
		0	1	N.D.
	>100	0.09	0.9	0.9
		0.31	0.5	0.62
		0	0.8	0
		0	1	N.D.
	>80	0.47	0.98	23.5
		0.62	0	0.62
		0.12	0.6	0.3
		0.4	1	N.D.
全身倦怠感		0.71	0.75	2.84
		0.42	0.8	2.1
		0.3	1	N.D.
口渇		0.29	0.63	0.78378
		0.5	0.25	0.66666
		0.33	0.75	1.32
		0.42	0.8	2.1
		0.5	0.33	0.74626
		0.11	0.91	1.22222
排尿回数（日中）	≧11/日	0	0.98	0
	≧7/日	1	0.51	2.04081
	≧4/日	1	0.07	1.07526
尿比重	≧1.035	0	1	N.D.
		0	1	N.D.
		0.15	0.75	0.6
		0	1	N.D.
	≧1.028	0	1	N.D.
		0.03	0.92	0.375
		0.23	0.75	0.92
		0	1	N.D.
	≧1.02	0	1	N.D.
		0.24	0.71	0.82758
		0.46	0.5	0.92
		0.33	0.67	1

文献1を参考に作成．
複数の報告があるものについては，それぞれを列記している

第4章 病態ごとの輸液療法の考えかた

らいものであることが考えられる．これらから，口腔粘膜の乾燥や，皮膚のturgor低下などの脱水所見を呈している場合には，重症の脱水で直ちに輸液が必要な状態を想起して，対処するべきである．

2 脱水の診断

身体所見は感度の面で脱水の検出には用いづらいことがわかった．では，脱水をどのように診断すべきであろうか．単一の症状や身体所見によって画一的に決まるものではなく，飲水量の減少や，下痢や嘔吐がある，といった病歴や症状から脱水を疑い，BUN/CRE比，Hctなどから総合的に判断するのが，現時点では妥当であろう．報告によってばらつきはあるものの，全身倦怠感の有無が脱水に対して，感度，特異度ともに優れている，という報告もある（**表**を参照）．

2. 高齢者に対する輸液

1 輸液量，速度

各病態により，必要となる輸液量は異なるはずであり，各疾患ごとの輸液に関しては他稿に譲る．脱水の補正手段には輸液という，容易な手段があるのに対し，体液貯留を是正する手段は利尿薬などに限られるうえ，輸液負荷によって体液貯留になるような患者は，利尿薬への反応も不良であることが多い．

また，輸液による電解質異常も容易にきたす．そのため，重篤な脱水がなく，心機能・腎機能に問題・不安要素のあるケースでは，一般健常人よりも少なめの20〜30 mL/kg/日で輸液を開始し，尿量の推移，BUN/CRE，Hct，呼吸状態，頸静脈圧，全身の浮腫傾向などをみながら，輸液量を増量することが望ましい．

2 輸液ルートの選択

高齢者は環境変化への適応能力が低いため，入院によって容易にせん妄を起こす．せん妄を抑制するために，抗精神病薬や，場合によっては身体抑制がしばしば用いられるが，これらの処置は特に長期にわたると予後を悪化させるため，可能な限り回避する努力が求められる．せん妄や認知症の進行，転倒による骨折などは，患者のADL（activities of daily living）を著しく損なう可能性が高い．肺炎を根治できたが，自立できなくなってしまった，では治療目的を達成したとはいえない．これは，高齢者医療に限ったことではないが，単一疾患・臓器にとらわれない，トータルマネージメントを常に意識すべきである．

輸液の際に最も一般的である，留置針を用いた末梢静脈ルートは，刺入部の固定や安静指示，点滴チューブへの注意などが必要なため，食事・排泄などの入院生活を行ううえで，高齢者にとって非常に大きな負担になり，せん妄のリスクを高める．また，支柱台をもっての移動は，転倒リスクが非常に高い．では，これらをなるべく避けるにはどうしたらよいであろうか？以下に，末梢静脈ルートからの持続点滴の代替案を示す．

1）間欠的投与

生食ロックを用いて間欠的に短時間で行う輸液は，せん妄・転倒を回避する手段として，心・腎への負担を勘案しながらではあるが，常に考慮されるべきである．特に，飲水可能な状況下で，抗生物質を1日数回，経静脈投与するためだけの末梢ルートなどは，持続点滴は止めて生食ロッ

クへの変更や，筋肉内・皮下投与が可能かどうか，検討すべきである．ちなみに，『ヘパリンロックか生食ロックか』については，生食ロックが劣っていないことが報告されている[2]．

2）持続皮下投与

　前腕のルート確保が難しいケースでは，手背や足，肘関節などにルート確保されることが多いが，これらは生活動作をさらに不便にするものであり，せん妄・転倒のリスクを高めてしまう．このようなケースでは，持続皮下投与の適応を検討したい．これまで，緩和医療においては積極的に用いられてきた方法であるが，通常の医療においても十分に使用可能である．投与部位に浮腫が生じる，輸液速度が60 mL/時まで，等張液以外の投与はできない，浮腫のある場合にできない，などの欠点はあるが，抜去時の出血や感染のリスクが少ないことから，在宅患者や施設入所者への投与も容易であるなど，利点も多い．持続点滴が必要な患者に対しては，取りうる手段の1つとして意識しておきたい．

●まとめ

- 高齢者の体液量の評価は難しいため，水分負荷は少なめで．
- 高齢者は転倒・せん妄のリスクが高いため，不必要な末梢静脈からの持続輸液は避ける．持続投与が必要なケースでは，皮下投与も選択肢の1つとして考える．

文献・参考文献

1) Hooper L, et al：Clinical symptoms, signs and tests for identification of impending and current water-loss dehydration in older people. Cochrane Database Syst Rev, 4：CD009647, 2015
2) Ashton J, et al：Effects of heparin versus saline solution on intermittent infusion device irrigation. Heart Lung, 19（6）：608-612, 1990

プロフィール

中神太志（Futoshi Nakagami）
大阪大学医学部附属病院総合診療部/卒後教育開発センター/老年・総合内科
2014年4月に着任以来，院内外を問わず，さまざまな先生方のご協力をいただきながら，魅力的な初期・後期研修プログラムの作成に取り組んでいます．また，今後，当大学を総合診療医のリサーチトレーニングの場にすべく環境整備を行っています．

第4章 病態ごとの輸液療法の考えかた

12. 小児科での輸液

井上信明

Point

- 子どもは水分を失いやすい身体的特徴があり，脱水になりやすい
- 末梢循環不全の有無，経口摂取ができるかが治療法選択の鍵となる
- 情報が揃うまでは生理食塩水・リンゲル液を初期輸液として用いる
- 経口補水療法を使用することで不必要な輸液を減らすことができる

はじめに

　子どもは体重あたりの体内水分量が多く，特に細胞外液が多いために体外に水分を失いやすいうえに，代謝が活発なために必要とする体重あたりの水分量が多い．また相対的に体表面積が広いために不感蒸泄が多くなる（表1）．さらに発達レベルによっては自分から口渇を訴えることができないこともあり，脱水になりやすいと考えられている．そこで本稿では小児に輸液が必要となる原因として多く，かつ研修医の皆さんが遭遇する可能性の高い救急外来での脱水への対応を軸に，輸液だけでなく，輸液の代替法もあわせて解説したい．

1. 小児の脱水の評価

1 一番正確な評価方法はやはり体重の変化だが限界がある

　成人同様に小児も脱水の程度を評価する際に体重の変化は重要な指標である．脱水の重症度分類も通常は体重の変化量をもとに分類している（表2）[1]．ただし，一般的に健診などで直前に着衣なしで体重が測定されていない限り正確な病前体重はわからないので，救急の現場で体重の変化量を用いるのは限界がある．なお体重測定を軽視してよいというわけではない．乳児が嘔吐などで受診したときに着衣をとって体重を測定しておくと，再診時に役立つ．

● ここがポイント！
そもそも乳児は日々体重が増えるのが普通であるので，変化量は定かではなくても，「体重が減った」という事実があれば異常と考えてよいだろう．

表1　子どもの体内水分量，必要量に関する特徴

	体内水分量 （体重あたりの%）	細胞内液 （体重あたりの%）	細胞外液 （体重あたりの%）	必要水分量 （mL/kg/日）	不感蒸泄量 （mL/kg/日）
乳児	70	40	30	100〜150	50
幼児	65	40	25	60〜90	40
学童	60	40	20	40〜60	30
成人	60	40	20	30〜40	20

表2　脱水の重症度分類

症状	軽度脱水まで （3％未満の体重減少）	軽度〜中等度脱水 （3〜9％の体重減少）	重度の脱水 （9％を越える体重減少）
意識レベル	覚醒	正常，ぐったりあるいは落ち着かない，不機嫌	反応が鈍い，嗜眠，意識障害
口渇	いつも通り飲水 飲水を拒否するかもしれない	あり，非常に飲みたがる	経口摂取不良，水分摂取できない
心拍数	正常	正常〜上昇	頻脈，重症では徐脈
脈の緊張度	正常	正常〜減弱	弱い，触知不能
呼吸	正常	正常〜速い呼吸	深い
眼球	正常	軽度陥凹	深く陥凹
涙	あり	減少	でない
口腔内粘膜	湿潤	乾燥	乾燥しきっている
皮膚のしわ	すぐに元に戻る	2秒未満で戻る	2秒を越える
CRT	2秒未満	延長	延長
四肢	温かい	やや冷たい	冷たい，網状チアノーゼ
尿量	正常から減少傾向	減少	わずか

文献1より引用

2 症状や徴候，検査値を用いた評価も限界があることを知って使用する

　実際の救急の現場では，客観的評価項目，また保護者や診察者の主観も交えて脱水の程度を判断せざるをえない（表2）．5％の脱水を検出するための陽性尤度比は毛細血管再充満時間（capillary refilling time：CRT）の延長が4.1，皮膚のturgorの低下（臍部横の皮膚をつまんで確認）が2.5，呼吸の異常が2.0だが[2]，それぞれ単独で判断するのではなく，流涙の消失，口腔内粘膜の乾燥，ぐったりした外観なども組合わせて評価することが有用といわれている[2, 3]．なお保護者が飲水量および尿量に問題がないと証言した場合は，5％以上の脱水が存在する尤度比は0.1未満なので，脱水の可能性はほぼ否定できる[4]．血液検査は明らかな異常値でない限り有用ではないと考えられている[3]．

●ここがポイント！
臨床上重要なことは至急治療が必要な患者，緊急ではないが治療的介入が必要な患者，安全に帰宅させることができる患者を区別することであり[1]，重症度を詳細に分類することにこだわる必要はない．

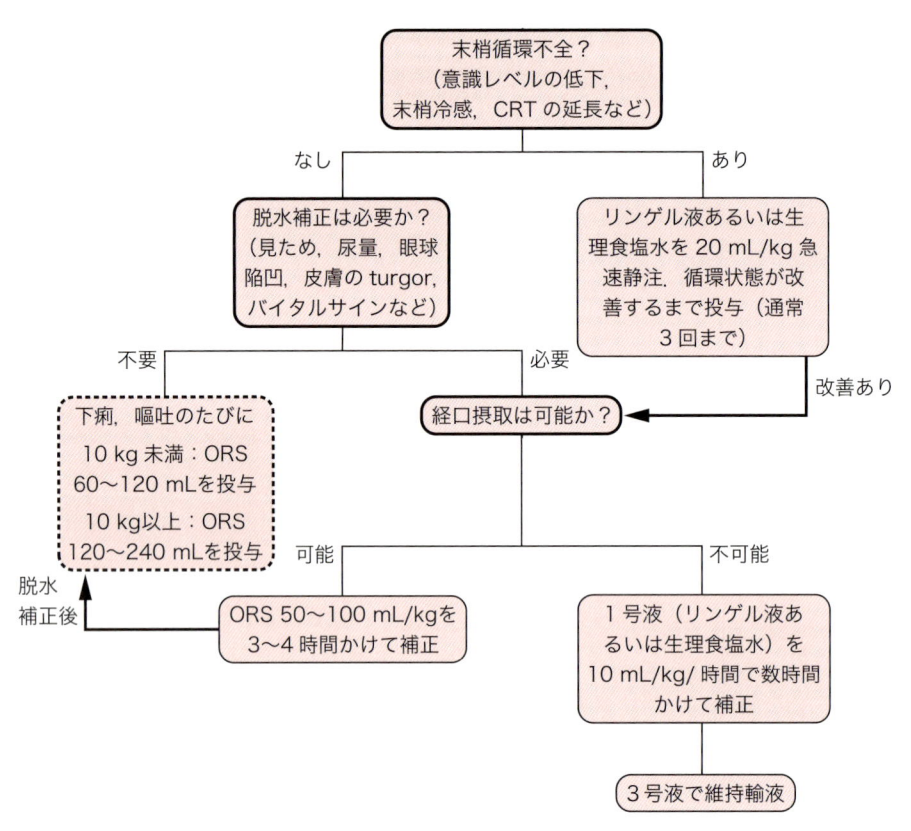

図 脱水が疑われる患児へのアプローチ

● ここがピットフォール
ぐったりしている患児がいれば，じつは脱水ではなく低血糖症のためにぐったりしている可能性もあるので，必ず血糖値や血液ガスを測定しよう．

2. 治療法の選択 (図)[1]

治療法を選択する際には，①そもそも脱水の補正が必要か？，②経口摂取ができる状態か？，③末梢循環不全の徴候（意識レベルの低下やCRTの延長など）を伴うほどの脱水を認めるか？ などが重要な情報になる．

1）輸液療法

重度の脱水が考えられる場合，脱水の程度は中等度であるが経口補水が全くできない場合に輸液療法を考える．輸液が必要と思われる場合，何よりも末梢循環不全の徴候を認めるかどうかをまず判断し，状況しだいでは病歴や身体診察よりも先に人（指導医や看護師）を集め，酸素投与や輸液の急速投与などの処置を優先させる必要がある．

① 末梢循環不全を認めるとき

生理食塩水あるいはリンゲル液20 mL/kgを急速静注する．なお病歴から心原性が否定できな

表3　維持輸液量の算出方法（Holliday-Segarの式）

体重	必要水分量/日	必要水分量/時間
10 kg以下	100 mL/kg	4 mL/時間
10〜20 kg	1,000 mL + 50 mL ×（体重－10） 例）14 kgであれば1,000 mL + 50 mL ×（14－10）= 1,200 mLが1日量	40 mL/時間 + 2 ×（体重－10）mL/時間 例）14 kgであれば40 mL/時間 + 2 ×（14－10）mL/時間 = 48 mL/時間が輸液速度
20 kg以上	1,500 mL + 20 mL ×（体重－20） 例）24 kgであれば1,500 mL + 20 mL ×（24－20）= 1,580 mLが1日量	60 mL/時間 + 1 ×（体重－20）mL/時間 例）24 kgであれば60 mL/時間 + 1 ×（24－20）mL/時間 = 64 mL/時間が輸液速度

い場合は10 mL/kgにとどめ，同時に心機能の評価を行う．投与は心拍数や末梢冷感の改善などを指標に60 mL/kgまで行う．

② 末梢循環不全を認めないとき

諸外国では，まず生理食塩水あるいはリンゲル液が選択されるが，日本国内では通常初期輸液として1号液が使用される．投与スピードは，最初の数時間は脱水の補正をめざし10 mL/kg/時間ではじめられることが一般的である．

③ 維持輸液

脱水の補正が必要なくなれば，維持輸液を行う．米国では生理食塩水を1/4に希釈したものをベースに利用することが一般的であるが，日本では3号液が利用されることが通常である．小児の維持水分量と電解質はHollidayとSegarが提唱した計算法が広く利用されている（表3）[5]．

④ 電解質補正

輸液を開始するときには同時に採血を行い，**Naを中心とした電解質と血糖は測定する**．低ナトリウム血症を認める場合，救急外来で至急治療が必要となるのは意識障害やけいれんなどの症状を認めるときである．症状がなければ入院後生理食塩水を用いて時間をかけて補正を行う．

● Advanced Lecture

低ナトリウム血症の急速補正

Naが120 mEq/L以下で意識障害やけいれんなどの症状を認める場合は，急速に補正を行う．通常は3％食塩液（10％食塩液10 mLと5％ブドウ糖液あるいは蒸留水20 mLを用いて作製）1〜2 mL/kgを10〜20分かけて投与することからはじめる．3％の食塩液1 mL/kgで血清Na濃度は約0.8 mEq/L上昇することが知られているが，症状の変化を確認しながら，まずは120 mEq/Lをめざし，追加して3％食塩液を投与する．

2）経口補水療法（ORT）について

臨床経過や所見から脱水を疑わない程度であれば，しばらく無理に飲水させることは控え，必要に応じてORT（oral rehydration therapy）を開始する[1]．経口補水液（oral rehydration solution：ORS）は，もともとは途上国における子どもの急性下痢症による脱水のための治療に開発され，その救命に大きく貢献した．

表4　脱水を認める患児の経口補水療法

脱水の重症度	脱水補正	追加喪失分の補正	栄養
軽度脱水まで	不要	下痢，嘔吐のたびに 10 kg未満：ORS 60〜120 mLを投与 10 kg以上：ORS 120〜240 mLを投与	母乳は継続 脱水補正後は年齢相当の食事を開始する
軽度〜中等度脱水	ORS 50〜100 mL/kgを3〜4時間かけて補正	上記に同じ	上記に同じ

● Advanced Lecture

経口補水液

ORSは，Naとブドウ糖のモル比が1：1になっていることで小腸から水分が共輸送系を介して吸収され，また血清浸透圧よりやや低い浸透圧になっていることで腸管からの吸収が効率よくなるように配合されている．なお一般的なスポーツドリンクはNa濃度が低いために低ナトリウム血症の原因となる可能性があり，また糖濃度が高く浸透圧が高いため，下痢を助長することがある．ちなみに市販の製剤が利用できなくても，ソリタ®-T配合顆粒2号を使用すること，自宅で白湯1 Lに塩3 g，砂糖40 gを混ぜて作製することもできる．

・**経口補水療法の進め方**（表4）

　ORSを5 mL（スプーン小さじ1杯分）摂取し，数分待っても嘔吐しなければ再度摂取させる．嘔吐してしまったら5〜10分待って再開する．**投与量については，表3を参照**してもらいたい．ORTと経静脈的な輸液投与とを比較をしたコクラン共同計画のレビューでは，ORTにより麻痺性イレウスの発症は頻度が多くなるが，Na値の異常や下痢の期間に差はなく，病院滞在時間は短くなると報告されている[6]．なお末梢循環不全を伴う場合，また外科的治療の必要性がある場合などは，ORTは禁忌である．

● Advanced Lecture

経鼻胃管を用いた補水療法

なかなか馴染みがない方法とは思うが，嘔吐のためにORTをすすめられない，でも静脈路確保を避けたい，というときに，経鼻胃管を挿入してORSを注入することがある．具体的にはORSを経鼻胃管から20 mL/kg/時間の速度で1〜4時間かけて注入する．経静脈投与と比較しても効果に差はなく，より安全であるという報告もある[7]．

3. 輸液治療の評価

1 外来では限られた情報で判断する

　輸液の効果を外来で判断するには，末梢冷感の改善，患児の活気の回復，心拍数の正常化など限られた情報で判断するしかない．

2 尿量で評価する

　入院後は尿量で評価するが，集中治療室で管理しなければいけないような状態でなければ尿道

カテーテルを挿入する必要はない．通常は排尿後のオムツの重量を測ることで尿量を概算できるが，下痢をしている場合は使用できない．なお正確に尿量を測定できる場合は，1 mL/kg/時間が正常な尿量の目安になる．また病前体重がわかるようであれば，体重がもとに戻ったことも治療の目安になる．

おわりに

　小児科医にとっては手慣れた手技の1つである静脈路確保も，慣れない方には敷居の高い手技ではないかと思う．必要な場合は迷わず行う必要があるが，多くは経口補水療法で対応できる．無駄な輸液をすることは，子どもに不必要なストレスを与えることになるので，輸液の適応は十分吟味してもらいたい．

文献・参考文献

1) Center for Disease Control and Prevention：Managing Acute Gastroenteritis Among Children：Oral Rehydration, Maintenance, and Nutritional Therapy. Morbidity and Mortality Weekly Report（MMWR）：52（RR-16）：1-16, 2003
2) Steiner MJ, et al：Is this child dehydrated? JAMA, 291：2746-2754, 2004
3) Gorelick MH, et al：Validity and reliability of clinical signs in the diagnosis of dehydration in children. Pediatrics, 99：E6, 1997
4) Porter SC, et al：The value of parental report for diagnosis and management of dehydration in the emergency department. Ann Emerg Med, 41：196-205, 2003
5) Holliday MA & Segar WE：The maintenance need for water in parenteral fluid therapy. Pediatrics, 19：823-832, 1957
6) Hartling L, et al：Oral versus intravenous rehydration for treating dehydration due to gastroenteritis in children. Cochrane Database Syst Rev,：CD004390, 2006
7) Nager AL & Wang VJ：Comparison of nasogastric and intravenous methods of rehydration in pediatric patients with acute dehydration. Pediatrics, 109：566-572, 2002

プロフィール

井上信明（Nobuaki Inoue）
東京都立小児総合医療センター救命救急科　医長
専門 小児ER
子どもの救急患者はその多くが軽症であるが，なかに極少数の重症患者が混ざっている．その極少数の重症患者を決して見逃さず，未来につながる命を救うことが小児救急医療の醍醐味である．

第4章 病態ごとの輸液療法の考えかた

13. 精神科での輸液

日野耕介

> **Point**
> - 精神疾患患者に合併しやすい栄養や水分，電解質の異常について理解する
> - 昏迷状態を疑う場合，身体疾患を鑑別しつつ輸液と薬物療法を開始する
> - 拒食・拒薬状態の症例に対しては，理由を確認したうえで選択肢を提示してみる
> - 摂食障害症例に対し栄養療法を開始する際は，refeeding syndromeに注意する

はじめに

　精神疾患を有する症例に，何らかの身体的な問題が併発することは珍しいことではない．特に精神疾患と関連性の高い身体疾患や，向精神薬の副作用として起こる身体合併症も多く，これらの病態に対応する機会は比較的多い．このうち，精神疾患や向精神薬が原因となって起こる，栄養状態や水分，電解質の異常について表1にまとめる．それぞれの病態への対応については本特集の各論も参照していただきたいが，症例によっては，精神症状が関与することにより，輸液の可否に関する判断や対応に迷う場面もある．

　本稿では，精神科の治療場面において，輸液の可否を判断する必要性のある具体的な例として，①昏迷状態の症例，②拒食・拒薬状態の症例，③神経性食欲不振症の一例について提示し，それぞれの症例における輸液の考え方と，輸液を行う際のポイントについて解説する．

1. 昏迷状態の症例に対する輸液

症例1

　65歳女性．躁うつ病の診断でクリニックに通院中であったが，不眠・食欲不振・意欲低下などの抑うつ症状が悪化し，精神科病棟に入院となった．入院時疎通性は保たれていたが，入院2日目には開眼はしているものの発語がなく，呼びかけに反応しない状態となった．意識障害の原因となる身体的な要因はなく，昏迷状態の可能性が高いと判断された．

1 昏迷状態とは

　昏迷状態とは，「**外界を認識はしているものの，意志発動性の低下した状態**」と定義される精神

表1 精神疾患や向精神薬が関連する栄養や水分，電解質の異常

	病態	原因となる精神疾患 または薬剤
①精神疾患患者で起こりやすい病態	経口摂取不良による以下の問題 ・低栄養状態，低血糖 ・脱水 ・電解質異常 　（低ナトリウム，低カリウム，低リン血症など） ・ビタミン，微量元素欠乏	うつ病 統合失調症 摂食障害 認知症 アルコール依存症 など
	水中毒による低ナトリウム血症	統合失調症に多い
②向精神薬が直接的な原因となる病態	SIADHによる低ナトリウム血症	カルバマゼピン，抗うつ薬など
	偽アルドステロン症による低カリウム血症	抑肝散など
	腎性尿崩症による高ナトリウム血症	リチウム製剤
	高血糖による浸透圧利尿	非定型抗精神病薬

医学的な状態像の1つである．提示した症例のように，一見意識障害であるかのようにみえることがあり，中枢神経系あるいは全身性の身体疾患が昏迷状態の原因となることもあるため[1]，まずは**身体疾患の鑑別が重要**である．身体疾患の関与が否定的である場合，次に精神疾患を背景とした昏迷状態である可能性を考える．原因となる精神疾患はさまざまであるが，いずれにしても「精神症状が著しく悪化した状態」であると捉えた方がよく，精神医学的な治療アプローチは必須となる．以降は，精神疾患により昏迷状態を呈した症例を想定し，対応を解説する．

2 昏迷状態の症例に対する輸液の考え方

　昏迷状態は，意志の発動性が著しく低下した状態であるため，通常経口摂取は困難である．また，昏迷状態は精神症状が悪化する過程でみられる病態であるため，経過観察のみで昏迷状態が改善する見込みは低い．そのため，昏迷状態を呈した症例に対する初期対応としては，①**身体管理**と②**精神疾患に対する薬物療法の両方の必要性から，末梢静脈路を確保し輸液を開始する**のが適当である．ただし，症例によっては後述の薬物療法を開始しても精神症状の改善がなかなか得られない場合もある．数日の初期対応を目安として昏迷状態の改善がみられない症例では，胃管を挿入し，積極的な栄養療法と薬物投与を行うことも検討すべきである．

3 昏迷状態に対する向精神薬の経静脈投与

　次に，昏迷状態の症例に対して，末梢静脈路を確保した場合の薬物療法について示す．前述のように，昏迷状態の原因となる精神疾患はさまざまである．背景にある精神疾患が何にせよ，昏迷状態に対する薬物療法としては，**ベンゾジアゼピンが比較的有効性を示しやすい**とされており[1, 2]，わが国で使用可能なベンゾジアゼピンの注射剤としては，ジアゼパムが最も代表的である．ただし，ベンゾジアゼピンは呼吸抑制をきたしうる薬剤であり，**慎重なモニタリング**を行い，拮抗薬であるフルマゼニル（アネキセート®）を準備したうえで，投与することが望ましい．

　昏迷状態の背景にある精神疾患が特定できる場合は，その精神疾患に応じた向精神薬を投与する方法もある．例えば，統合失調症を背景とする昏迷状態の場合，抗精神病薬が奏功する場合がある．ただし，**緊張病性昏迷といわれる状態の場合，抗精神病薬の投与により悪性症候群へと移**

行するリスクもあると報告されており[1, 2]，注意が必要である．また，うつ病を背景とする昏迷状態と断定できる場合は，以下のような三環系抗うつ薬の点滴静注を連日くり返すことにより昏迷状態を抜け出すこともあるが，これらの薬物療法については指導医と相談のうえ，適応の可否を検討したほうが無難である．

●処方例
・昏迷状態に対して：ジアゼパム（セルシン®，ホリゾン® など）1回5 mgを緩徐に静注 状態に応じて適宜くり返す．
・うつ病を基礎疾患とする昏迷状態の場合：クロミプラミン（アナフラニール®）25 mgを生理食塩水または5％グルコース液500 mLに溶解し，2〜3時間かけて点滴静注 1日1回から開始し，適宜増量を検討（QT延長に注意しながら）．

●ここがポイント！
昏迷状態は，意識障害とは異なり「意志の発動ができない状態」であるため，感覚刺激を受けとることはできると考えられる．そのため，反応はなくとも医療者の発言を認識している可能性があると捉えたほうがよい．**担当症例を目の前にした不用意な発言は控えるようにし，処置を行う際にも丁寧に説明をした後に実施することが重要である**．

2. 拒薬・拒食状態の症例への輸液

> **症例2**
> 35歳男性．怠薬による妄想型統合失調症の再燃により，精神科病棟に入院となった．入院後から「薬を飲むなと神様が言っている」「食事に毒を混ぜて自分を殺そうとしている」などと訴え，拒薬・拒食の状態が続いている．

精神科の治療場面では，しばしば拒薬・拒食状態の症例に対応することがある．症例によっては，代替手段としての輸液や経管栄養さえも拒絶されてしまい，対応に難渋することも多い．このような拒薬・拒食状態にある症例への対応について，順を追って解説する．

1 拒薬・拒食に至った理由を特定する

拒薬・拒食状態の症例に対応する際に，まず重要となるのは「**なぜその症例が拒薬・拒食に至ったのか？**」ということであり，その誘因や理由によって対応が異なってくる．精神科の治療場面で経験する機会が多い，拒薬・拒食の理由について図1にまとめたが，まずは**患者本人とよく話し合ったうえで，拒薬や拒食の背景を探ってみる**．場合によっては，拒薬が薬物療法による副作用に対する不満を，あるいは拒食が治療方針への不満をあらわすものである場合などもある．そのような場合は，今後の治療方針についてよく話し合いをもち，患者本人に薬物療法や経口摂取の必要性について改めて説明するなど，可能な限り治療への同意が得られるよう配慮することが望ましい．

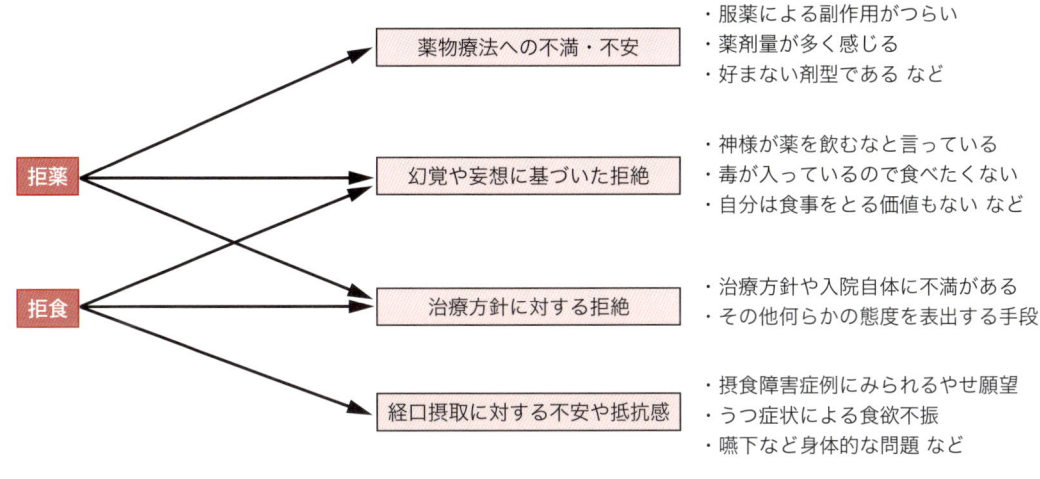

図1　拒薬・拒食に至る理由

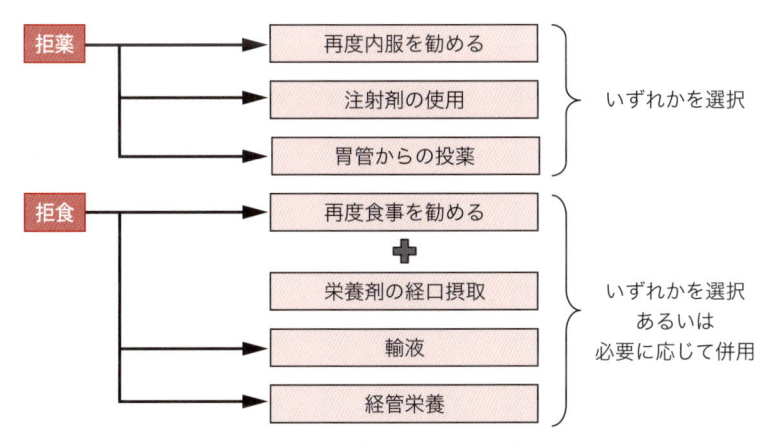

拒薬
- 薬物療法への不満・不安
  - 服薬による副作用がつらい
  - 薬剤量が多く感じる
  - 好まない剤型である　など
- 幻覚や妄想に基づいた拒絶
  - 神様が薬を飲むなと言っている
  - 毒が入っているので食べたくない
  - 自分は食事をとる価値もない　など

拒食
- 治療方針に対する拒絶
  - 治療方針や入院自体に不満がある
  - その他何らかの態度を表出する手段
- 経口摂取に対する不安や抵抗感
  - 摂食障害症例にみられるやせ願望
  - うつ症状による食欲不振
  - 嚥下など身体的な問題　など

図2　拒薬・拒食に対する選択肢

拒薬
- 再度内服を勧める
- 注射剤の使用
- 胃管からの投薬

いずれかを選択

拒食
- 再度食事を勧める
  ＋
- 栄養剤の経口摂取
- 輸液
- 経管栄養

いずれかを選択　あるいは必要に応じて併用

2 選択肢を提示する

　拒薬・拒食状態が持続する場合は，やはりその代替手段としての輸液や経管栄養などを検討せざるをえない．その場合でも，改めて薬物療法や栄養療法の必要性を説明し，図2のような選択肢を提示したうえで，患者本人に選択を促すことも有用である．この選択肢の提示が，内服や食事をはじめるきっかけとなることもあるし，結果として輸液や経管栄養を行うことになったとしても，治療者が一方的に治療方針を決定するよりも患者の納得が得られやすいこともある．

3 幻覚や妄想に基づく拒薬・拒食への対応

　提示した症例のように，急性期の統合失調症症例では，活発な幻聴や妄想を呈していることが多い．これらの幻聴や妄想は，本人に対し命令するような内容や，恐怖や不安に結びつく内容のものが多く，その結果拒薬や拒食に至ることがある．このような症例のように，適切な薬物療法が行われない状態では精神症状の改善が期待できず，医療者から選択肢を提示してもそれに応じないこともある．このような場合の初期対応としては，症例1と同様に末梢静脈路を確保したう

えで輸液を開始し，以下の薬物療法を開始するのが妥当である．

> ●薬剤の処方
> ハロペリドール（セレネース®など）1回5 mg 1日1回から状態に応じて適宜増量を検討（内服に応じるようになるまで）．

ただし，輸液を行うのはあくまで初期対応と考えるべきであり，**可能な限り経口摂取を促すことを目標とする**．ある程度対話が可能となった時点で再度治療の選択肢を提示し，経口摂取が可能となったら輸液は最低限としたほうがよい．それでも経口摂取が不可能な場合には，経管栄養の開始を検討すべきであり，そうすることにより投与できる向精神薬の選択肢も広がることが期待できる．

> ●ここがピットフォール
> ハロペリドールは，一般病棟ではせん妄への薬物療法として使用される機会が多い．しかし，ドパミン遮断作用が強く，薬剤性パーキンソニズムをきたしやすい薬剤でもあり，投与を継続する際にはパーキンソニズム（筋固縮，振戦，嚥下障害など）の発現の有無に注意をする必要がある．また，抗コリン作用も有するため，腸管蠕動が弱まりやすく，イレウスの原因にもなりうることには注意が必要である．

3. 神経性食欲不振症に対する輸液

> **症例3**
> 17歳女性．神経性食欲不振症のため外来通院中．部活内での人間関係のトラブルを誘引に食事量が減り，低体重が進行した．日常生活にも影響を及ぼしはじめ，著明な脱水や低カリウム血症も認めたため，精神科病棟に入院となった．

1 入院が必要な症例では，内科的治療を優先する

神経性食欲不振症の症例では，慢性的な低栄養状態が持続している場合が多い．さらに食事量の低下や自己誘発性嘔吐，下剤や利尿薬の乱用などさまざまな要因により，著明な脱水や電解質異常，低血糖などをきたし，緊急入院が必要となることもある．このような場合，**まずは全身状態の改善を最優先に考えるべきであり**[3]，**輸液や栄養療法をためらってはならない**．全身状態が改善されない状況では，疾病教育などもあまり有効ではないことが多く，まずは身体的な危機から脱することを優先すべきであることを，患者とその家族に伝えるようにする．

2 輸液を行う際のポイント

安全かつ確実な補液と栄養療法を開始するためには，経管栄養よりも輸液を開始することが適当である場合が多い．特に，**電解質異常に対して細やかな補正が必要な場合や，いずれ高カロリー輸液を行うことが予想される場合は，中心静脈を確保したうえで輸液を開始することも検討する必要がある**．

表2 神経性食欲不振症症例に対して輸液を開始する際のポイント

- 電解質のモニタリングを定期的に行い,適宜補正を行う(ただし,低ナトリウム血症は急激な補正を避ける)
- 適切なカロリーと輸液量を投与する
  - 30 kcal/kg/日が目安だが,過剰となる場合もある
  - 英国のガイドラインでは,飢餓状態が続いていた場合は5〜10 kcal/kg/日より漸増することを勧めている[5]
- refeeding syndromeを疑う徴候がみられた場合は,すみやかに投与カロリーを減らす
- 適宜ビタミン,微量元素の補充も行う
- 血糖値のモニタリングを行う

　なお,栄養療法を開始する場合,最も注意すべき病態としてrefeeding syndrome[4]があげられる.治療開始後に低リン血症や低カリウム血症,低マグネシウム血症が進行することが多く,またこれらの電解質異常が致死的な病態を引き起こす可能性もあるため,ある程度あらかじめ補充を開始しておくのもよいだろう.表2に輸液を開始する際のポイントについてまとめたため,参考にしてほしい.

おわりに

　以上,精神科の治療場面において,輸液の可否を判断する必要性のある症例を提示し,その対応について解説した.これらの症例は,精神科領域のみならず,プライマリケアや救急領域でも対応する機会が比較的多いため,基本的な考え方やポイントを理解しておくことが望ましいと考えられる.

文献・参考文献

1) 板東宏樹,他:昏睡状態との触れ込みで搬送された緊張病性昏迷の患者への対応.「救急外来で遭遇する精神症状・精神障害」救急・集中治療,24 (1.2):50-55, 2012
   ↑緊張病性昏迷の診断・治療と,原因となる身体疾患についてまとめられています.
2) 八田耕太郎:救急現場における昏迷,拒食,拒薬.「拒薬・服薬困難患者への対応」臨床精神薬理,16:1306-1607, 2013
   ↑昏迷状態への対応・治療について詳細にまとめられています.
3) 厚生労働省難治性疾患克服研究事業「中枢性摂食異常症に関する調査研究班」:神経性食欲不振症のプライマリケアのためのガイドライン(2007年):http://hikumano.umin.ac.jp/AN_guideline.pdf
   ↑神経性食欲不振症の初期対応についてのエッセンスがコンパクトにまとまっています.
4) 浦野綾子:神経性食欲不振症患者におけるrefeeding症候群.「神経性食欲不振症の栄養管理」臨床栄養,119 (1):37-42, 2011
   ↑refeeding syndromeの病態と対応を学ぶことができます.
5) 「Nutrition support in adults:Oral nutrition support, enteral tube feeding and parenteral nutrition」National Collaborating Center for acute care, 2006
   ↑栄養療法を開始する際の英国のガイドラインです.

プロフィール

日野耕介(Kousuke Hino)
横浜市立大学附属市民総合医療センター精神医療センター 助教
2005年横浜市立大学卒業.初期臨床研修修了後に精神科医としての研修を開始.その後2010年から2年間,当院の高度救命救急センターをローテート.2012年より現職となり,精神科と救急科の橋渡しの役割や,リエゾンチームの活動に従事しています.精神科と身体診療科が協力して患者さんに対応していけることを第一に考え,日々診療を行っています.

第4章 病態ごとの輸液療法の考えかた

14. 終末期の輸液

小杉和博, 宇井睦人

> **Point**
> ・終末期の患者への輸液はまず予想される効果・合併症をしっかり考えよう
> ・浮腫, 胸水, 腹水が認められれば輸液の減量・中止を考えよう
> ・患者・家族の思いをしっかり確認しよう

はじめに

　終末期になると経口摂取が不良となり, 輸液が開始されることがある. 輸液は外科的処置や人工呼吸などと異なり, 患者に対する侵襲性が少なく, 日常的な治療行為の1つとして受け入れられている. しかし, 終末期の患者では, 浮腫や化学療法の影響で末梢血管の確保が困難であったり, 輸液によりベッド上に拘束され, 日常の活動制限が生じたりとQOL (quality of life) の低下につながる可能性がある. また, 過剰な輸液は浮腫, 腹水など体液貯留を助長することが報告されている[1]. つまり"侵襲的"な行為となりうることをまず認識してほしい. 本稿では終末期患者への輸液の適応, 期待される効果やもたらす悪影響について述べる.

> **症例**
> 　86歳女性, 胃癌, 腹膜播種. 全身倦怠感にて入院. 身体所見, 画像検査では多量の腹水, 両下腿の浮腫が認められた. PS (performance status) 3, 予後は1カ月以内と予測されている. 経口摂取がほとんどできなくなり, 家族より「点滴をすれば元気になるのではないか?」と相談があった.

　終末期の患者を受けもっているとこういった場面に遭遇することが多いだろう. 点滴をすれば元気になる, という考えは現在も患者, 家族には根強く残っている. 確かにもともと健康であれば輸液によって倦怠感などの脱水症状は改善できるかもしれないが, がん終末期の患者においても期待できるのだろうか? まずは患者の栄養状態について考えていきたい.

1. 終末期患者の栄養状態

1 がん患者の栄養状態の特徴

　がん患者の半数以上が食欲不振, 30〜80%が体重減少を経験するとされている[2]. がん患者

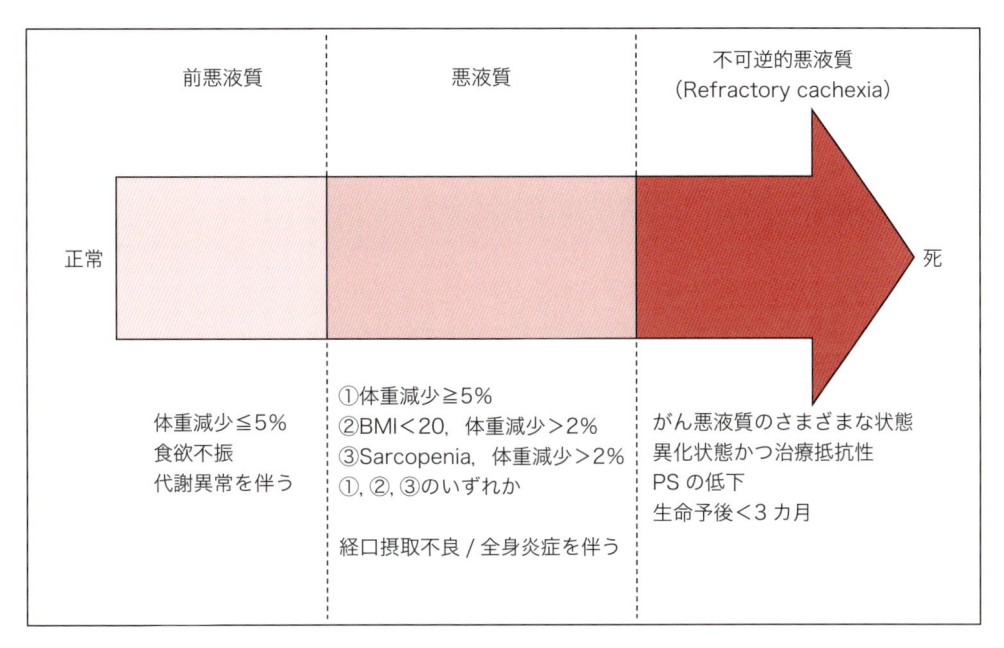

前悪液質	悪液質	不可逆的悪液質 (Refractory cachexia)
正常		死
体重減少≦5% 食欲不振 代謝異常を伴う	①体重減少≧5% ②BMI＜20，体重減少＞2% ③Sarcopenia，体重減少＞2% ①，②，③のいずれか 経口摂取不良/全身炎症を伴う	がん悪液質のさまざまな状態 異化状態かつ治療抵抗性 PSの低下 生命予後＜3カ月

図1　悪液質の区分
文献5より引用

はがん自体により一般に代謝は亢進しているとされるが，終末期になると**悪液質**の病態に陥りエネルギー消費量が減少する．これに対して過剰な栄養投与を行っても有効に利用されず，逆に大きな負荷となってしまうことが知られている[3]．

2 悪液質とは

がん悪液質の定義は，**従来の栄養療法で完全に回復することは不可能な，進行性の機能障害をもたらす（脂肪組織の減少の有無に関係のない）著しい筋組織の減少を特徴とする多因子症候群**である，とされている．病態生理学的には**経口摂取の減少と代謝異常によりもたらされるタンパクおよびエネルギーの喪失状態**とされる[3,4]．悪液質の発生機序はいまだに不明な点が多いが，種々のサイトカインを介する全身の炎症状態であると考えられている[3]．慢性炎症により筋肉量の減少をはじめタンパク合成の低下，インスリン抵抗性，脂質分解の亢進などの代謝異常が発生する．この状態で栄養投与を行っても，著しい異化亢進により有効に利用されないのである．よって，悪液質が不可逆的となる前からの栄養療法（栄養サポートチームの介入，栄養補助食品の使用など）が推奨されるようになり，現在では3段階のステージが提唱され，その段階に応じての栄養計画が推奨されている（図1）[2]．

3 栄養管理の原則

他疾患と同じく，がん患者においても栄養管理の原則は経口・経腸栄養が基本で，経静脈栄養は補助的手段として位置づけられている[3]．頭頸部がんや食道がんで経口摂取が困難な場合は，経鼻胃管や胃瘻による経管栄養が推奨されており，がん性腹膜炎による腸閉塞など経腸栄養が行えない場合に限り，経静脈栄養が推奨されている[2]．

> ● ここがピットフォール
> 高カロリー輸液の適応は経腸栄養が行えない場合のみ！

　今回のようにすでにPSの低下，生命予後が1カ月以下と不可逆的な栄養状態に陥っている場合，栄養経路を変更し，経静脈栄養を開始したとしても，有効に利用されないばかりか，負荷となり生体に対し有害となることがある．よってこの段階において輸液による栄養状態の改善は期待できない．

　では，このまま全く輸液をせずにみていくのがよいのか，あるいは行うべきなのか？ を考えていく．

2. 輸液の適応

1 輸液により期待できる効果

1）倦怠感・生命予後・QOL

　まず終末期に輸液を行うべきなのかという疑問に直接答える臨床研究として，Brueraらが行った無作為比較試験がある[6]．対象は予後1カ月以下の患者で，1,000 mL/日の皮下輸液を行う群と100 mL/日の皮下輸液を行う群に分け，脱水に関連する症状として倦怠感・眠気・幻覚・ミオクローヌス（オピオイドの代謝産物の蓄積を想定）への影響を比較した．結果として両群間に差は認められなかった．また副次評価項目として患者の主観評価（よくなった・変わらない・悪くなった，の3段階），生命予後，QOL，理学所見などが調べられたが，こちらも両群間の差は認められなかった．つまり**輸液を行うことと行わないことで自覚症状の改善や生命予後，QOLには大きな差はない**といえる．ただし，この対象患者には重度の脱水患者（血圧低下，腎前性腎傷害）と認知症，せん妄の患者が除かれていることに注意が必要である．統計学的に有意ではなかったが，輸液群ではせん妄が改善する傾向が認められている．つまり，高度の脱水や認知症，せん妄があれば輸液の適応を考えてもよいのかもしれない[7]．

2）口渇

　口渇は終末期患者の56〜95％にみられるポピュラーな症状である[2]．輸液を積極的に行うことで口渇を緩和することができると考える医師が43％いたとの報告[8]があるが，残念ながら口渇の改善に輸液は有効でないことが示唆されている．ガイドラインでは輸液よりも口腔ケアを行うことが推奨されている[2]．

3）せん妄

　前述したBrueraらが行った無作為比較試験[6]では統計学的な有意差は得られなかったが，改善する傾向は認められている．一方，ガイドライン[2]では生命予後が1カ月程度で脱水を伴ったせん妄がある患者には1,000 mL/日以下の輸液を推奨しているが，生命予後が1〜2週間程度では改善の効果が乏しいとして輸液を行わないことを推奨している．

　この違いはせん妄の原因が異なるからである．つまり，予後1カ月程度で脱水，オピオイドの蓄積が疑われるのであれば輸液により改善が期待できるが，予後1〜2週間でみられるせん妄は難治性なことが多く，輸液だけでの改善は難しい，ということである．しかし，せん妄の原因の特定は容易ではないため，脱水またはオピオイドの蓄積が疑われれば輸液を開始してみて，改善がなければ中止するといった投与法が有効であろう．

2 輸液がもたらす悪影響

1）浮腫・胸水・腹水

逆に輸液を行うことで起きる悪影響としては，まず浮腫，胸水などの体液貯留症状の悪化があげられる．Morita らが行った観察研究[9]では1,000 mL/日以上の輸液を行った群とそれ以下の群に分け，死亡3週間の症状の変化を観察した．その結果，浮腫，胸水，腹水の体液貯留症状が1,000 mL/日以上の輸液を行った群はそれ以下の群に比べ有意に悪化した．またガイドラインでは状況別に細かく記載されているが，まとめると，体液貯留により苦痛があれば患者・家族の意向を確認して行わない，または1,000 mL/日以下の投与が望ましい，とされている[2]．実際の現場ではより少ない500 mL/日が選択されることも多く，今後500 mL/日と1,000 mL/日での比較試験が期待される．

2）呼吸困難・気道分泌

呼吸困難については前述のBruera らが行った無作為比較試験[5]では群間差はなかった．つまり**輸液を行っても呼吸困難が増えるわけではない**ことが示された．一方，気道分泌についてはMorita らの行った観察研究[9]では群間差はみられなかった．ガイドライン[2]では予後数日以内であれば輸液量を500 mL/日以下に減量または中止することが推奨されている．よって予後1カ月程度であれば呼吸困難・気道分泌が増悪する可能性のみを理由に輸液を中止・減量しなくてもよいであろう．

3 最適な輸液量

これまでみてきたように，1,000 mL/日以上の輸液は悪影響を起こす可能性が高い．輸液量について他稿ではしっかり体重に基づく計算やインアウトバランスに基づき決定してきたと思われるが，終末期ではなぜ一律の輸液量を推奨されているのか．それは生理学的な変化によるものが大きい．終末期のがん患者では，前述の通り悪液質により炎症反応が上昇し，細胞膜の透過性が亢進している．逆にアルブミンは低下し膠質浸透圧が低下している状態にある．このため，血管内から血管外に水分が漏出してしまい浮腫・胸水・腹水となってしまうのである．この状態で輸液量をいくら調節しても，血管内にとどまってくれない．**終末期ではインアウトバランスと浮腫・胸水・腹水に有意な相関がないことが研究にて示されている**[10]．

> ●ここがポイント！
> 終末期の輸液は多すぎていいことはない！ 投与するならば維持液500〜1,000 mL/日で開始し，悪影響が出現すれば減量・中止を検討しよう！

これまでは医学的な輸液の適応について述べてきたが，実際問題となるのは患者・家族の意思・希望であることが多い．次の項ではその点について解説する．

3. 患者・家族への対応

1 患者・家族が抱えている不安

食事量が減ってくる患者を前に，本人のみならず家族も何かできることはないかと悩んでしまう．Morita らの調査[11]では患者・家族のそれぞれ約80％が「輸液をしないと必要な栄養が得ら

れない」と考え，患者の約50％，家族の約80％が「輸液の中止は死期を早める」と考えていることが報告されている．

また，浮腫や腹水・胸水が出現しても患者本人はさほど困っていないこともあり，医学的適応を説明しただけでは輸液の減量・中止に簡単には納得してもらえないことも多い．よってまずは患者・家族が抱えている不安を聴き，栄養摂取・輸液に関する考えを明らかにすることである．輸液に関する希望に対して，医学的に期待できる効果や起こりうる不利益を説明し，病状の変化に合わせ適切に説明をくり返していくことが肝要である．

2 輸液投与の方法を工夫する

輸液の投与時間で分ければ持続投与と間欠投与がある．持続投与では1日中ベッドから離れることが難しくなってしまう．また夜間の睡眠の妨げにもなってしまうため，患者のQOLを重視し，**できる限り間欠投与**が望ましいと考える．もちろん滴下速度は心腎機能を考慮すべきであるが，終末期ではそもそもの必要量が少なく問題とならないことが多い．外出・外泊の前であれば，その前に1日量を落としてしまえば，輸液を気にせずに外出できる．

また投与経路として，末梢血管の確保が困難となれば中心静脈カテーテルや皮下点滴も選択肢となる．最近では合併症の少ない**末梢挿入型中心静脈カテーテル**が普及してきている．在宅医療では**中心静脈埋込式ポート**や，事故抜去があっても出血などの危険の少ない**皮下点滴**が選択されることが多い．もちろん期待される効果と負担の程度を考え，その都度適応を見直すことが重要である．

Advanced Lecture

■ 皮下輸液

末梢静脈の確保が困難な場合や，事故抜去が生じても安全なため多くの緩和・在宅医療の場面で使用されている．投与部位は皮下脂肪があり浮腫がないところで，胸部上部，腹部などが選択される（**図2**）．翼状針またはプラスチック留置針を挿入し，投与速度は20 mL/時で開始し60 mL/時まで．痛みがあるときは減速する．皮下脂肪の少ないところでは痛みが生じやすいため，注意が必要である．針の交換は1～4日ごと，刺入部の浮腫，発赤に注意が必要である[2]．

皮下投与可能な薬剤としては生理食塩水，モルヒネ，ヘパリンなどは添付文書に記載がある．他には5％ブドウ糖，1，3号液，一部の抗菌薬，ステロイド，フロセミドなど経験的に使用されている製剤は多岐にわたるが，安全である保証はないのが実情である．投与前にきちんと患者・家族に説明しよう．

おわりに

終末期の輸液は他稿で用いた体重，電解質，インアウトバランスなどの計算が出てこないので奇妙に思われたかもしれない．終末期特有の悪液質といった病態生理の理解は重要であるが，1番大切にしてほしいのは患者の症状および希望である．終末期では改善の難しい症状も多くなる

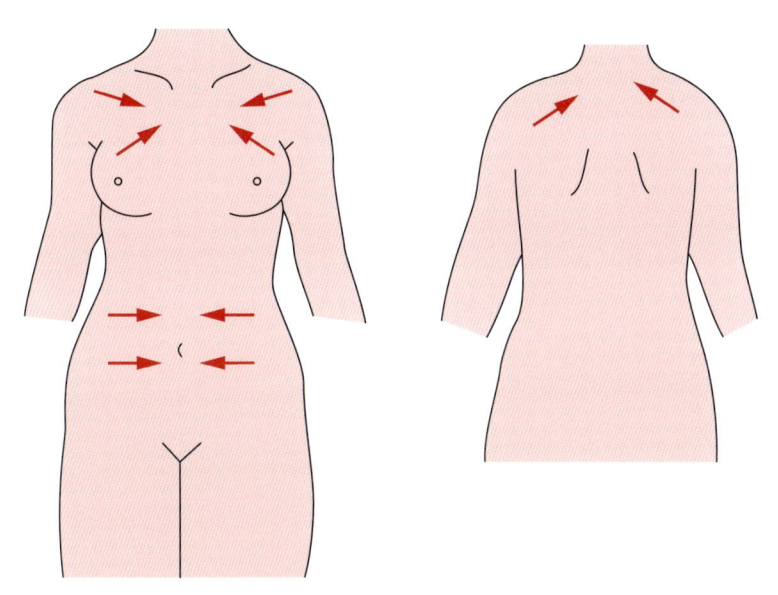

図2　皮下輸液針の挿入部位と挿入方向
文献2 p.42より引用

が，そのなかで自らの治療行為により患者が苦しむことのないよう注意しながら治療を行ってほしい．

文献・参考文献

1) Morita T, et al：Association between hydration volume and symptoms in terminally ill cancer patients with abdominal malignancies. Ann Oncol, 16：640-647, 2005
2) 「終末期がん患者の輸液療法に関するガイドライン（2013年版）」（特定非営利活動法人 日本緩和医療学会　緩和医療ガイドライン作成委員会），金原出版，2013
　↑「輸液　ガイドライン」でGoogle検索するとトップにヒットします．悩んだらまずこれを参考にしてください．
3) 東口髙志：栄養管理．特集 緩和医療の最前線 -cureからcareへ- がんと診断された時からの緩和ケア．臨牀と研究，92, 1007-1012, 2015
4) Fearon K, et al：Definition and classification of cancer cachexia：an international consensus. Lancet Oncol, 12：489-495, 2011
5) Fearon K, et al：Definition and classification of cancer cachexia：an international consensus. Lancet Oncol, 12：489-495, 2011
6) Bruera E, et al：Parenteral hydration in patients with advanced cancer：a multicenter, double-blind, placebo-controlled randomized trial. J Clin Oncol, 31：111-118, 2013
7) 森田達也：輸液の効果に関する20年にわたる積み重ねの比較試験．緩和ケア，25, 222-227, 2015
8) Miyashita M, et al：Physician and nurse attitudes toward artificial hydration for terminally ill cancer patients in Japan：results of 2 nationwide surveys. Am J Hosp Palliat Care, 24：383-389, 2007
9) Morita T, et al：Association between hydration volume and symptoms in terminally ill cancer patients with abdominal malignancies. Ann Oncol, 16：640-647, 2005
10) Morita T, et al：Artificial hydration therapy, laboratory findings, and fluid balance in terminally ill patients with abdominal malignancies. J Pain Symptom Manage, 31：130-139, 2006
11) Morita T, et al：Perceptions and decision-making on hydration of terminally ill cancer patients and family members. Am J Hosp Palliate Care, 16, 509-516, 1999

プロフィール

小杉和博（Kazuhiro Kosugi）
川崎市立井田病院かわさき総合ケアセンター緩和ケア内科
2011年 獨協医科大学卒業後，太田綜合病院附属太田西ノ内病院で初期研修．2013年 聖路加国際病院内科専門研修医，2015年より現職および東京医科歯科大学大学院医歯学総合研究科心療・緩和医療学分野博士課程に在籍．

宇井睦人（Mutsuhito Ui）
川崎市立井田病院総合診療科

第4章　病態ごとの輸液療法の考えかた

15. 困難な事例での輸液

山田康博

Point

- 輸液を行う理由を明確にしてルート確保を行う
- 投与方法の種類とその長所と短所を理解する
- 患者の意向を確認し診療の目的を設定する
- 合意を得るために必要な手順を知る

はじめに

この稿では少し毛色を変えて臨床の場で病態とは別に「困った！」と思ったときにどうしたらよいかを述べてみます．皆さんたくさんの「困った！」はあると思いますが，その状況こそ今まで自分がやってきた診療を振り返り新しいことを学ぶチャンスです．

症例

80代のAlzheimer型認知症の診断を受けている男性．ショートステイ先で民謡を歌っている間に気持ち悪そうに顔をしかめはじめた．その後に2回の嘔吐．嘔吐物は食物残渣と一部血液の混入を認める吐物で，顔面が蒼白であった．呼びかけにはどうにか「うんうん」と答えるが，いつもより応答は弱々しい感じであった．施設介護者に連れられて救急外来へ搬送された．救急隊到着時のバイタルサインでは血圧89/40 mmHg，脈拍74回/分，SpO₂ 94%（room air）．救急車要請時から病院へ移送される40分程度の経過中に顔色はよくなってきたとのこと．救急外来到着時には，大きな声で歌ったり叫んでいる．到着後に看護師が血圧を測定しようとしたら爪を立てられてしまった．あなたは救急外来の当直中で，看護師とともに診察をはじめようとしているが本人からの病歴聴取は難しそうだと感じている．

困難 1.　輸液投与ルートの選択

1 患者の穿刺同意困難—よし，ルート確保だ！の，その前に

ショックバイタル，吐血，痙攣重責などなど救急外来に来る患者では静脈路が確保されていないと治療が開始できない患者がたくさん来る．迅速なルート確保は研修医の腕の見せどころ，どんな血管でも任せなさい！一発でルートを確保！と自信があることはよいことだけれど，でもちょっと待ってほしい．もしかしたら点滴の必要のない患者にもルーチンのように点滴をしてい

ないだろうか？　静脈路を確保する目的は主に3つ．
① 水分・輸液の投与
② 薬剤の投与
③ 栄養の投与

　これらの必要性が低ければ，すべての患者に急いでルートを確保する必要はないはずだ．例えば経口摂取のできる感染性胃腸炎患者に輸液は必要だろうか，軽症の肺炎疑いの患者に救急外来で必ず点滴を行うだろうか．むやみに患者に痛みを与えることは控えるべきだし，ルートはその後のせん妄の原因になるかもしれない．この症例のように同意が得られない患者，その後にすぐに自己抜針をしてしまうリスクの高い患者に遭遇することも多いと思う．**全身状態の落ち着いている患者へのルーチンの静脈路確保はまずはその必要性を考えて行うようにしよう．**

2 末梢静脈の確保が困難

　もし点滴は必要だと判断された場合には，あなたはどうにかして静脈路を確保しなくてはならない．とれにくい静脈路の場合の確保方法について以下にあげる．

1）ホットパック法

　温めることで血管を拡張させて点滴を確保する方法．手で温めたり，温めたタオルで行うことと同じ．簡便なのでよく行われている．

2）静脈可視化装置（Stat Veinなど）

　赤外線と可視光を使用することにより静脈を可視化する装置．血管が奥にある人など，「見えにくい血管」の場合の補助に役立つ．職場にあれば一度使用してみるといいかもしれない．

3）中心静脈（CV）穿刺

　外頸静脈・鎖骨下静脈・大腿静脈いずれかの静脈を穿刺しCV（central venous）カテーテルを留置する．循環血漿量の低下した患者でも末梢静脈よりは穿刺しやすいということはあるものの，穿刺時に出血・感染・気胸・胸管損傷などを起こす可能性がある比較的侵襲の高い手技である．安全性向上のためにエコーガイド下の穿刺が行われることが多くなっている．施行には講習会受講が義務付けられている施設も多いと思う．よい機会なので早いうちに受講してシミュレーションしておこう．

　ここでは末梢静脈が確保困難の場合としてのCV穿刺をとりあげているが，一般的な末梢静脈と中心静脈の適応の違いを**表1**に示すので参考にしてほしい．

4）末梢静脈路としての外頸静脈穿刺

　四肢末梢の穿刺は難しい，かといってCV穿刺を行うほどでもない，また準備をしている時間がない，環境が整っていないなどのときに考慮される．視認性のよい外頸静脈に末梢静脈用のカテーテル（いつもの静脈留置針）を留置する方法．

　手順はCV穿刺の方法とほぼ同様で，①外頸静脈が怒張するように頭低位とする．②患者の頭部を60〜80°反対側に向けて穿刺しやすくする．③介助者がいる場合，外頸静脈が鎖骨に潜り込む場所（鎖骨直上）で外頸静脈と直行するように，寝かせた指で圧迫してもらう（駆血帯の代わり）．これを行うと穿刺しやすいことがある．④膨らんだ外頸静脈の中央を皮膚面に対して30°程度の角度をつけて穿刺する．⑤針をできるだけ寝かせて，内針を半分程度抜いて，外筒内に血液の逆流が確認できるようにした状態でゆっくりと外筒を引き抜いてくる．⑥血液の逆流がみられたところで，そのまま外筒を進める．

　もちろん長期的な留置にはふさわしくなく，一時的なルートとして使用される．

表1 末梢静脈カテーテル，中心静脈カテーテルの適応と禁忌

	末梢静脈カテーテル	中心静脈カテーテル
適応	・挿入期間が短い ・中心静脈に直接薬剤投与が必要ない	・障害性毒性薬剤：昇圧薬，抗がん剤，中心静脈栄養，浸透圧の高い薬 ・モニタリング（CVP，ScvO$_2$，PAC） ・透析 ・末梢静脈カテーテル留置困難 ・IVCフィルター，ペーシング，血栓溶解療法，静脈ステント
相対禁忌	・経口摂取などのより低侵襲な方法で十分な場合	・相対的であり，緊急性と他の選択肢などとの兼ね合いで決まる ・凝固異常

文献1を参考に作成

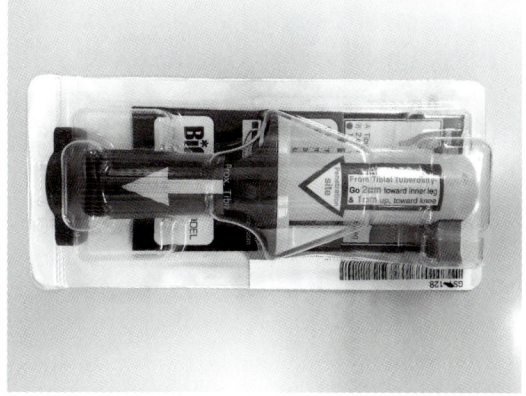

A）成人用　　　　　　　　B）小児用

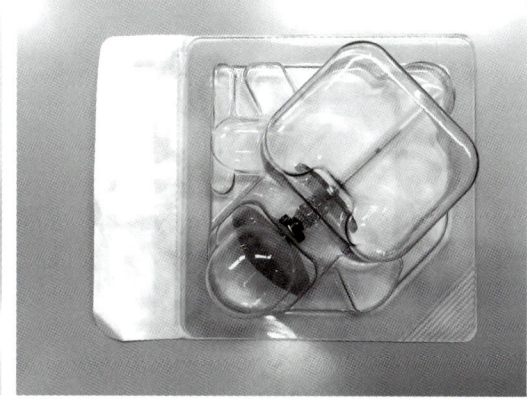

図1　骨髄路針の例

5）骨髄輸液（intraosseous infusion：IOI）

　静脈路が確保できない緊急時に行われることが多い．小児救急医療の分野で比較的多く行われているが，大人の場合でも緊急で輸液が必要な場合には選択されるので手順は知っておこう．手動式Cook社製と半自動式のWAISMED LIMITED製BIGなどの骨髄路針（図1A）があるが，手動の場合針が曲がるなど破損などにより成功率が下がるという報告もある．穿刺部位は脛骨前面，胸骨，腸骨である．穿刺後にシリンジで骨髄液の吸引と生理食塩水10 mL程度の急速注入で抵抗や腫脹がないことを確認したのちに使用する．輸液のみならず薬剤・輸血の投与も可能である．

6）皮下点滴

　緩和医療・終末期医療の進歩とともに広まってきた投与方法である．静脈留置針を胸壁や腹壁の皮下に留置して行う．急速な投与はできないので，主に緩徐な水分投与を目的として行われる．添付文書上で投与可能なものは生理食塩水，ビタミン類，モルヒネ（モルヒネ塩酸塩注射液），ペンタゾシン（ペンタジン®），クロルプロマジン（コントミン®），インスリン（ヒューマリン®R），ヘパリン（ヘパリンナトリウム）である．しかしこれ以外にも抗精神病薬やベンゾジアゼピン系薬剤は緩和領域において経験的に使用されている．以下に緩和医療ガイドラインからの注意点を抜粋する[2]．

> - 基本的に等浸透圧（等張）で等pHでなければならない．
> 　1 mL/分の滴下速度（1.5 L/日まで，刺入部が2カ所の場合は3.0 L/日まで）．
> - 500 mL/時の投与速度を超えない．
> - 1〜4日ごとに注射針，チューブを交換する．
> - 刺入部の浮腫，発赤，痛み，感染，液漏れなどを観察する．

　前述のようにルートの種類はさまざまだが，目の前にいる患者に適当と思われるルートを選択して輸液を開始しよう．もちろん，その後の病態や環境に合わせてルートが変更になるかもしれないことも意識しよう．知らない・みたことがない方法は研修中に経験しておくとよい．

症例続き

　施設の担当者からの情報で，血圧はもともと80〜100/45 mmHgと低めであることが判明した．細胞外液の点滴を用意したうえで，患者が興奮しないように穏やかに声掛けをしながらまずは身体所見をとることを優先した．眼瞼結膜に貧血を認め，オムツ内に少量の黒色便が確認された．どうにかまずは採血だけは行えた．その結果でHb5.8 MCV68の小球性低色素性貧血が確認され，消化管出血を疑った．診察中に家族が到着し，今後の診療方針を検討することとなった．

困難2． インフォームド・コンセント（説明と同意）の施行

1 輸血同意の確認が困難：自己決定能力がある状態か？

　医療行為は患者の同意のもとに行われる．しかし，患者の意向を確認することが難しい現場に遭遇することが必ずある．もちろん生命の危機が迫ったバイタルサインで，JCS300の意識障害の患者が搬送されて来ればまずは蘇生行為を行うだろう．しかし前述の症例のように超緊急で差し迫った状況でない場合，患者や家族の意向を確認しながら診療を行わなくてはならない．そのときにどのような手順に沿って進めていくとよいだろうか？

　1つの資料として2008年に作成された宗教的輸血拒否に関するガイドライン（宗教的輸血拒否に関する合同委員会報告）がある．これは個人の信条として輸血を拒否する患者に対してどのような手順を追って意思決定を行っていくのかの1つの指針であるが，すべての医療行為にも応用できるものだと思われる．ぜひ一度読んでもらいたい．図2はそのなかに登場する未成年者における輸血同意と拒否のフローチャートである[3]．

　どのような人が自己決定能力をもつかというのは難しい問題で，その場で1人の医師が判断することはできれば避けた方がよい．ただ，一時的に意識障害・せん妄に陥っている患者や認知症患者などは，自己決定能力が一時的にでも一部欠如した状況と判断されることが多い．**まずは意識障害の定型的評価（JCS，GCS，見当識障害）と既往歴を含めた患者背景の確認を行おう**．関係者から事前意志が確認できることもあるので，医療者から存在の確認の質問をした方がよい．できる限り本人の意向に沿った医療が行えるように情報を集めよう．

2 本人の意向確認が困難：誰が代わりに意思決定を行うか

　本人の意向が不明の場合には代理意思決定者（配偶者，家族など）の意向を確認することにな

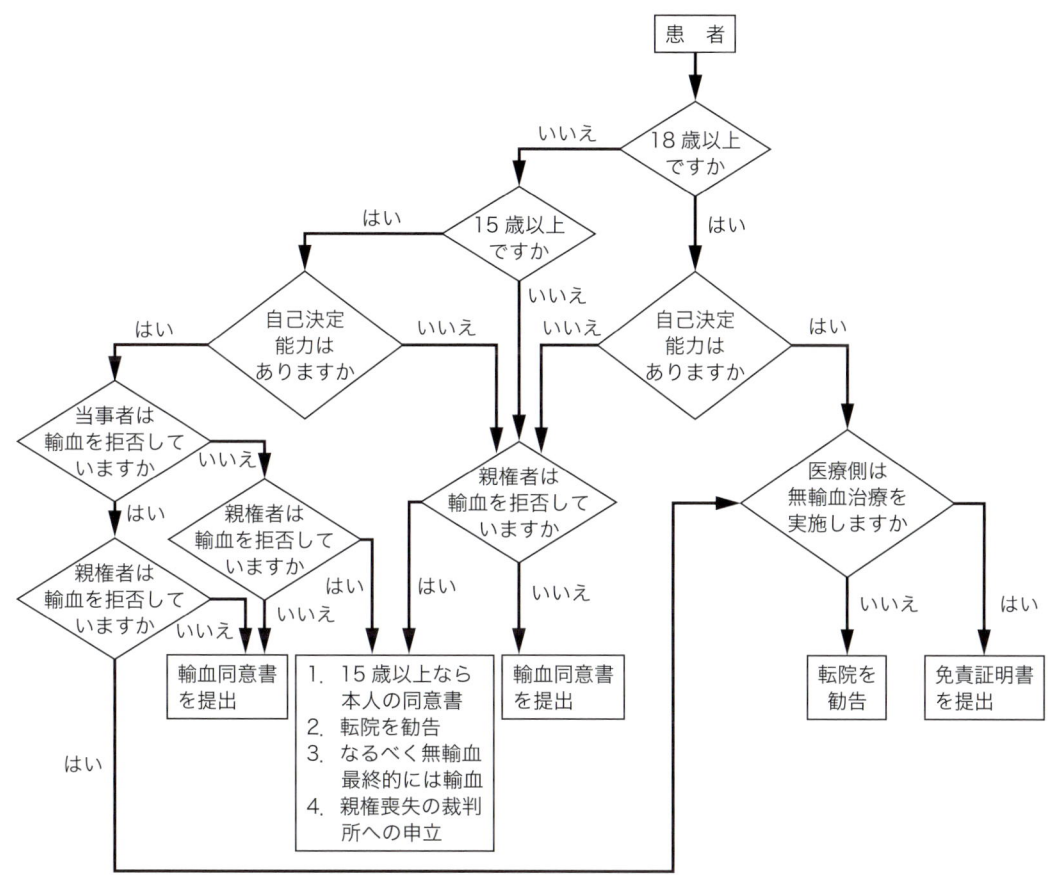

図2 未成年者における輸血同意と拒否のフローチャート
文献3より引用

る．この代理意思決定者は配偶者などが行うことが多いが，必ずしも近親者である必要はない．代表者1人で決めることが難しい場合には，医療者と関係者（かかりつけ医やケアマネージャーなどにお願いすることもあるかもしれない）が集まって一緒に診療方針を決定しておくとよい．関係者が全くいない場合には，病院の倫理委員会に相談することも検討しよう．

> **症例続き**
> この症例では患者は特に事前に自分がどのような医療をどこまで行うか明確な希望は家族には伝えていなかった．配偶者と子どもと話したうえで，まずは点滴で行える範囲内での治療は輸血を含め行うことを確認した．貧血の原因検索のための画像検査希望があり，造影CT検査で胃に悪性腫瘍を疑わせる腫瘍性病変が認められた．今後の方針については，入院後に担当医と再度検討を重ねることとなった．

おわりに

今回は輸液開始時の「困った」についてとりあげてみました．最初にも述べましたが，この症

例での学びのポイントは,

- ・必要性を検討したうえで,どのルートが目の前の患者には適切であるかを判断する.
- ・患者の意向を確認し,診療の目的を設定する.

です.これで最初は困難だと思った状況も少しわかりやすくなる……はず.それでも,いつでも現場にはいろんな「困った」が待ち構えているので,勉強勉強ですね.

文献・参考文献

1) Rupp SM, et al：Practice guidelines for central venous access：a report by the American Society of Anesthesiologists Task Force on Central Venous Access. Anesthesiology, 116：539-573, 2012
2) 「終末期がん患者の輸液療法に関するガイドライン（2013年版）」(特定非営利活動法人 日本緩和医療学会 緩和医療ガイドライン作成委員会/編), 金原出版, ：2013
3) 宗教的輸血拒否に関するガイドライン：未成年者における輸血同意と拒否のフローチャート：http://yuketsu.jstmct.or.jp/medical/guidelines/

プロフィール

山田康博（Yasuhiro Yamada）
国立病院機構東京医療センター総合内科
日本ではかつてないほど超高齢の入院患者さんが増えてきて,医療は次のステージに進んでいると思います.未知の領域ですが,病態はもちろんその患者さんの過去をとらえながら診療を行うことをめざしています.もちろん自分の時間と家族も大切にしていきたいと思っています.都市市中病院でのHospitalistに興味のある方,一緒に仕事しませんか？

第5章 研修医にわかってほしい「輸液」

1. 看護師からみた輸液

中村典子

Point

- 「治療」に必要な輸液療法は，患者の入院生活を妨げるものになっていないか評価しよう
- 配合禁忌薬に注意して，静脈炎発症を予防し安全に輸液を実施しよう
- 治療の効果を最大限活かし，患者の苦痛を最小限にする輸液療法をチームで検討しよう

はじめに

　輸液療法の目的はいうまでもなく「体液管理」「栄養管理」「薬剤投与」「血管の確保」になる．この目的を果たすために研修医の先生が，電卓や独自で準備しているエクセルシートと輸液の組成をみながら，電解質，エネルギー量，in-outバランスなどを調整し上級医の指導のもと，処方をする姿をみてきた．筆者の研修医とのかかわりのなかから看護師からみた輸液について述べていきたいと思う．

1. 看護師がみた！ 研修医の輸液あるあるケース

ケース❶　点滴が邪魔と訴える患者

> 患者A：「これ（点滴）があるからさ〜，リハビリすすまないんだよね．車椅子の移動もうまくいかないし，歩く練習もできないよ……」
> 若手看護師：「でも，Aさん嚥下訓練中で水分がまだ口から十分とれませんよね．点滴は必要なんですよ……」

　患者にリハビリテーションが必要な場合，ADLの拡大・機能回復をはかる過程で「点滴」が「邪魔」になることがある．このような場合はどうすればいいのか？ 例えば，「リハビリ中は点滴中断」したり，「夜間に点滴実施」で対応することで，**輸液療法が患者のリハビリテーションの妨げとならず，また，患者のリハビリテーションへの意欲も損なうことなく治療が進んでいく**．

ケース❷　点滴で静脈炎を起こす患者

> 患者B：「看護師さん，この点滴（ニカルジピン）をはじめてから点滴が入っているところが赤くなってきて痛いです」

薬剤には化学的静脈炎を起こしやすい薬剤がある．例えば，今回の患者の訴えのように血圧コントロールで使用するニカルジピンは生理食塩水や5％ブドウ糖での希釈や静脈路の管理で，静脈炎の発症を予防することができる．多くの場合，配合禁忌薬剤は理解し処方がされている．しかし，臨床では時折「3号液（維持液）輸液中の患者に追加でニカルジピンが開始され，静脈炎が発生する」という落とし穴がある．新規処方指示をするときは，現在の治療内容の確認は忘れずにしていこう．特に，今回のケースのように，緊急で指示を出すときは焦らずに！

ケース❸　絶食となった患者

> 家族A：「先生，もうおばあちゃんずっと点滴をしていて，ごはんも食べてないんですけど．早く家に連れて帰りたいです」

入院時，絶飲食となった患者に対しどれくらいで経腸栄養をはじめればいいのか？　**絶食期間が長くなればなるほどバクテリアルトランスロケーションのリスクも高くなる**．腸が使えるのであれば経管栄養を開始すればよいが，すべての患者に経管栄養が適応するとは限らない．がんの患者で「経管栄養はしたくない」と意志をもっている患者もいれば，認知症で食事を拒否する患者もいる．

栄養管理の視点でみると，静脈栄養管理よりも経腸栄養管理の方がメリットは大きい．そのため，早期経腸栄養の開始は必要だ．しかし，「**口から食べられないなら，経管栄養をしましょう**」**と安易に選択することは危険**である．患者の状態によっては，**静脈栄養がより患者のQOLにつながることもある**．

実際，筆者は拒食を認める認知症終末期患者に対し，医師と家族と話し合い「口からは，食べたいときに食べる．経管栄養はせずに，往診医に輸液をしてもらう」という方針を立て，自宅退院に運んだ経験をした．患者は穏やかな時間を自宅で過ごし，入退院をすることなく自宅で看取られた．

早期経腸栄養の考えが広まり，臨床では看護師や上級医に「経腸栄養をはじめよう」とおしりをたたかれることも多いだろう．しかし，**患者のQOLを考えたとき，どのような栄養管理がいいのか**立ち止まって考えてもらいたい．

2. 輸液はときに患者の害になる

治療のために，患者の利益となっているはずの輸液がときには患者の害になるケースがある．下記に一例をあげる．輸液は大切な治療だが，一方で「害」として患者に不利益を被ることがあることも，知っておいてもらいたい．

- 点滴のルートが気になって眠れない（ときにはそれが不穏の要因になる）．
- 輸液をしているため，患者に「食事がすすみません」と言われる（経口摂取がすすまず，退院できない）．

- 輸液量が不足して合併症併発（脱水，尿路感染症併発）．
- 食事をしているのに輸液が継続されている（頻尿，心不全併発）．
- 輸液を中止することができず退院の方向性がたたない（入院の長期化）．

3. 輸液療法が成功するために

　患者にとって入院生活は治療の場であり，生活の場である．ほとんどの患者さんは入院により輸液療法を受ける．医療者目線で考えると「点滴をすることは患者にとって必要不可欠でしかたがない」と考えがちであるが，患者目線で考えると，「入院生活をしなければいけない状況を少しでも心地よく過ごしたい」と思うはずである．

　治療優先だけでなく，患者の生活のなかにある輸液療法という視点をもち，治療に携わってほしいと思う．そのためには，チームの力を最大限使うことが最も有効である．

　当院でも，多職種でのカンファレンスが各職場で開かれる．看護師，薬剤師，リハビリのセラピスト，管理栄養士など，職種が変われば患者の見方も変わる．

　治療の効果は最大限保ちつつ，患者の苦痛を最小限に抑える輸液療法をチームで検討していってほしい．

文献・参考文献

1) 「栄養ミニマムエッセンシャル」（小越章平/監，森脇久隆，大村健二，井上善文/編），南江堂，2006
2) 「さぁ，はじめよう！NST 事例でわかる栄養療法の進め方」（磯﨑泰介/監），中山書店，2007
3) 「今さら聞けない 栄養管理の基本」（磯﨑泰介/編），レジデントノート，10 (9)，2008

プロフィール

中村典子（Noriko Nakamura）
聖隷浜松病院看護部　課長・NST 専門療法士
初期研修医制度がスタートした3年目に研修センター専任看護師として，看護師の視点で研修医の安全・感染管理，患者と医療者間の橋渡しなど研修をサポートしていきました．
現在はNICU・GCUの職場管理をしながら，赤ちゃんの「栄養」に携わり，後期研修医の成長を見守っています．

第5章 研修医にわかってほしい「輸液」

2. 薬剤師からみた輸液・注射薬の配合変化

中島康裕

Point

- 輸液・注射薬の配合変化の種類について理解する
- 輸液・注射薬の配合変化の回避方法について理解する
- 輸液製剤を安全に使用するために注意すべき配合変化について理解する

はじめに

　薬剤部には医師や看護師から薬剤に関する問い合わせが寄せられる．薬剤の問い合わせにはさまざまなものがあるが，特にほぼ毎日といっていいほどあるものは注射薬の配合変化についてである．配合変化とは2種類以上の薬品を混合するときに起こる薬効や副作用または理化学的性状に変化を起こすことと定義される．

　配合変化には大きく分けて，物理的配合変化と化学的配合変化に大別される．

　本稿では，輸液療法において問題となる配合変化の種類，回避方法の例をあげそのポイントを概説する．

1. 物理的配合変化

1 溶解性：非水溶性薬剤が使われている薬剤

　ジアゼパム（セルシン®），フェニトイン（アレビアチン®），フェノバルビタール（フェノバール®）などの水に難溶性の薬剤はプロピレングリコールなどの溶媒で溶解されている．これらの薬剤は水が加わることにより，すなわち希釈して使用する場合は，結晶が析出する可能性がある．希釈液，希釈倍率には十分注意が必要である．

2 素材への吸着・収着

1）吸着

　吸着とは輸液容器や輸液セットの表面に薬剤がとり去られる現象をいう（図1）．医療用具に使用されるポリ塩化ビニル（PVC）が問題となり，薬剤としてはインスリン，G-CSF製剤などで起こることが知られている．

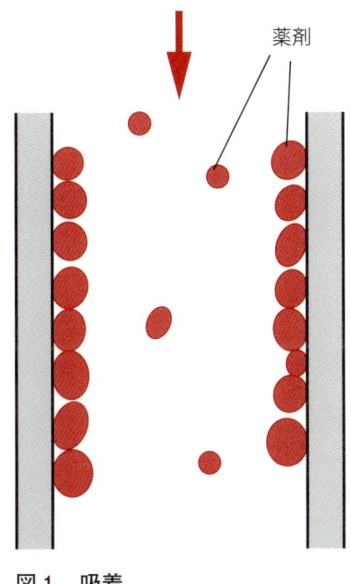

図1　吸着
表面に付着する．投与量減少

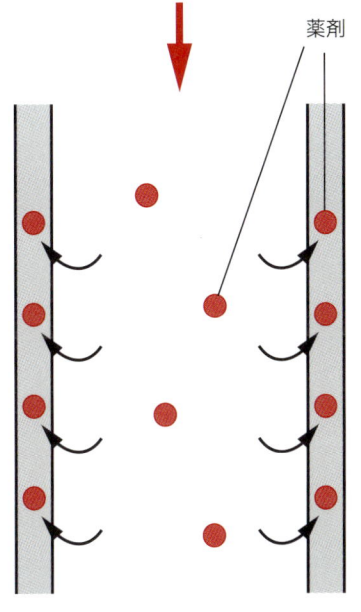

図2　収着
可塑剤内に吸収される．投与量減少

2）収着

　収着は輸液容器や輸液セットの表面ばかりでなく，容器の材質の内部にも吸収される現象である（図2）．吸着と同様にポリ塩化ビニル（PVC）製の医療用具があり，PVCを柔らかくするために添加されている可塑剤フタル酸ジ-2-エチルヘキシル（DEHP）が問題となる．薬剤としてはニトログリセリン，硝酸イソソルビド，ミダゾラムなどが知られている．

2. 化学反応による配合変化

1 光分解に注意する薬剤

●ビタミン剤は遮光カバー

　光はすべての化学反応を促進する．波長が短い光ほど大きなエネルギーをもち，薬剤の分解を促進する．そのため，可視光線より紫外線，人工の光より直射日光の方が分解を促進する．ビタミンA，B_1，B_2，B_{12}，C，Kなどは光で分解される．TPN（total parenteral nutrition）製剤は長時間かけて投与するため，混合されたビタミン剤の光分解を抑えるため，必ず遮光カバーを使用する（図3）．

2 メイラード反応

　メイラード反応とは糖電解質輸液とアミノ酸輸液との混合で混合液が褐色に変色する反応で，TPN調製上問題となる．メイラード反応は温度，pH，酸素，光によって反応が促進される．メイラード反応を避けるため製剤によって工夫されている．ワンバッグ製剤の場合，pHを低くすることでメイラード反応を抑制できるため酸が添加される．プラスチックバッグは酸素を透過する

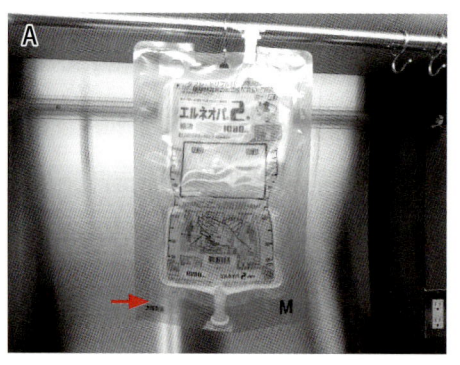

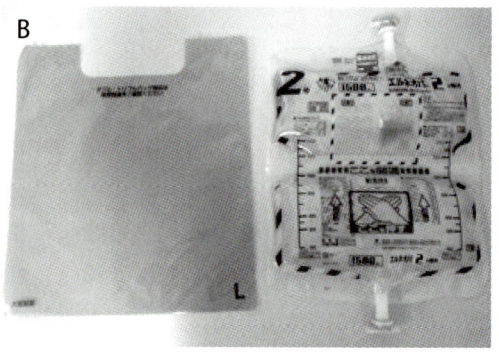

図3 遮光カバーにて光分解を防ぐ
A) 遮光カバーをかけたバッグ. ➡ は遮光カバーを示す. B) 遮光カバー（左）とバッグ

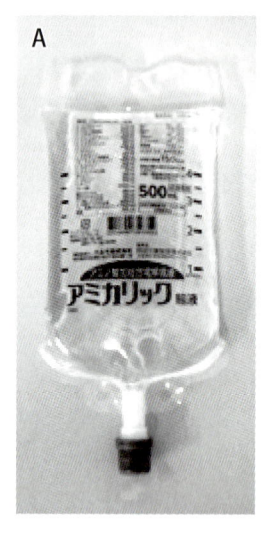

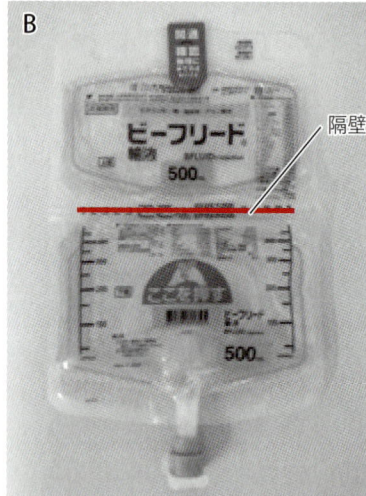

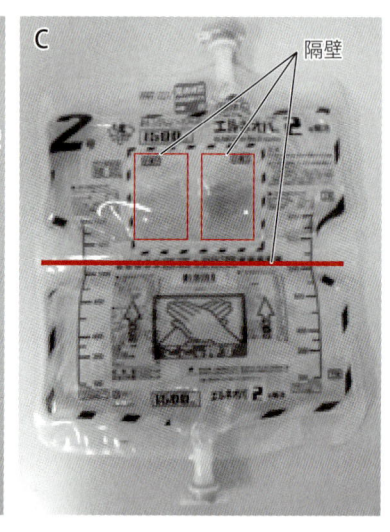

図4 メイラード反応を防ぐための工夫
A) アミカリック®（ワンバッグ），B) ビーフリード®（ダブルバッグ），C) エルネオパ®（クワトロバッグ）

ため，酸化防止剤として亜硫酸塩が添加される．また，糖とアミノ酸を別室としたダブルバッグ製剤やクワトロバック製剤が開発され，使用直前に隔壁を開通することで混合して使用できるようになった．しかし，隔壁開通を忘れて投与されるケースもあり注意が必要となる（図4）．

3 酸-塩基反応

1）カルシウム，マグネシウム注射薬
　グルコン酸カルシウム（カルチコール）は酸塩基反応により，リン酸塩と反応してリン酸カルシウムの沈殿を生じる．また硫酸マグネシウム注射液もリン酸塩，カルシウム塩と酸塩基反応により沈殿を生じることがある．

2）炭酸水素ナトリウム（メイロン®静注）は高カロリー輸液に添加しない
　高カロリー輸液基本液にはpH調整剤として多くの酸が添加されている．その理由として，ブ

ドウ糖は加熱によって着色する，いわゆるカラメル化を防止するため，またリン酸塩とカルシウム塩との配合により生じるリン酸カルシウムの沈殿防止，ワンバッグ製剤で起こる糖とアミノ酸の配合によるメイラード反応の防止などがあげられる．このpH調整剤を含めた添加物の記載についてはすべてが義務化されているわけではないため添付文書には記載されていない場合がある．これに気づかずメイロン®静注を混合するとバッグ内や点滴ルート内に細かい泡が発生する．これはTPN輸液製剤中に添加されている酸と塩基性のメイロン®の反応により生じた炭酸ガスであり，発生した炭酸ガスが血管内に投与され問題となる．酸塩基反応ではこの記載義務のない酸，塩基の添加物に注意が必要となる．

4 加水分解
●亜硫酸塩とビタミンB₁

　注射薬には，ピロ亜硫酸ナトリウムや亜硫酸水素ナトリウムなどの亜硫酸塩が，製剤の酸化防止の目的で添加される場合がある．この亜硫酸塩によりビタミンB₁（塩酸チアミン）が加水分解されることが知られている．特にTPN製剤は酸や亜硫酸塩が製剤の安定化のために添加されており，また，TPN製剤使用時はビタミンB₁欠乏による乳酸アシドーシスやWernicke脳症防止のためビタミンB₁を使用することが必須となる．見ためには変化がみられないが有効成分の含量は低下するため，ビタミン剤の混合は使用直前に行うなど注意が必要となる．

5 塩析・凝析
1）カルペリチド（ハンプ®注射用）は5％ブドウ糖液で希釈

　カルペリチド（ハンプ®注射用）では，生理食塩液の直接溶解により，塩析が確認されている．塩析とはタンパク質などの高分子電解質の溶液に多量の電解質を加えると，その溶解度が減少し，沈殿する現象である．ハンプ®はポリペプチドであり，生理食塩液の添加により生じた多量の電解質イオンにより，溶解度が減少するため塩析すると考えられている．また注射用水10 mLに溶解後，生理食塩液あるいは乳酸リンゲル液で希釈する際，希釈後の濃度が20 μg/mLより高濃度になる場合は24時間までに不溶物が生じるため，希釈後の濃度にも注意が必要となる．電解質を含まない5％ブドウ糖液では沈殿も生じず，希釈後の濃度が濃くても沈殿は生じないため，希釈には5％ブドウ糖液を用いる．

2）含糖酸化鉄（フェジン®静注）はブドウ糖で希釈

　静注用の鉄剤は鉄イオンのままでは体内で利用されず尿中に排泄されてしまうため，鉄コロイドとして製剤化されている．フェジン®静注は規格pH9〜10のコロイド性の鉄剤である．添付文書には「希釈する必要がある場合には，通常，用時10〜20％のブドウ糖注射液で5〜10倍にすること」と記載されている．表のようにブドウ糖の濃度が濃くなったり，量が多くなるとpHの値は低下する．また生理食塩液など電解質を含む製剤と混合するとコロイド粒子が不安定になる．このブドウ糖以外の製剤で希釈するとpHの変動や電解質の影響により，コロイド粒子が不安定となり，その結果輸液内に鉄イオンが多く遊離する．鉄イオンは悪心や嘔吐，発熱の原因となるため，副作用の防止のためにも10〜20％ブドウ糖以外での希釈は避けること．

表　ブドウ糖の濃度・量によるpHの変化

	10％ブドウ糖液 10 mL		10％ブドウ糖液 20 mL	
	希釈直後	24時間後	希釈直後	24時間後
外観	—	変化なし	—	変化なし
pH	9.57	9.17	9.37	9.02
	20％ブドウ糖液 10 mL		20％ブドウ糖液 20 mL	
	希釈直後	24時間後	希釈直後	24時間後
外観	—	変化なし	—	変化なし
pH	9.27	8.99	9.02	8.79

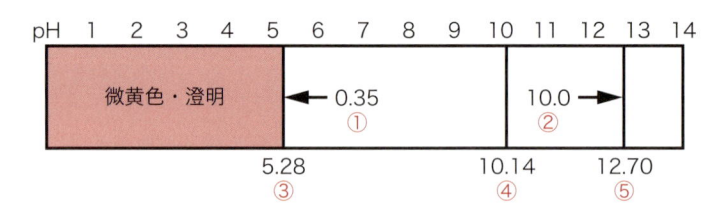

図5　オメプラール®のpH変動スケール
① 添加試液（0.1 mL/L-HCl 0.35 mL），② 添加試液（0.1 mL/L-NaOH 10.0 mL），③ 変化点pH（酸側），④ 試料pH，⑤ 変化点pH（塩基側）

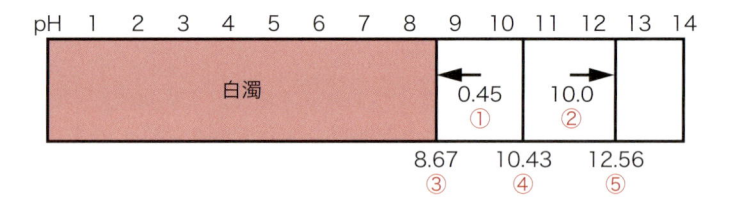

図6　タケプロン®のpH変動スケール
① 添加試液（0.1 mL/L-HCl 0.45 mL），② 添加試液（0.1 mL/L-NaOH 10.0 mL），③ 変化点pH（酸側），④ 試料pH，⑤ 変化点pH（塩基側）

6 pH

1）オメプラゾールナトリウム（オメプラール®注用），ランソプラゾール（タケプロン®静注用）は生理食塩液か5％ブドウ糖液で溶解，希釈

　オメプラール®注用のpHは9.5〜11.0であり（図5），タケプロン®静注用はpH10.6〜11.3とアルカリ性の強い薬剤である（図6）．どちらも他剤との配合で沈殿生成の多い薬剤のため生理食塩液または5％ブドウ糖液で溶解・希釈し，単独ラインで投与する．側管からの投与時は他剤の投与を中止し，投与前後は生理食塩液か5％ブドウ糖液でフラッシュする．

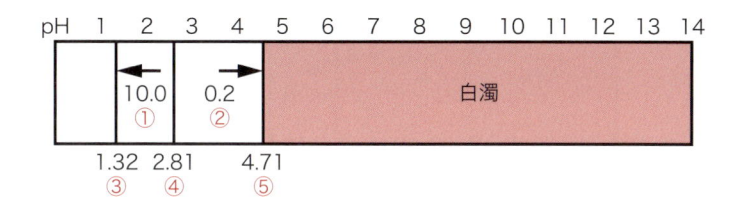

図7 ビソルボン®のpH変動スケール
① 添加試液（0.1 mL/L-HCl 10.0 mL），② 添加試液（0.1 mL/L-NaOH 0.2 mL），③変化点pH（酸側），④ 試料pH，⑤ 変化点pH（塩基側）

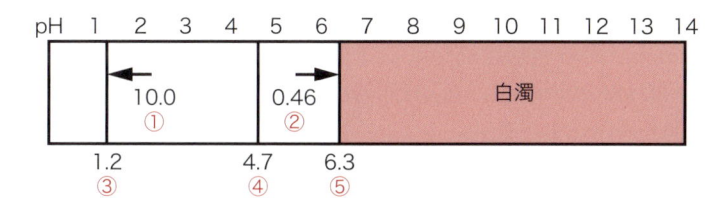

図8 アタラックス®-PのpH変動スケール
① 添加試液（0.1 mL/L-HCl 10.0 mL），② 添加試液（0.1 mL/L-NaOH 0.46 mL），③変化点pH（酸側），④ 試料pH，⑤ 変化点pH（塩基側）

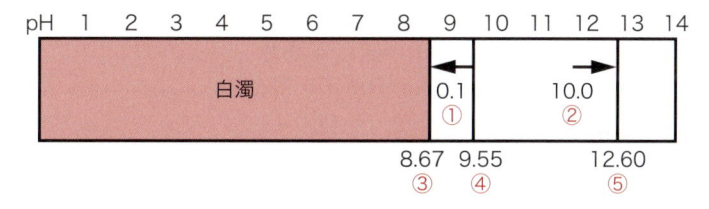

図9 ソルダクトン®のpH変動スケール
① 添加試液（0.1 mL/L-HCl 0.1 mL），② 添加試液（0.1 mL/L-NaOH 10.0 mL），③変化点pH（酸側），④ 試料pH，⑤ 変化点pH（塩基側）

2）ブロムヘキシン塩酸塩（ビソルボン®），メチルプレドニゾロンコハク酸エステルナトリウム（ソル・メドロール®），カンレノ酸カリウム（ソルダクトン®），ヒドロキシジン塩酸塩（アタラックス®-P）

　酸性の薬剤であるビソルボン®注の規格pHは2.2〜3.2であり，4.71を超えると沈殿を生じる（図7）．また，アタラックス®-P注射液の規格pHは3.0〜5.0であり，pH6.3を超えると沈殿を生じるためアルカリ性の薬剤との混合はできない（図8）．

　アルカリ性の薬剤であるソルダクトン®静注用の規格pHは9.0〜10.0であり，pH8.67以下で沈殿を生じるため酸性の薬剤との混合はできない（図9）．

　pH7.0〜8.0付近が安定なソル・メドロール®静注用は規格pHは7.0〜8.0であり，pH6.1以下またはpH11.72を超えると沈殿を生じる（図10）．

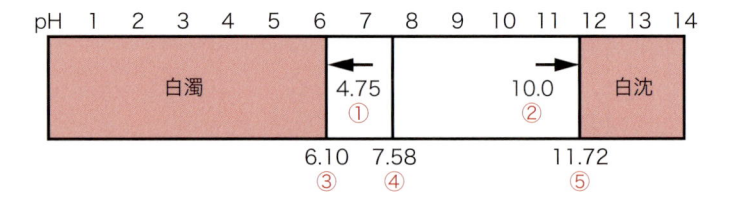

図10　ソル・メドロール® のpH変動スケール
① 添加試液（0.1 mL/L-HCl 4.75 mL），② 添加試液（0.1 mL/L-NaOH 10.0 mL），③ 変化点pH（酸側），④ 試料pH，⑤ 変化点pH（塩基側）

3. 配合変化の回避方法

配合変化が混合直後に起こるか，経時的に起こるかによって対応が変わる．処方内容により配合変化を予測し問題点を回避する．

1 混合直後に起こす場合

1）調製時のシリンジ内で起こす場合
濃度が薄くなることで変化しないことがあるので，別々のシリンジを使い吸引し，輸液内に混合する．また混合順序を考慮することで，変化しないことがあるのでpHの近い薬剤から吸引する．

2）溶解時や輸液製剤内で起こす場合
溶解液，輸液製剤を変更する．希釈濃度を薄くする．

3）輸液製剤内で混合した薬剤同士が起こす場合
問題となる薬剤同士をそれぞれ別の輸液内に混合する．またルートについても，側管や同じ点滴ライン内で起こすと考えられるので，単独ルートにするか，マルチルーメンカテーテルの使用を考慮する．他にラインがとれない場合は時間をずらして，投与前後に生理食塩液や5％ブドウ糖液など配合変化を起こさない輸液でフラッシュしてから次を投与する．

2 経時的に起こす場合

配合変化を起こすまでの時間を確認し，使用直前に混合して変化が起こる前に投与を終了する．またI.V.Push法やPiggyback法などの投与法を考える．光で分解する場合は遮光カバーをかけるなど配慮する．

● I.V.Push法（図11）
　側管法ともいい，メインの点滴ルートの側管（三方活栓など）より直接注射液を混合，注入する方法．溶解後の安定性の悪い薬剤を同じルートから投与でき，また用時追加で投与できるが，ワンショットで投与するため速度調整が難しく注入速度や濃度に制限のある薬剤については注意が必要となる．

● Piggyback法（図11）
　一方の輸液セットの側管（三方活栓など）に他方の輸液セットを接続し投与する方法．100 mL以上の注射剤の投与に用いられる．側管側の輸液の投与速度も調整ができ，経時的な配合変化を起こす薬剤同士を同じルートから投与できる．

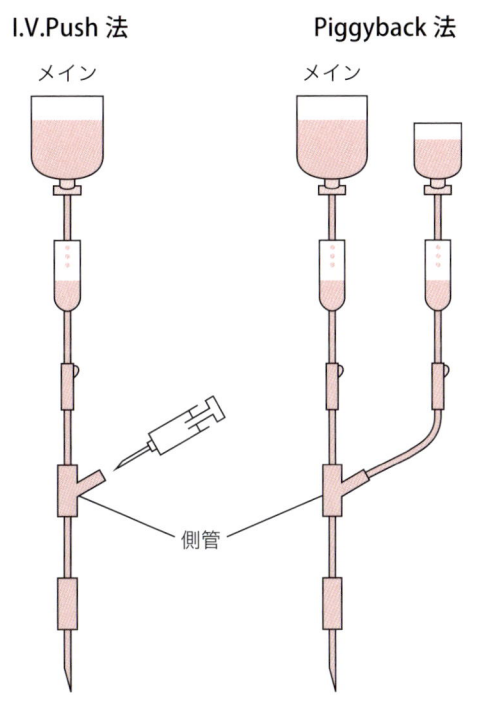

図11　I.V.Push法とPiggyback法

おわりに

　配合変化の種類，回避方法，注意しておきたい例を概説した．

　医師は患者の治療に必要な薬剤を選択するが，その薬品の物性までは把握されていないことが多いのではないだろうか．

　薬剤師は輸液注射薬の物性からいかに配合変化を起こさず患者に効率よく投与できるか監査する．また，注射薬を調剤する際，用法・用量の確認のほか配合変化についても確認を行っている．配合変化を予測し，未然に回避することは安全に医療を行うための大きな課題である．

　薬剤師が医師，看護師と注射薬の配合変化について知識を共有することは，患者に安全で質の高い医療を提供できると考える．

文献・参考文献

1) 各社添付文書，インタビューフォーム
2) 「注射薬調剤監査マニュアル 第4版」（石本敬三/監，山口県病院薬剤師会 注射調剤特別委員会/編著），エルゼビア・ジャパン，2012
3) 「実践　静脈栄養と経腸栄養 基礎編」（島田慈彦，他/編），エルゼビア・ジャパン，2003

プロフィール

中島康裕（Yasumichi Nakajima）
天理よろづ相談所病院薬剤部

第5章 研修医にわかってほしい「輸液」

3. 輸液教育の工夫

尾形和泰

> ● Point ●
> ・輸液はシンプルに考えるところがカギ
> ・輸液の学習もカリキュラムをつくってみないと学習方法や評価が難しい
> ・ACGMEのマイルストーンを利用し，アウトカム基盤型のカリキュラムを作成してみる

はじめに

　臨床研修における「輸液」の位置づけはどうなっているのだろう．厚生労働省のホームページから，「医師法第16条の2第1項に規定する臨床研修に関する省令の施行について」[1]をみると，**2．別添1 臨床研修の到達目標Ⅱ．経験目標のA．経験すべき診察法・検査・手技**のなかに，**（5）基本的治療法**という項目があり，以下のように書かれている．

> （5）基本的治療法
> 基本的治療法の適応を決定し，適切に実施するために，
> 1）療養指導（安静度，体位，食事，入浴，排泄，環境整備を含む．）ができる．
> 2）薬物の作用，副作用，相互作用について理解し，薬物治療（抗菌薬，副腎皮質ステロイド薬，解熱薬，麻薬，血液製剤を含む．）ができる．
> 3）**基本的な輸液ができる．**
> 4）輸血（成分輸血を含む．）による効果と副作用について理解し，輸血が実施できる．

　「基本的な輸液ができる」という経験目標はあるが，実際にどのように学習・教育するのか（学習方略LS：learning strategy），どう評価するのかが書かれていない．これは国立保健医療科学院の指導ガイドライン[2]にも出ていない．

　現実には，研修医たちは，本書のような研修医向けの雑誌やマニュアル本を読んで，先輩医師に相談しながら経験的に学んでいくことが多いのだと思うが，なかにはmL単位のin-outの量や電解質で混乱して，先輩医師の輸液処方を安易にまねたりするため，処方をした研修医自身がどうしてそのような輸液になったのか説明できないこと（少し言い過ぎであれば納得できないこと）がしばしば起こっている．

指導医や上級医にしても何となく身につけてきたものが多く，研修医の輸液処方の結果が予測できないため，ときに検査結果が出てから，ビックリして相談して補正することも多い．

1. シンプルに考える

経験的には輸液を単純化して考えることが，上達というか慣れるための近道だと考えている．例えば抗生物質などを点滴するときの生理食塩水（100 mL）は塩 1 g（正確には 0.9 g なのだが），いわゆる「開始液」の 1 号液は 500 mL で 3 g，「維持液」の 3 号液は 500 mL で 1 g というように単純化する．そうすると 1 日に何 g の塩が入るかを簡単に計算できる．

水はどういう物質と一緒に輸液されるかによって，体内でのふるまいは変わってくるが，5 % ブドウ糖の輸液は，水を飲んだと同じことと研修医には説明している．

各指導医が，それぞれの経験や考え方をわかりやすく研修医に伝えることが大切だ．

2. 輸液の学習もアウトカム基盤型で

日本の医学教育ではまだ GIO（general instructional objective：一般目標），SBOs（specific behavioral objectives：個別行動目標），LS（learning strategy：学習方略），EV（evaluation：評価）を計画するプロセス型のカリキュラムが主だが，2000 年ごろから欧米ではアウトカム基盤型の教育をとり入れようという議論が進み，さまざまな試行錯誤が行われた．アウトカム基盤型教育の詳細については，他著に譲るが，ここでは米国の Accreditation Council for Graduate Medical Education（ACGME）が，アウトカム基盤型教育の新しい方法として進めているマイルストーンについて紹介し，「輸液」をどう学ぶのか，どう評価するのかを考えてみたい．

マイルストーンは，各専門分野の 6 つのコアコンピテンシーをさらに 20 以上のサブコンピテンシーに細分して，研修医が現時点でどの程度のコンピテンシーを身につけているか，研修医自身も指導医も理解し，その共通理解をもとに次のレベルのトレーニングをしていくというものである[3]．

例えば，患者ケアというコアコンピテンシーの基本である「医療面接」なら，最も初期のレベル 1 は，テンプレートを使って病歴聴取ができるというものであり，レベル 2 になると，そのなかから重要な情報を抽出・解釈できるようになり，さらに診断推論の仮説に基づいてフォーカスを絞り，収集した情報から臨床パターンを識別できるレベルへと進んでいく．

実際のマイルストーン[4]は，ACGME のホームページ上から，各専門分野別に整理されているので，それぞれを参考にしてもらえばよいが，メディカルスクール卒業後は各専門分野のレジデンシーに入る米国と日本の臨床研修制度は異なる．一部の診療科では専門研修（レジデンシー）の前に基本的な診療能力をつけるための「transitional year」[5]があり，このマイルストーン（表 1）が，日本の 2 年目・3 年目ぐらいの研修医に使えるようで，筆者の病院では後期研修医に試用をはじめている．

表1　マイルストーン表

レベル1	レベル2	レベル3	レベル4	レベル5
○○○ができる	△△△ができる			

・表の使い方：レベル1から5までを完成させたら，3カ月か半年ごとに研修医が自己評価し，指導医にもみせながらフィードバックを受けると自分が成長している部分もわかり，不十分な点をどう学習するか具体的にアドバイスを受けることができる．
・ACGMEのホームページ（文献4）などには例が掲載されているので参考にしてもらいたい

表2　RUMBAとSMART

RUMBA		SMART	
・Real	現実的	・Specific	具体的（個別的）
・Understandable	理解可能	・Measurable	測定可能
・Measurable	測定可能	・Achievable	達成可能
・Behavioral	行動的	・Relevant	重要性
・Achievable	達成可能	・Time-bound	具体的な期間

文献6，7より参考に作成

3. マイルストーン表をつくってみよう

　輸液に関しては，ACGMEのマイルストーンにはないようだが，初期研修医も含めた複数の研修医，チーフレジデント，指導医も含めたワークショップ形式で，輸液に関する研修カリキュラムのマイルストーンを作成することはそれほど難しくない．

　最初にマイルストーン作成の目的と運用の概要をレクチャーし，参加者で例えばKJ法などを使ってブレインストーミングをする．例えば「安全な輸液ができる」というアウトカムを意識して，必要なコンピテンシーをあげてもらう．

　輸液を計画するうえで重要な身体所見やバイタルサインの評価，あるいは本書のような輸液に関する雑誌・文献なども参考にコンピテンシーを列挙し，参加者で議論してまとめながら，マイルストーン表を埋めていく．最初のブレインストーミングで不足していた項目もあげながら表を完成させる．

　実際にコンピテンシーを記載する際には，「○○ができる」というように書き，RUMBAやSMART（表2）といわれる目標を具体的に記載する際の約束ごとを利用するとよい．

　グループの議論のなかでは，どんな学習をするか（学習方略），どのように評価するのかも議論できると実際に運用しやすいと考える．

4. マイルストーンの運用

　マイルストーンは，おおむね3〜6カ月ごとに研修医自身の自己評価と指導医の評価を面談の場などで付き合わせをして，next stepを共有していくように使う．総括的な評価には使わないが，米国のマイルストーンでは，レベル4を研修終了時の目標にしていて，内科領域では，unsupervisedと表現している．

おわりに

　米国のACGMEで取り組まれているマイルストーンを日本の医師研修でどのように使うかという視点でまとめてみた．輸液に限らず，さまざまな場面でのマイルストーンの考え方が利用されることを期待したい．

　新しい専門医制度が2017年からはじまるが，卒後3年目から専門医の研修に特化していくことを考えると，初期臨床研修を今まで以上に重視するべきだし，よりアウトカム基盤型カリキュラムを意識した取り組みが重要となってくる．

　臨床研修制度も開始され10年以上が経過したが，どう学ぶのか，どう教えるのか，諸外国や他分野の優れた成果にも注目しながら進化させていく必要があるのではないか？

文献・参考文献

1) 医師法第16条の2第1項に規定する臨床研修に関する省令の施行について
（平成27年3月31日一部改正 平成15年6月12日医政発第0612004号厚生労働省医政局長通知）：
http://www.mhlw.go.jp/stf/seisakunitsuite/bunya/0000081052.html
2) 新医師臨床研修制度における指導ガイドライン：http://www.niph.go.jp/soshiki/jinzai/kenshu-gl/
3) Implementing Milestones and Clinical Competency Committees, April 24, 2013：
http://www.acgme.org/acgmeweb/Portals/0/PDFs/ACGMEMilestones-CCC-AssesmentWebinar.pdf
4) Milestones, Next Accreditation System, ACGME：http://www.acgme.org/acgmeweb/tabid/430/ProgramandInstitutionalAccreditation/NextAccreditationSystem/Milestones.aspx
5) The Transitional Year Milestone Project：
http://www.acgme.org/acgmeweb/Portals/0/PDFs/Milestones/TransitionalYearMilestones.pdf
6) 特集/第1回医学教育者ワークショップ．医学教育，6（1），9-98，1975
7) Doran, GT：There's a S.M.A.R.T. way to write management's goals and objectives. Management Review (AMA FORUM), 70（11）：35-36, 1981

プロフィール

尾形和泰（Kazuhiro Ogata）
勤医協札幌病院　副院長・総合診療部
1つ下の世代によい研修を提供したいという気持ちで，卒後2年目から医師研修をライフワークとしてきました．今は卒後臨床研修をアウトカム基盤型へ変えていくことを目標として，マイルストーンの普及に取り組んでいます．

索引 Index

数字

1号液 ………………………………… 178
4段階モデル ………………………… 33

欧文

A〜E

ACGME ……………………………… 227
activities of daily living ………… 188
acute kidney injury ……………… 175
ADL …………………………………… 188
AKI ……………………………… 175, 177
Bライン ………………………………… 41
capillary refilling time ……… 30, 118
chronic kidney disease ………… 175
CKD ……………………………… 175, 177
CRT …………………………………… 118
CVP …………………………………… 58
De-escalation ……………………… 36
dehydration ………… 40, 118, 171, 177
DKA …………………………………… 168
dropsy ………………………………… 146
DW …………………………………… 182
EGDT ………………… 56, 127, 136, 180
ER ……………………………………… 33

F〜N

familial hypocalciuric hypercalcemia
 ………………………………………… 97
FECa …………………………………… 98
FHH …………………………………… 97
fluid challenge test ……………… 58
fluid-challenge technique ……… 35
fractional excretion of calcium … 98
glycocalyx …………………………… 13
goal-directed fluid therapy …… 52
hemostatic resuscitation ……… 154
HES製剤 ………………………… 138, 177
HHS …………………………………… 168
Holliday-Segarの式 ……………… 193
hypovolemia ………………………… 40
I.V.Push法 …………………………… 224
intact-PTH …………………………… 98
JVP …………………………………… 27
Kの急速投与 ………………………… 107
liberal fluid therapy ……………… 52
MAH …………………………………… 97
malignancy-associated hypercalcemia
 ………………………………………… 97
massive transfusion protocol … 154
Na …………………………………… 147
non-protein calorie/nitrogen …… 21
non-responder …………………… 152
NPC/N ………………………………… 21

O〜R

Optimization ………………………… 35
oral rehydration solution ……… 121
ORS …………………………………… 121
overflow ……………………………… 164
parathyroid hormone-related protein
 ………………………………………… 97
peripheral arterial vasodilatation
 （末梢動脈拡張）説 ……………… 164
peripheral parenteral nutrition … 19
PHP …………………………………… 97
Piggyback法 ………………………… 224
pitting edema ……………………… 143
PPN …………………………………… 19
PPV …………………………………… 58
preventable trauma death …… 150
primary hyperparathyroidism … 97
ProCESS Trial ……………………… 59
PTHrP ………………………………… 97

QOL ····· 204	Wilderness Medical Society 熱中症ガイドライン ····· 157	往診 ····· 76
refeeding syndrome ····· 201	WMSのガイドライン ····· 159	オザグレルナトリウム ····· 131
refilling ····· 47		
Rescue（Salvage）····· 34	**和　文**	**か行**
responder ····· 153	**あ行**	外頸静脈穿刺 ····· 210
restrictive fluid therapy ····· 52	アウトカム基盤型 ····· 227	介護者の負担 ····· 77
RUMBA ····· 228	悪液質 ····· 203	加温輸液 ····· 159
	悪性腫瘍に伴う高カルシウム血症 ····· 97	化学的静脈炎 ····· 216
S～W	アニオンギャップ（AG）····· 169	学習方略 ····· 226
SIADH ····· 93	アミノ酸加糖電解質液 ····· 20	加水分解 ····· 221
SMART ····· 228	アルガトロバン ····· 131	家族性低カルシウム尿性高カルシウム血症 ····· 97
SPN ····· 21	アルギニンバソプレシン（AVP）····· 164	下大動脈径 ····· 58
SSCG ····· 136	アルテプラーゼ ····· 131	カリウム ····· 42
Stabilization ····· 35	アルブミン ····· 138	カリウムの投与方法 ····· 104
Stewart Approach ····· 138	アルブミン製剤 ····· 34, 177	カリペプチド ····· 57
supplemental parenteral nutrition ····· 21	維持輸液 ····· 41, 175	カルシトニン製剤 ····· 98
SVV ····· 58	維持輸液の速度 ····· 43	間欠的投与 ····· 188
tilt test ····· 119	インスリン ····· 113	間質の浮腫 ····· 47
total parenteral nutrition ····· 19	インフォームド・コンセント ····· 212	緩和医療 ····· 78
TPN ····· 19	うっ血性腎不全 ····· 138	偽性高カリウム ····· 115
transient responder ····· 153	うつ病 ····· 198	急性腎傷害 ····· 175, 177
underfilling ····· 164	栄養 ····· 43	急速輸液 ····· 34
volume depletion ····· 118, 171, 177	エダラボン（ラジカット®）····· 131	吸着 ····· 218
volume overload ····· 147	塩析 ····· 221	凝析 ····· 221
Wernicke脳症 ····· 24		拒薬・拒食 ····· 198

偶発的低体温症 …… 156, 158	高ナトリウム血症 …… 82	自由水クリアランス …… 88
グリセロール …… 130	抗利尿ホルモン …… 82	出血性ショック …… 34, 126
グルコン酸カルシウム …… 113	呼吸困難 …… 205	術後の輸液 …… 48
経口脱水補正液 …… 121	呼吸性変動 …… 58	術前の輸液 …… 46
経口でのK投与 …… 105	骨髄輸液 …… 211	受動的下肢挙上試験 …… 35
経口補水液 …… 193, 194	昏迷状態 …… 196	循環血漿量評価 …… 51
経口補水療法 …… 193, 194		消化液の電解質組成と量 …… 48
頸静脈圧 …… 27	**さ行**	晶質液 …… 137, 177
経腸栄養時の下痢 …… 63	サイアザイド系利尿薬 …… 90	上大静脈酸素飽和度（ScvO$_2$）…… 137
血液透析 …… 182	細菌感染 …… 72	静脈可視化装置 …… 210
血管内脱水 …… 40	在宅医療 …… 76	静脈路確保 …… 71
血漿浸透圧 …… 84, 171	在宅患者訪問点滴注射指示書 …… 79	静脈路を確保する目的 …… 210
血清浸透圧 …… 13	在宅での感染症治療 …… 78	初期輸液 …… 175
血栓溶解療法 …… 131	在宅輸液 …… 76, 79, 80	食事水分500の法則 …… 44
ケトン体 …… 169	在宅輸液中止 …… 80	食事摂取量低下 …… 63
幻覚 …… 199	細胞外液 …… 34	食思不振 …… 62
原発性副甲状腺機能亢進症 …… 97	細胞内脱水 …… 40	ショック …… 124, 151
高Cl性アシドーシス …… 58	サルブタモール …… 113	ショックの判断 …… 124
口渇 …… 204	持続静脈内インスリン注入療法 …… 169	ショックの判断基準 …… 125
高カリウム血症 …… 110	持続皮下投与 …… 189	ショックの分類 …… 125
膠質液 …… 177	脂肪肝 …… 23	腎うっ血 …… 57
膠質浸透圧 …… 13	遮光カバー …… 219	神経症 …… 73
甲状腺中毒性周期性四肢麻痺 …… 103	重症急性膵炎 …… 55	神経性食欲不振症 …… 200
向精神薬 …… 197	収着 …… 219	心原性ショック …… 127
高張食塩水 …… 92	終末期 …… 202	人工膠質液 …… 34

腎性尿崩症 ……………………… 87	脱水 ………………………………… 71	尿浸透圧 …………………………… 84
迅速なルート確保 …………… 209	脱水の重症度分類 ………… 190, 191	尿中Ca排泄率 …………………… 98
身体診察 …………………………… 26	脱水の身体所見 ……………… 186	尿崩症 ……………………………… 84
腎代替療法 ……………………… 180	多発外傷 ………………………… 150	熱中症 …………………………… 156
浸透圧性脱髄症候群 ……………… 91	中心静脈（CV）穿刺 ………… 210	脳灌流圧 ………………………… 129
心不全の輸液 …………………… 143	中心静脈圧（CVP）…………… 137	
腎保護作用 ………………………… 55	中心静脈栄養法 ………………… 19	**は行**
水分10の法則 …………………… 42	中心静脈からのK投与 ……… 106	敗血症 ……………………………… 56
水分量 ……………………………… 41	張度 ………………………………… 13	敗血症性ショック …………… 126
生命予後 ………………………… 204	低カリウム血症 ………………… 102	配合禁忌薬剤 ………………… 216
生理食塩水 ………………… 34, 138	低カリウム血症の治療 ……… 103	配合変化 ………………………… 218
清涼飲料水ケトーシス ……… 169	低心拍出 ………………………… 144	バクテリアルトランスロケーション
摂食障害 ………………………… 196	低体温 …………………………… 156	………………………………… 23, 216
セレン欠乏症 ……………………… 24	低ナトリウム血症 ………… 89, 193	バソプレシンV₂受容体拮抗薬：トルバプタン ……………………………… 162
喘息発作 …………………………… 72	低マグネシウム血症 ………… 107	皮下点滴 ………………………… 211
せん妄 …………………… 200, 204	電解質 …………………………… 143	皮下輸液 …… 66, 77, 78, 79, 80, 206
造影剤腎症 ……………………… 182	統合失調症 ……………………… 198	皮下輸液の方法 ………………… 67
組織プラスミノゲン・アクティベーター ……………………………… 131	透析 ……………………………… 114	光分解 …………………………… 219
	ドーパミン ………………………… 57	ビスホスホネート ……………… 98
た行	ドライウエイト ………………… 182	ビタミンB₁含有アミノ酸加糖電解質液 ……………………………………… 20
体液過剰の状態 ………………… 145	**な行**	ビタミンB₁欠乏 ………………… 24
体液評価の指標 ………………… 27	ナトリウム ………………………… 42	非タンパクカロリー/窒素比 …… 21
代謝性アシドーシス …… 178, 179, 181	ナトリウム3の法則 ……………… 42	必須脂肪酸欠乏症 ……………… 23
体内総K量 ……………………… 102	乳酸値 …………………………… 137	ファスジル（エリル®）……… 134
多職種 ………………………… 79, 80		復温 ……………………………… 159

腹水	202
腹部コンパートメント症候群	55
腹膜透析	182
浮腫	202
浮腫・胸水・腹水	205
防ぎえた外傷死	150
フランクスターリングの法則	144
フロセミド	57
平均動脈圧（MAP）	137
訪問看護師	79
訪問看護指示書	79
補完的中心静脈栄養	21
補充輸液	175
ホットパック法	210

ま行

マイルストーン	227
末梢静脈栄養	172
末梢静脈栄養法	19
末梢静脈からのK投与	105
慢性期病棟	62
慢性腎臓病	177
慢性腎不全	175
マンニトール	130
メイラード反応	219
めまい症	72
毛細血管再充満時間	30
妄想	199

や行

輸液療法	192, 217
輸血	153

ら行

利尿期	47, 181
利尿薬の投与	145
リンゲル液	34
ループ利尿薬	114
冷却輸液	158
レニン・アンジオテンシン・アルドステロン系（RAAS）	164

執筆者一覧

■編集
石丸裕康	天理よろづ相談所病院総合診療教育部・救急診療部

■執筆（掲載順）

佐田竜一	亀田総合病院総合内科／内科合同プログラム
西岡弘晶	神戸市立医療センター中央市民病院総合診療科
浜田 禅	田附興風会医学研究所北野病院総合内科
藤本卓司	田附興風会医学研究所北野病院総合内科
佐々木隆徳	みちのく総合診療医学センター／宮城厚生協会坂総合病院救急科
森川 暢	東京城東病院総合内科
畑 啓昭	国立病院機構京都医療センター外科・ICT
小尾口邦彦	大津市民病院救急診療科・集中治療室
安田真織	天理よろづ相談所病院白川分院（療養型／回復期リハビリテーション病棟）
吉本清巳	奈良県立医科大学総合医療学
近藤 諭	三重大学医学部附属病院総合診療科
森 洋平	三重大学医学部附属病院総合診療科
渡邉詩香	川崎市立多摩病院腎臓・高血圧内科
小板橋賢一郎	聖マリアンナ医科大学腎臓・高血圧内科
櫻田 勉	聖マリアンナ医科大学腎臓・高血圧内科
片岡 祐	市立福知山市民病院総合内科
川島篤志	市立福知山市民病院総合内科／研究研修センター
橋本修嗣	三重大学家庭医療学プログラム／三重県立一志病院家庭医療科
成宮博理	京都府立医科大学集中治療部
三反田拓志	東京ベイ・浦安市川医療センター救急科
舩越 拓	東京ベイ・浦安市川医療センター救急科
井上賀元	京都民医連中央病院集中治療科
花木奈央	京都大学大学院医学研究科医療経済学分野／初期診療救急科
臺野 巧	北海道勤医協総合診療・家庭医療・医学教育センター／勤医協中央病院総合診療センター
瀬田公一	国立病院機構京都医療センター腎臓内科
望月宏樹	聖路加国際病院内科
水野 篤	聖路加国際病院循環器内科
關 匡彦	奈良県総合医療センター救命救急センター
服部周平	東京ベイ・浦安市川医療センター総合内科
江原 淳	東京ベイ・浦安市川医療センター総合内科
片村嘉男	尾道総合病院消化器内科
西浦香保里	西浦クリニック内科，市立奈良病院糖尿病内科／総合診療科（女性外来）
酒井佳奈紀	大阪大学医学部附属病院集中治療部
中神太志	大阪大学医学部附属病院総合診療部／卒後教育開発センター／老年・総合内科
井上信明	東京都立小児総合医療センター救命救急科
日野耕介	横浜市立大学附属市民総合医療センター精神医療センター
小杉和博	川崎市立井田病院かわさき総合ケアセンター緩和ケア内科
宇井睦人	川崎市立井田病院総合診療科
山田康博	国立病院機構東京医療センター総合内科
中村典子	聖隷浜松病院看護部
中島康裕	天理よろづ相談所病院薬剤部
尾形和泰	勤医協札幌病院総合診療部

編者プロフィール
石丸裕康（Hiroyasu Ishimaru）

1992年3月 大阪大学医学部 卒業
同年5月 天理よろづ相談所病院ジュニアレジデント（初期研修医）
以降，内科シニアレジデント（後期研修医），総合診療教育部医員を経て
2008年5月 救急診療部副部長兼任
2011年4月 総合診療教育部副部長

[学会・資格]
総合内科専門医，プライマリ・ケア認定医，リウマチ専門医
所属学会　日本内科学会，日本プライマリ・ケア連合学会，日本リウマチ学会，医学教育学会

医師25年目になります．総合内科や膠原病の診療，医学教育（研修医教育）などがメインの活動フィールドでしたが，最近はプライマリ・ケア/家庭医療の領域，医療安全/医療の質改善活動などにも関心を広げています．最近特に思うのは，医療従事者個々の能力を向上させることも大切だけれども，現代の医療では患者ケアを1人の力で完結させることはできず，さまざまな領域の専門医や他の専門職，そして地域の医療/介護チームとうまく協働できる能力や，しくみづくりが重要だということです．研修医の時期はどうしても個人の能力の向上，特に病態・疾患のマネジメントをするための知識・技術の修得に目を奪われがちですが，こうした視点を若い先生に身につけてもらえるような工夫を考え，少しずつ実践しております．

レジデントノート Vol.18 No.2（増刊）

あらゆる場面で自信がもてる！
輸液療法はじめの一歩
基本知識と状況に応じた考え方、ピットフォール

編集／石丸裕康

レジデントノート 増刊

Vol. 18 No. 2 2016〔通巻222号〕
2016年4月10日発行　第18巻　第2号
2019年5月10日第2刷発行
ISBN978-4-7581-1567-4
定価　本体4,500円＋税（送料実費別途）
年間購読料
　24,000円＋税（通常号12冊，送料弊社負担）
　52,200円＋税（通常号12冊，増刊6冊，送料弊社負担）
　※海外からのご購読は送料実費となります
　※価格は改定される場合があります
郵便振替　00130-3-38674
© YODOSHA CO., LTD. 2016
Printed in Japan

発行人　一戸裕子
発行所　株式会社 羊 土 社
　〒101-0052
　東京都千代田区神田小川町2-5-1
　TEL　　03（5282）1211
　FAX　　03（5282）1212
　E-mail　eigyo@yodosha.co.jp
　URL　　www.yodosha.co.jp/
装幀　野崎一人
印刷所　広研印刷株式会社
広告申込　羊土社営業部までお問い合わせ下さい．

本誌に掲載する著作物の複製権・上映権・譲渡権・公衆送信権（送信可能化権を含む）は（株）羊土社が保有します．
本誌を無断で複製する行為（コピー，スキャン，デジタルデータ化など）は，著作権法上での限られた例外（「私的使用のための複製」など）を除き禁じられています．研究活動，診療を含み業務上使用する目的で上記の行為を行うことは大学，病院，企業などにおける内部的な利用であっても，私的使用には該当せず，違法です．また私的使用のためであっても，代行業者等の第三者に依頼して上記の行為を行うことは違法となります．

JCOPY ＜（社）出版者著作権管理機構 委託出版物＞
本誌の無断複写は著作権法上での例外を除き禁じられています．複写される場合は，そのつど事前に，（社）出版者著作権管理機構（TEL 03-5244-5088, FAX 03-5244-5089, e-mail : info@jcopy.or.jp）の許諾を得てください．

レジデントノート

プライマリケアと救急を中心とした総合誌

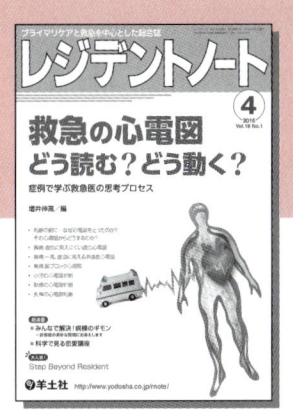

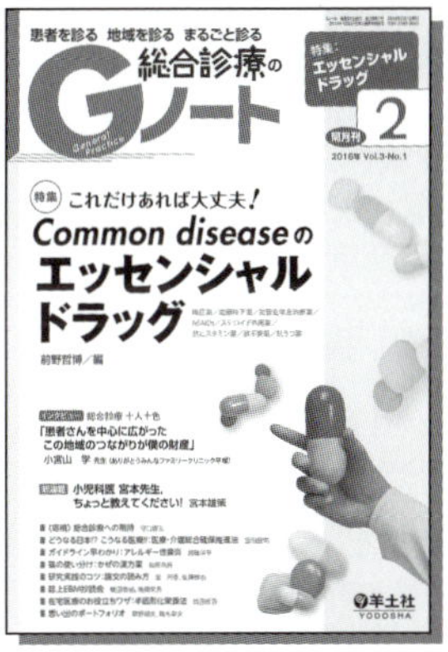

月刊 毎月1日発行　B5判　定価（本体2,000円＋税）

日常診療を徹底サポート！

医療現場での実践に役立つ
研修医のための必読誌！

研修医指導にも役立つ！

特徴
1. 医師となって**最初に必要となる"基本"や"困ること"**をとりあげ，ていねいに解説！
2. **画像診断，手技，薬の使い方**など，すぐに使える内容！日常の疑問を解決できる
3. 先輩の経験や進路選択に役立つ情報も読める！

□ 年間定期購読料（国内送料サービス）
- 通常号（月刊）　　　　　　　　　　　：定価（本体24,000円＋税）
- 通常号（月刊）＋WEB版（月刊）　　　　：定価（本体27,600円＋税）
- 通常号（月刊）＋増刊　　　　　　　　：定価（本体51,000円＋税）
- 通常号（月刊）＋WEB版（月刊）＋増刊：定価（本体54,600円＋税）

詳細はコチラ ▶ http://www.yodosha.co.jp/rnote/

総合診療のGノート

患者を診る　地域を診る　まるごと診る

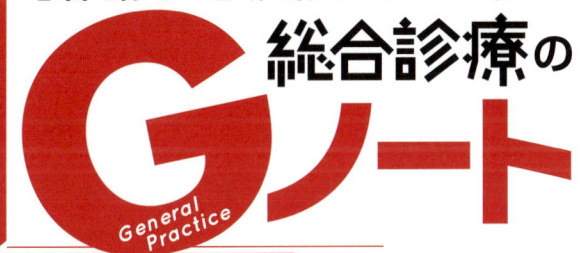

General Practice

隔月刊 偶数月1日発行　B5判　定価（本体2,500円＋税）

あらゆる 疾患・患者さんを まるごと診たい！

そんな医師のための「**総合診療**」の実践雑誌です

- 現場目線の具体的な解説だから，かゆいところまで手が届く
- 多職種連携，社会の動き，関連制度なども含めた**幅広い内容**
- 忙しい日常診療のなかでも，**バランスよく知識をアップデート**

□ 年間定期購読料（国内送料サービス）
- 通常号（隔月刊 年6冊）　　：定価（本体15,000円＋税）
- 通常号＋WEB版※　　　　　 ：定価（本体18,000円＋税）
- 通常号＋増刊（年2冊）　　　：定価（本体24,600円＋税）
- 通常号＋WEB版※＋増刊：定価（本体27,600円＋税）

※WEB版は通常号のみのサービスとなります

詳細はコチラ ▶ http://www.yodosha.co.jp/gnote/

発行　羊土社　YODOSHA
〒101-0052　東京都千代田区神田小川町2-5-1　TEL 03(5282)1211　FAX 03(5282)1212
E-mail：eigyo@yodosha.co.jp
URL：http://www.yodosha.co.jp/

ご注文は最寄りの書店，または小社営業部まで

増刊 レジデントノート バックナンバー

Vol.17 No.17 増刊（2016年2月発行）

栄養療法がわかる！できる！

プレゼンのカリスマから学ぶ基本知識と
症例問題で身につく実践力で、治療がグッとうまくいく！

栄養状態の評価法やカロリー計算，栄養剤の選び方など，悩みがちな基本から解説．さらに腎疾患，呼吸器疾患，ICU患者など，疾患・病態別の症例問題で実践力も身につく！この1冊で診療力が驚くほど上がります！

編集／泉野浩生
- □ 定価（本体4,500円＋税）　□ 240頁
- □ ISBN978-4-7581-1564-3

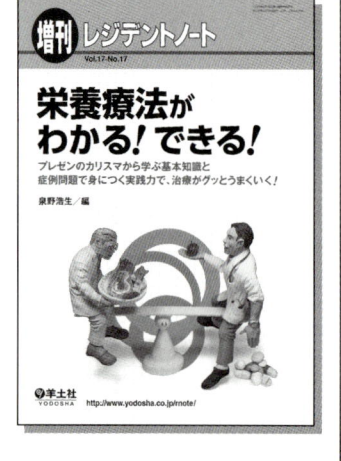

Vol.17 No.14 増刊（2015年12月発行）

皮膚診療ができる！
診断と治療の公式44

外来でも病棟でも一瞬で答えにたどりつく、虎の巻・龍の巻！

編集／梅林芳弘
- □ 定価（本体4,500円＋税）
- □ 204頁
- □ ISBN978-4-7581-1561-2

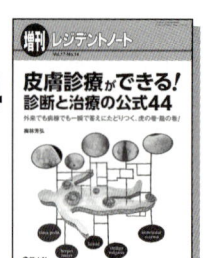

Vol.17 No.11 増刊（2015年10月発行）

整形外科の基本 救急での診察・処置に自信がつく！

編集／高橋正明
- □ 定価（本体4,500円＋税）
- □ 203頁
- □ ISBN978-4-7581-1558-2

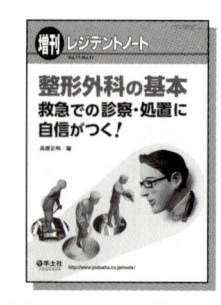

Vol.17 No.8 増刊（2015年8月発行）

呼吸器診療の疑問、これでスッキリ解決！

みんなが困る検査・手技、鑑別診断、治療のコツを教えます

編集／羽白 高
- □ 定価（本体4,500円＋税）
- □ 244頁
- □ ISBN978-4-7581-1555-1

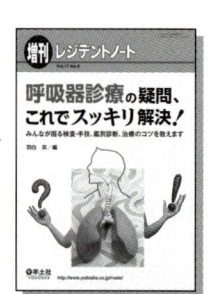

Vol.17 No.5 増刊（2015年6月発行）

救急エコースキルアップ塾

正確にサッと描出し、患者状態をパッと診るワザを伝授！

編集／鈴木昭広, 松坂 俊
- □ 定価（本体4,500円＋税）
- □ 228頁
- □ ISBN978-4-7581-1552-0

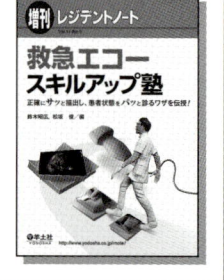

発行 羊土社 YODOSHA
〒101-0052　東京都千代田区神田小川町2-5-1　TEL 03(5282)1211　FAX 03(5282)1212
E-mail：eigyo@yodosha.co.jp
URL：http://www.yodosha.co.jp/

ご注文は最寄りの書店、または小社営業部まで

今の研修科にぴったりな1冊がみつかります！

1つのテーマをより広くより深く
☐ 年6冊発行　☐ B5判

Vol.17 No.2　増刊（2015年4月発行）
新・日常診療での
薬の選び方・使い方
日頃の疑問をズバッと解決！

編集／本村和久，徳田安春，岸本暢将，堀之内秀仁，本田 仁

☐ 定価（本体4,500円＋税）
☐ ISBN978-4-7581-1549-0

Vol.16 No.17　増刊（2015年2月発行）
糖尿病診療で みんなが困る疑問を 集めました。
血糖コントロールがうまくいくコツ

編集／坂根直樹

☐ 定価（本体4,500円＋税）
☐ ISBN978-4-7581-1546-9

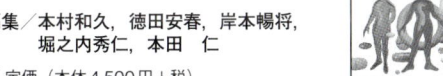

Vol.16 No.14　増刊（2014年12月発行）
90疾患の臨床推論！
診断の決め手を 各科専門医が 教えます

編集／大西弘高，福士元春，木村琢磨

☐ 定価（本体4,500円＋税）
☐ ISBN978-4-7581-1543-8

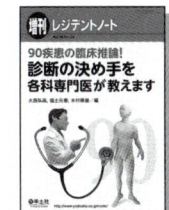

Vol.16 No.11　増刊（2014年10月発行）
知らないままでいいですか？
眼・耳鼻のど・皮膚・ 泌尿器疾患の診かた
救急・外来・病棟でよく出会う症例にもう困らない！

編集／岩田充永

☐ 定価（本体4,500円＋税）
☐ ISBN978-4-7581-1540-7

Vol.16 No.8　増刊（2014年8月発行）
わずかな異常も見逃さない！
救急での 頭部画像の読み方
解剖をふまえた読影の手順から MRI適応の判断まで

編集／山田 惠

☐ 定価（本体4,500円＋税）
☐ ISBN978-4-7581-1537-7

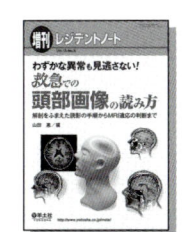

Vol.16 No.5　増刊（2014年6月発行）
病棟でのあらゆる問題に対応できる！
入院患者管理 パーフェクト

編集／石丸裕康

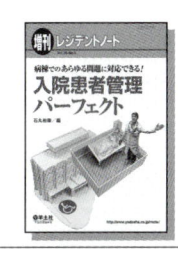

☐ 定価（本体4,500円＋税）
☐ ISBN978-4-7581-1534-6

Vol.16 No.2　増刊（2014年4月発行）
疾患の全体像「ゲシュタルト」をとらえる
感染症の診断術
臨床像の核心とその周辺がみえてくる！

編集／西垂水和隆，成田 雅

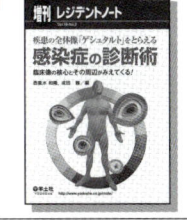

☐ 定価（本体4,500円＋税）
☐ ISBN978-4-7581-0565-1

Vol.15 No.17　増刊（2014年2月発行）
見逃さない！
救急CTの読み方
急性腹症や頭部疾患などで誰もが悩む症例から学ぶ

編集／早川克己

☐ 定価（本体4,500円＋税）
☐ ISBN978-4-7581-0562-0

Vol.15 No.14　増刊（2013年12月発行）
意外と知らない！？
日常診療薬の 基本と新常識

編集／仲里信彦

☐ 定価（本体4,500円＋税）
☐ ISBN978-4-7581-0559-0

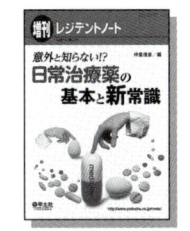

Vol.15 No.11　増刊（2013年10月発行）
担当医が絶対知っておきたい
がん診療のキホン
がん患者の診かた・支え方，化学療法の副作用対策や緩和医療，緊急事態への対応がわかる

編集／勝俣範之

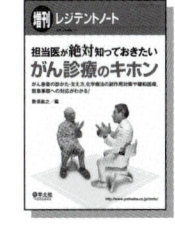

☐ 定価（本体4,500円＋税）
☐ ISBN978-4-7581-0556-9

発行　羊土社 YODOSHA
〒101-0052　東京都千代田区神田小川町2-5-1　TEL 03(5282)1211　FAX 03(5282)1212
E-mail：eigyo@yodosha.co.jp
URL：http://www.yodosha.co.jp/

ご注文は最寄りの書店，または小社営業部まで

羊土社のオススメ書籍

100倍楽しくなる 麻酔科研修30日ドリル

青山和義, 讃岐美智義／著

研修の重要ポイントがスッキリ整理できる30日完成の書き込み式ワークブック．1日少しの時間で，薬剤の計算，手技の手順，解剖など，現場ですぐに対応が必要になる必須事項がチェックできる．指導用にも最適！

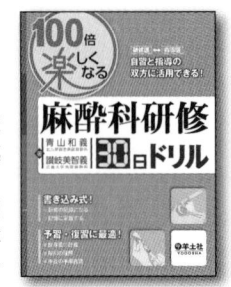

- 定価（本体2,900円＋税） ■ B5変型判
- 219頁 ■ ISBN 978-4-7581-1112-6

救急・ICUの体液管理に強くなる
病態生理から理解する輸液、利尿薬、循環作動薬の考え方、使い方

小林修三, 土井研人／編

急性期の体液管理について，各病態ごとに，病態生理をふまえながらしっかり解説！輸液のほか，利尿薬や循環作動薬の解説も充実！病態に応じた使い分けや処方例も掲載．呼吸・循環を中心とした全身管理に役立つ！

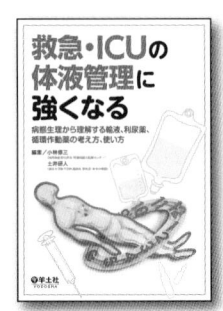

- 定価（本体4,600円＋税） ■ B5判
- 367頁 ■ ISBN 978-4-7581-1777-7

研修医のための 見える・わかる 外科手術
「どんな手術？何をするの？」基本と手順がイラスト300点でイメージできる

畑　啓昭／編

研修で出会いうる50の外科手術について，初期研修医向けに解説した1冊！所要時間・出血量などの基本情報や，手術の手順を，イラストを用いて噛みくだいて解説．これを読めば，手術がイメージできるようになる！

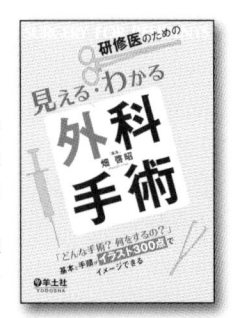

- 定価（本体4,200円＋税） ■ A5判
- 367頁 ■ ISBN 978-4-7581-1780-7

酸塩基平衡、水・電解質が好きになる
簡単なルールと演習問題で輸液をマスター

今井裕一／著

ややこしい計算をしなくても簡単・的確に輸液が使えるようになる，目からウロコのルールを伝授！　疑問に応える解説や豊富な演習問題で，基本から現場での応用力までいつの間にか身につきます．もう輸液で迷わない！

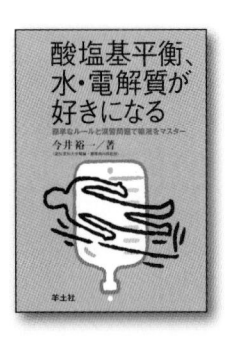

- 定価（本体2,800円＋税） ■ A5判
- 202頁 ■ ISBN 978-4-7581-0628-3

発行　羊土社 YODOSHA
〒101-0052　東京都千代田区神田小川町2-5-1　TEL 03(5282)1211　FAX 03(5282)1212
E-mail：eigyo@yodosha.co.jp
URL：http://www.yodosha.co.jp/

ご注文は最寄りの書店，または小社営業部まで